Christa van Leeuwen / Bartholomeus Maris

SchwangerschaftsSprechStunde

Christa van Leeuwen / Bartholomeus Maris

Schwangerschafts-SprechStunde

Medizinische, seelische und geistige Aspekte von Schwangerschaft, Geburt und Wochenbett

Das Leben vor der Geburt
Die »anderen Umstände« von Leib und Seele
Schwangerschaftsverlauf
Untersuchungsmethoden
Komplikationen und Krankheiten

Urachhaus

ISBN 3-8251-7392-5

1. Auflage der Neuausgabe 2002
(ISBN der Erstausgabe: 3-8251-7028-4)

Erschienen 2002 im Verlag Urachhaus

Einbandgestaltung: Rudolf P. Gorbach, Gauting-Buchendorf
Umschlagfotos: © Ina und Ralf Endres /
Angelika Salomon, Spalt (unten links);
Mauritius Bildagentur (Buchrücken);
Zefa Bildagentur (oben und unten rechts)

Druck: Clausen & Bosse, Leck

Inhalt

II. Probleme, Komplikationen und Besonderheiten

III. Anhang

Vorwort zur ersten Auflage

Ist es sinnvoll, dem schon reichlich vorhandenen Bücherangebot auf dem Gebiet von Schwangerschaft und Geburt noch ein weiteres hinzuzufügen? Diese Frage schlich sich immer wieder während der »Schwangerschaft« mit diesem Buch ein und machte sie daher nicht ganz komplikationslos. Dennoch wurde zunehmend und immer überzeugender deutlich, was das andere, das Besondere an diesem »Kind« ist.

Als Hebamme und Arzt haben wir täglich Umgang mit Frauen bzw. Paaren während oder nach der Schwangerschaft. Diese Menschen befinden sich in einem Spannungsfeld zwischen ihren persönlichen Vorstellungen, Wünschen und Erfahrungen und den heutigen medizinischen Möglichkeiten. Moderne medizinische Überwachung und Betreuung bieten eine Vielfalt an diagnostischen Verfahren, schwangerschafts- und geburtsbegleitenden Maßnahmen sowie therapeutischen Möglichkeiten bei auftretenden Problemen. Dadurch sind die Frauen während dieser Zeit immer wieder vor weittragende Entscheidungen gestellt. Die Auseinandersetzung mit dem, was möglich ist, und mit dem, was in der individuellen Situation richtig ist, ist aktueller denn je. Frauen und Paare, die sich mit dem Thema Schwangerschaft und Geburt befassen, müssen die Vor- und Nachteile unter Einbeziehung ihrer persönlichen Situation und Lebenseinstellung gegeneinander abwägen, um zu einer eigenen Meinung und einem eigenen Urteil zu kommen.

Um jeder Frau als selbstbewusstem, selbständigem Menschen gerecht zu werden, ist es in unserem Tun unser Anliegen, jeweils auf die individuelle Persönlichkeit einzugehen und die von ihr entwickelte Meinung und Vorstellung über das Leben zu respektieren und zu berücksichtigen. Die menschliche Begegnung zwischen Frau, Hebamme und Arzt ist wesentlich für eine optimale Begleitung und gegebenenfalls Behandlung. Dabei wollen und können wir unser eigenes Menschenbild und unsere ethischen Vorstellungen nicht ausgrenzen.

Wir möchten mit diesem Buch vor allem Mut machen, selbständig zu denken und auf die eigenen Empfindungen zu lauschen, und so das Vertrauen in die persönliche Urteilskraft stärken. Deshalb sind auch z.B. keine konkreten gymnastischen Übungen oder Medikamente, die von ärztlicher Seite verordnet werden müssen, angegeben. Durch eine detaillierte Beschreibung der Vorgänge und Risiken während der Schwangerschaft sowie der diagnostischen und therapeutischen Möglichkeiten wollen wir die Grundlagen bieten, ein sicheres Gespür zu gewinnen, um zu einem verantwortungsvollen Umgang mit sich selbst, dem Kind und den Angeboten der modernen Medizin zu gelangen. Dies bedeutet natürlich keinesfalls, dass die fachliche Beratung und Kontrolle überflüssig wird. Aber es braucht ihr auch niemand aus blindem Vertrauen zu folgen. Wer die innere Kraft findet, Empfängnis, Schwangerschaft und Geburt verantwortungsvoll nach eigenen Vorstellungen zu gestalten, kann vielleicht am besten ein Kind von ganzem Herzen würdevoll empfangen.

Da es uns darauf ankommt, die Wahrnehmung für Vorgänge zu schulen, die sich von Natur aus im Verborgenen abspielen, wurde bewusst auf jegliches Bildmaterial verzichtet. Auch in manch anderer Hinsicht vertreten wir Ansichten, die vom Üblichen abweichen. Sie wurden durch den Umgang mit der Anthroposophie gewonnen. Hinzu kommen persönliche Erlebnisse und Erfahrungen aus der täglichen Arbeit, die uns in diesen Ansichten bestärkt haben. Da aber auch für uns noch viele Fragen offen sind, sind in diesem Buch nicht alle Antworten zu finden. Gerade in diesem subtilen Bereich, der uns täglich mit Menschen zusammenführt, die sich in Ausnahmesituationen befinden, indem sie höchstem Glück und tiefstem Schmerz begegnen, können leise angerührte Fragen zu Denkanstößen werden, die für viele ganz neue geistige Dimensionen erahnen lassen. Das mag auch als Anregung für eine weitere Beschäftigung mit der Anthroposophie verstanden werden.

Zum Gebrauch dieses Buches sei noch darauf hingewiesen, dass Teil II, der auf die Komplikationen und Besonderheiten eingeht, primär als Nachschlagewerk gedacht ist. Nacheinander durchzulesen, was alles problematisch werden kann, tut sicher keiner Schwangeren gut und liegt nicht in unserer Absicht. Auf bestimmte konkrete Fragen aber können hier, vor allem auch mit Hilfe des Registers, Erklärungen und Antworten gefunden werden.

Bei den Kollegen und Müttern, die uns beim Zustandekommen dieses Buches geholfen und die uns beraten haben, möchten wir uns herzlich bedanken, wobei vor allem Dr. Thomas Rogalli zu erwähnen ist, der zu der Konzeption dieses Werkes viel beigetragen hat. Mindestens ebenso viel Beratung und Unterstützung erhielten wir von unseren Lebenspartnern, die einen warmen Dank verdienen.

Ohne die konsequente, ermutigende und anregende Begleitung von Frau Roswitha von dem Borne vom Verlag Urachhaus wäre dieses Buch nicht zustande gekommen, auch ihr gilt unser Dank.

Christa van Leeuwen, Bart Maris Februar 1995

Vorwort zur zweiten Auflage

Mit Freude nahmen wir zur Kenntnis, dass die erste Auflage, die vor sieben Jahren erschienen ist, im Laufe der Zeit mit jährlich fast gleich bleibenden Zahlen gekauft wurde, so dass nun der Bedarf nach einer Neuauflage entstand. Die Rückmeldungen, die wir in diesen Jahren bekommen haben, ermutigten uns ebenso dazu, das Buch zu aktualisieren und teilweise neu zu bearbeiten.

Was ist während dieser Zeit auf dem Gebiet der Geburtshilfe passiert? Zwei Entwicklungen, die sich scheinbar widersprechen, lassen sich unterscheiden: Zuerst einmal lässt der Blick in die Kreißsäle erkennen, dass in der äußerlichen Gestaltung der Geburt vieles freundlicher und persönlicher geworden ist und eine sterile, »klinisch-gekachelte« Umgebung immer häufiger der Vergangenheit angehört. Entbindungsstationen vieler Krankenhäuser legen Wert darauf, zumindest eine gewisse Wohnzimmer-Atmosphäre zu gewährleisten, und bieten die Unterwasser-Geburt an sowie Akupunktur und Homöopathie. Außerhalb der Kliniken ist die Zahl der niedergelassenen Hebammen, die Vorsorge, Nachsorge und gegebenenfalls Hausgeburtshilfe anbieten, gestiegen.

Die zweite Entwicklung ist die der schnell fortschreitenden Medizin-Technik. Sie erlaubt einerseits eine immer intensivere vorgeburtliche Diagnostik und macht eine hochtechnisierte Fertilitätsbehandlung bei Paaren mit unerfülltem Kinderwunsch möglich (man denke dabei auch an die Diskussion um die Prä-Implantations-Diagnostik). Andererseits predigt sie eine möglichst engmaschige Überwachungsdiagnostik während Schwangerschaft und Geburt und wirft dadurch zunehmend Fragen über die Grenzen des Machbaren und des ethisch Vertretbaren auf.

Zu einer »Ent-medikationierung« und Ent-technisierung der

Schwangerenvorsorge und der Geburtsmedizin ist es nicht gekommen. Eine strengere Normierung hat zum Beispiel dazu geführt, dass allen Schwangeren dringend empfohlen wird, Jod und Folsäure einzunehmen, dass mindestens dreimal eine Ultraschalluntersuchung gemacht wird und dass allen Neugeborenen Vitamin K und D verabreicht wird. Von einer Individualisierung der Vorsorge und gegebenenfalls Behandlung ist in der Praxis noch nicht viel zu erkennen. Die juristische Absicherung der Ärzte spielt dabei sicherlich eine bedeutende Rolle.

Was sich leider auch nicht oder kaum geändert hat, ist die noch immer zu geringe Zusammenarbeit zwischen Hebammen und Ärzten im Bereich der Vorsorge. Wie schön und anregend eine solche Zusammenarbeit sein kann, wurde in der Vorbereitung dieser Neuauflage wieder erlebbar.

All dies spricht dafür, dass die Ermutigung, gut informiert und ohne Leichtsinn die Verantwortung für Schwangerschaft und Geburt verstärkt selber in die Hand zu nehmen, mehr denn je notwendig ist. Wer ein Kind in diese Welt setzen will, kann das nur mit einer ordentlichen Portion Vertrauen. Wir alle wissen, dass das Leben sich nie ganz absichern lässt. Wir müssen auch erkennen und begreifen, dass das auch für das ungeborene Leben gilt.

Sowohl die Veränderungen in der Geburtshilfe, aber natürlich auch die Veränderungen, die sich in uns selber vollzogen haben, haben uns dazu veranlasst, den Inhalt des Buches teilweise gründlich zu überarbeiten. Einige Kapitel sind fast komplett neu geschrieben worden, einiges wurde gestrichen und anderes neu hinzugefügt. Auch was die äußere Gestaltung betrifft, meinten wir, doch einige wenige Abbildungen zur Verdeutlichung des Geschriebenen aufnehmen zu können.

Somit hoffen wir, trotz der zunehmenden Fülle an Schwangerschaftsratgebern, dass dieses Buch unter anderem auf Grund des erweiterten Verständnisses des Menschen im Hinblick auf Körper, Seele und Geist weiterhin einen Bedarf decken wird und auf Aspekte der Schwangerschaft und Geburt hinweisen kann, die diese zu einem wirklichen Höhepunkt des Lebens machen können.

Christa van Leeuwen, Bart Maris Sommer 2001

Geburt

Wo kamst du her? O Kindlein, sag es mir!
Aus dem Allüberall kam ich ins Hier.
Wie kam das Blau in deiner Äuglein Bogen?
Vom Himmel, da war ich vorbeigezogen.
Und warum funkelt es in deinem Blick?
Von Sternen blieb ein Strahl in mir zurück.
Wer hat die helle Träne dir gebracht?
Ich fand sie, eh ich hier erwacht.
Warum ist deine Stirn so sanft und schön?
Ich ward gestreichelt im Vorübergehn.
Und deine Wangen wie ein Rosenblatt?
Ich schaute, was kein Mensch gesehen hat.
Dein selig Lächeln, sag, wie kam's hervor?
Drei Engel küssten mich am Himmelstor.
Sag, wer die schimmernd hellen Ohren schuf?
Gott sprach, da hört ich seinen Ruf.
Und deine Ärmchen, deine zarte Hand?
Die Liebe ward in mir zur Klammer und zum Band.
Und weißt du auch, woher die Füßlein stammen?
Vom gleichen Ort, wo Cherubflügel flammen.
Wer gab dies alles dir zum Angebind?
Es dachte Gott an mich; da ward ich Kind.
Allein – wie kamst du uns so nah?
Es dachte Gott an euch. Nun bin ich da!

Verfasser unbekannt

I. Die normale Schwangerschaft und Geburt – ein Wunder

Und des Kindes Seele
Sie sei mir gegeben
Nach Eurem Willen
Aus den geistigen Welten

Rudolf Steiner

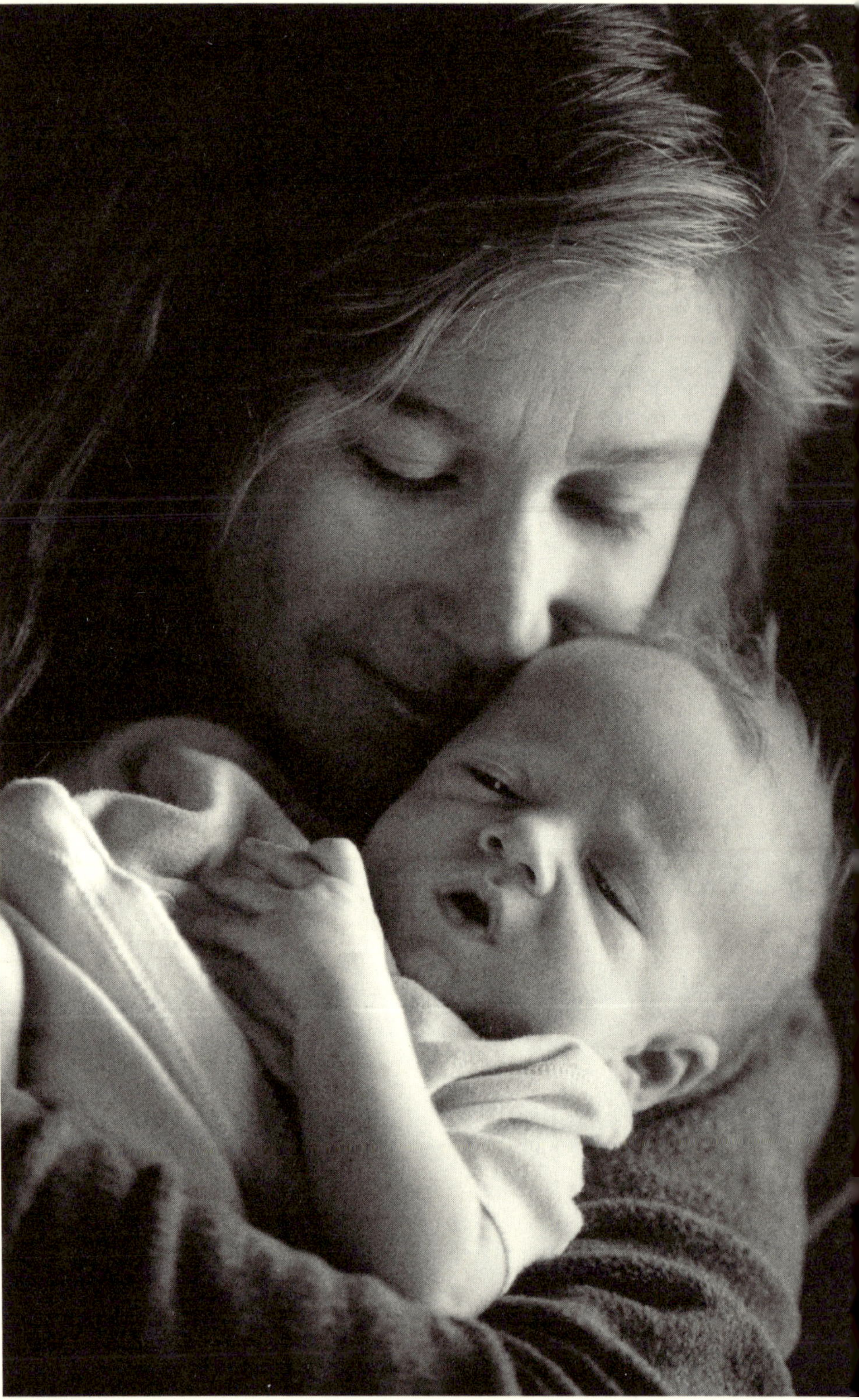

Zu diesem Buch

Der Verlust des Zauberschleiers?

Schwangerschaft und Geburt als Wunder der Natur

Schwangerschaft und Geburt sind ein geheimnisvolles, intimes Wunder der Natur. So wird es zumindest von den meisten Menschen erlebt. Die Gefühlswelt der »erwartenden Frau« macht eine schwer zu beschreibende Veränderung durch, die mit dem Begriff Verinnerlichung angedeutet werden kann. Die Ehrfurcht vor der verborgenen oder halb-verborgenen Entwicklung im Mutterleib und die Andacht, die bei Erwachsenen und Kindern erwacht, wenn ein neuer Mensch geboren wird, zeugen von diesem Wunder. Für viele ist hier ein Hauch der »himmlischen Welt« erlebbar.

Einflüsse der modernen Medizin

Die moderne Medizin bietet mit ihren Errungenschaften der Schwangeren und dem Ungeborenen ihre Dienste an, um eventuelle Komplikationen frühzeitig zu entdecken und zu behandeln. Obwohl das Gefühl von Sicherheit hierdurch verstärkt werden könnte, wird dies für viele auch fast als Bedrohung der Intimität des Wunders erlebt. Das geheimnisvoll Verborgene wird mit Ultraschall sichtbar gemacht, die Entwicklung des Ungeborenen wird überwacht und mit Normtabellen verglichen, die Geburt kann eingeleitet und gesteuert werden.

Die Errungenschaften und Vorteile dieser Medizin können nicht genug betont werden, aber ebenso deutlich müssen auch ihre Aufdringlichkeit und ihre Nachteile gesehen werden. Wie können wir als moderne aufgeklärte Menschen hiermit umgehen?

Ein Zurück zu der Zeit, da der Verlauf und Ausgang einer Schwangerschaft dem Schicksal überlassen werden musste, ist nicht möglich und nicht gewollt.

Wie können wir die Möglichkeiten der Medizin wahrnehmen, ohne unsere innere Beziehung zu dem Ungeborenen zu verlieren und für den Zauber einer Schwangerschaft unsensibel zu werden?

kritische Nutzung der medizinischen Möglichkeiten

Es ist die große Herausforderung unserer Zeit, die Möglichkeiten der Medizin kritisch zu nutzen und gleichzeitig den heute nicht mehr selbstverständlichen Zugang zu der inneren Welt des Wunders zu pflegen. So gesehen könnten die Fortschritte der Medizin sogar zu einer Intensivierung der inneren Beziehung zu dem Ungeborenen auffordern.

Wir sehen dieses Buch deshalb als ein Handbuch zur eigenen Urteilsbildung über medizinische und innere Aspekte von Schwangerschaft und Geburt. Im folgenden Kapitel soll dieses Anliegen erläutert werden.

Ein Handbuch zur eigenen Urteilsbildung

Es scheint, dass Schwangerschaft und Geburt immer mehr ein medizinisches Geschehen werden. Die Fortpflanzung wird immer weniger der Natur überlassen, sondern zunehmend selber in die Hand genommen. Schließlich sind wir auch kein Natur-Volk mehr, sondern ein »Kultur-Volk«: Durch die Verhütung wird versucht, die Sexualität von der Fortpflanzung zu trennen; Paare mit unerfülltem Kinderwunsch wollen und brauchen sich nicht mehr mit ihrem Schicksal abzufinden; durch die vorgeburtliche Diagnostik können schon früh in der Schwangerschaft Krankheiten und Behinderungen festgestellt werden, gegebenenfalls mit einer Abtreibung als Konsequenz; durch die Vorsorge-Untersuchungen wird die Schwangerschaft nicht mehr ihrem natürlichen Verlauf überlassen. Überall sehen wir, dass der Mensch sich von der Natur emanzipiert. In Bezug auf die Fortpflanzung hat die »Gott-Ergebenheit« oder »Schicksals-Ergebenheit« der Selbstbestimmung des Menschen Platz gemacht. Hierdurch erlangt er, in diesem Falle vor allem die Frau, eine gewisse Freiheit und auch Macht. Wie freilassend oder Freiheit schenkend sind aber die modernen Methoden der Geburtsmedizin?

Emanzipation von der Natur

Frei ist erst derjenige, der die Folgen seines Handelns erkennt und dafür selber die Verantwortung übernehmen will. Wie verhält sich dies bei Themen wie Abtreibung, vorgeburtliche Diagnostik oder Wunsch-Kaiserschnitt? Wie frei sind wir da eigentlich? Wie sehr erkennen wir, was wir da mit uns und mit anderen tun?

Die medizinische Wissenschaft und die Ärzteschaft bieten zahlreiche Möglichkeiten für Diagnostik und Therapie. In Bezug auf die Schwangerschaft ist es die einzelne Frau, die dieses Angebot gegebenenfalls wahrnimmt. Damit kommt sie mit in die Verantwortung für das, was mit ihr und ihrem ungeborenen Kind gemacht wird.

Entscheidungsfreiheit und Verantwortung

Die Experten, die die Errungenschaften der Medizin beherrschen und anbieten, sind die Ärzte. Die Entscheidung aber darüber, ob sie angewandt werden sollten, braucht nicht bei den Medizinern zu liegen, sondern obliegt primär den Frauen. Wer sich nicht die Mühe der eigenen Urteilsbildung macht, lässt das medizinisch Machbare darüber entscheiden, wie z.B. mit den Grenzen des Lebens umgegangen wird.

Was das Thema Schwangerschaft angeht, gibt es viele medizinische Möglichkeiten, über deren Anwendung also die verantwortungsbewusste und selbständige Frau entscheiden soll (z.B. Familienplanung, Retortenbefruchtung, pränatale Diagnostik). Der Weg zu dieser Urteilsbildung kann aber schwer sein (und wird nicht immer von den Ärzten unterstützt). Das Anliegen dieses Buches ist es, hierbei eine Hilfe zu leisten.

der Weg zur Urteilsbildung

Im Zusammenhang mit Schwangerschaft und Geburt treten viele Themen an uns heran, die mit dem Innenleben der Seele, dem eigenen Menschenbild und mit Ethik zu tun haben.

So wird die Frau während des Schwangerschaftsverlaufes mit Veränderungen in ihrem Körper und ihrer Seele konfrontiert, die von der rationell orientierten Umwelt oftmals wenig verstanden werden. Sie mag ein Gefühl, eine Ahnung davon haben, was für das Ungeborene oder für sie selbst gut ist, aber sie kann es oft nicht begründen. Wie viel Vertrauen kann sie in ihr Gefühl haben? Wie überzeugt kann sie zu ihrer inneren Beziehung zu dem Ungeborenen stehen? Der Umgang mit Angst und medizinischer Absicherung hängt eng mit dem Selbstverständnis der eigenen Beziehung zu dem Kind zusammen.

Vertrauen in das eigene Gefühl

Wann fängt das Leben an? Ist das Ungeborene eine Zellansammlung oder ein sich entwickelndes Individuum? Diese Frage hat weit reichende Konsequenzen für den Schwangerschaftsabbruch und die pränatale Diagnostik. Wer in diesem Zusammenhang eine Entscheidung treffen muss, wird sie das weitere Leben mit sich tragen. Eine Antwort auf diese Fragen kann die betroffene Frau nur selbst finden. Sie hat ihre Entscheidung sich selbst gegenüber zu verantworten. Wer sich hinter einer allgemeinen Meinung »verstecken« möchte, kann dadurch später in Gewissensprobleme kommen.

»lebenslange« Konsequenzen

In Bezug auf die Verhütung und die Behandlung bei Fruchtbarkeitsstörungen werden die betroffenen Eltern mit der Frage nach der Präexistenz des Menschen konfrontiert. Hat das Menschenwesen vor der Konzeption eine Art leibfreie Existenzform, ähnlich wie im Dasein nach dem Sterben? Oder entsteht das Seelisch-Geistige des Menschen während der Schwangerschaft oder sogar erst im Verlauf der ersten Lebensjahre?

die Frage nach der Präexistenz des Menschen

Für diese Aspekte der Schwangerschaft kann nur die Frau selber zur Expertin werden! Das ist ein langer, manchmal mühsamer Weg.

Im herkömmlichen medizinischen Denkrahmen wird der Mensch oft auf körperliche, manchmal noch psychosomatische Vorgänge reduziert gesehen. Eine Orientierungshilfe über die seelischen und geistigen Aspekte der Schwangerschaft ist nicht von dieser Seite zu erwarten.

seelische und geistige Aspekte

Anregungen durch die Quellen der Kultur, durch Kunst, Religion, Philosophie und Wissenschaft können hilfreich sein, um zu der eigenen Urteilsbildung zu kommen, die verhindern soll, dass die schwangere Frau zu sehr der medizinischen Wissenschaft ausgeliefert ist.

Hilfen bei der Urteilsbildung

Dieses Buch will dabei eine Hilfe sein, indem es in der Behandlung der genannten Fragen Gesichtspunkte hinzunimmt, die aus einem Denken über den Menschen stammen, das sich von dem rein naturwissenschaftlichen Denken deutlich unterscheidet.

Die Autoren dieses Buches haben sich für ihre eigene Orientierung unter anderem von der Anthroposophie Rudolf Steiners inspirieren lassen. In seinen Darstellungen kennzeichnet er den Menschen als Leib-Seele-Geist-Wesen, dessen ewiger Wesenskern, das

Ich, nach dem Tod die irdische Welt verlässt und in die geistige Welt eintritt, um sich später wieder erneut zu inkarnieren, d.h. mit einem neuen werdenden Menschenkörper zu verbinden. Durch solche Gedanken werden Fragen über Verhütung, Schwangerschaftsabbruch und pränatale Diagnostik aus einer anderen Perspektive gesehen. Wer das Seelische und das Geistige des Menschen genauso real nimmt wie das Leibliche, steht anders im Leben.

der Mensch als Leib-Seele-Geist-Wesen

Durch die Fortschritte in der modernen Medizin wird der Schwangerschaft und der Geburt etwas von ihrem »Zauberschleier« genommen. Durch die Pflege der inneren Aspekte dieses Geschehens und durch die Einbeziehung weiterführender Gedanken kann vermieden werden, dass Schwangerenvorsorge zu einem rein medizinischen überwachbaren körperlichen Vorgang wird.

Pflege der »inneren« Aspekte

So werden in diesem Buch immer wieder Anregungen gegeben, wie neben dem Körperlich-Medizinischen auch das Seelische und Geistige im Menschen gesehen und berücksichtigt werden kann. Da wir vom Körperlichen in der Regel mehr wissen und verstehen als von dem Seelisch-Geistigen, werden wir auch viele Fragen stellen, ohne sie beantworten zu können. Wer seine Fragen nicht energisch und wiederholt stellt, wird auch keine Antworten erhalten. Wer mit wach gehaltenen Fragen lebt, bekommt häufig im Laufe der Zeit Andeutungen einer Antwort.

In diesem Sinne ist dieses Buch nicht als reiner Ratgeber oder Antwortgeber zu verstehen, sondern als Orientierungshilfe, um selbst neue Fragen zu stellen und zu einer eigenen Meinung und einem selbständigen Urteil zu kommen.

Der Weg zur Schwangerschaft

Empfänglichkeit

»Ich habe dich als Mutter ausgesucht, aber ich weiß es nicht mehr.«

»Mama, es war schwer, zu dir zu kommen. Ein Engel hat mich getragen, über einen tiefen Abgrund.«

»Wo ich herkomme, ist es anders.«

»Papa, bist du schon mal gestorben? Ich schon, als ich geboren wurde.«[1]

Erfreulicherweise wissen kleine Kinder manchmal noch etwas von der Welt, aus der sie kommen, und können das als kleine Glanzlichter, vielleicht in einem Nebensatz, kundtun.

Auch künftige Eltern ahnen gelegentlich etwas von dem Herannahen eines Kindes.

»Ein halbes Jahr vor der Empfängnis träumte ich, dass ein Kind vor mich hintrat und zwei Erwachsene mitführte und sprach: ›Das sind meine Paten.‹ Das Kind verschwand im Traum, die beiden Paten standen deutlich erkennbar da.«[2]

Kindesankündigungen

So gibt es viele Kindesankündigungen, die entweder im Traum oder im Wachzustand einen Hinweis auf eine baldige Schwangerschaft darstellen können, manchmal ohne dass es in die bewusste »Familienplanung« passt.

So wie das Leben nach dem Tod für immer mehr Menschen an Bedeutung und Realität gewinnt, so fängt auch das Leben vor der Geburt an, sich zunehmend bemerkbar zu machen. Trotz intensiver Bemühungen, die Fortpflanzung nicht mehr der Willkür, dem Zufall oder dem Schicksal zu überlassen, trotz großer (Fort-)-

1 Klink, J.: *Früher, als ich groß war. Reinkarnationserinnerungen von Kindern.* Grafing [5]2000

2 Bauer, D., Hoffmeister, M., Görg, H.: *Gespräche mit Ungeborenen. Kinder kündigen sich an.* Stuttgart 1986

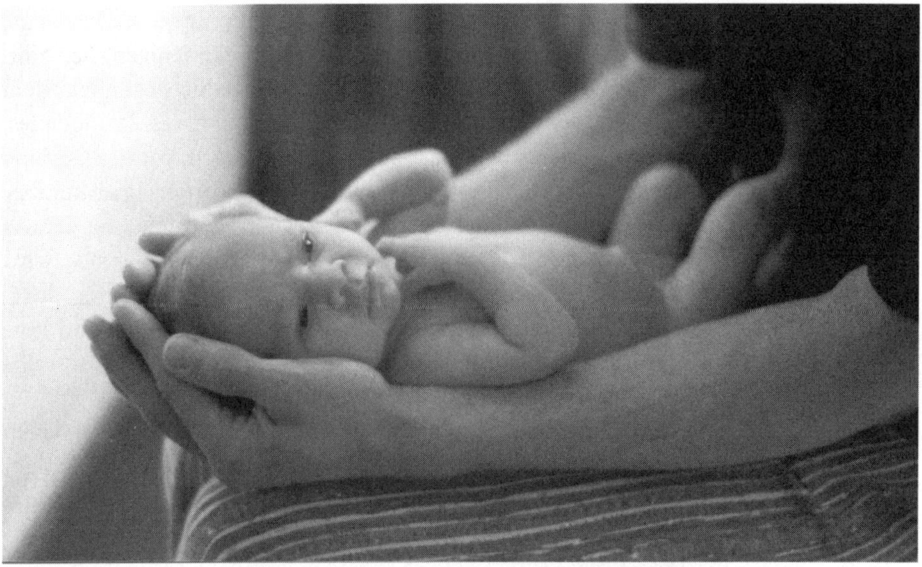

Auch in Zeiten größter medizinischer Möglichkeiten ist die Ankunft eines neuen Erdenbürgers ein Wunder, auf das wir nur begrenzten Einfluss haben.

Schritte in der Verhütung einerseits und der Behandlung des unerfüllten Kinderwunsches andererseits wird immer wieder klar, dass diese Pforte des Lebens nicht nur vom Diesseits aus, also von uns, bestimmt wird. Es gibt keine hundertprozentige Verhütungsmethode (auch die Sterilisation nicht). Ebenso kommt die Reproduktionsmedizin schnell an ihre Grenzen. Die inzwischen »klassische« Retortenbefruchtung beispielsweise hat nur eine Erfolgsquote von 20%. Eine Schwangerschaft lässt sich weder herbeizwingen noch definitiv vermeiden.

die Rolle des Kindes vor der Empfängnis

Für eine Schwangerschaft braucht es eben drei: Mutter, Vater und Kind. Wahrscheinlich spielt das Kind sogar die Hauptrolle bei der Begegnung der künftigen Eltern und der Vorbereitung auf die Schwangerschaft. Ohne sein »Geboren-werden-Wollen« können wir hier auf dieser Seite der Pforte wenig machen. Unsere Möglichkeiten liegen darin, günstige Umstände anzubieten, eine einladende Umgebung, und in einer inneren sowie äußeren Vorbereitung für den möglichen Empfang.

»empfangen« und »nehmen«

»Empfängnis« stammt von dem Wort »empfangen«. Derjenige, der empfängt, ist aber immer abhängig von demjenigen, der gibt. Da liegt ein wesentlicher Unterschied zum Beispiel gegenüber dem »Nehmen« oder dem »Fordern«. Fordern hat etwas Zwingendes, während Empfangen freilassend ist. Empfangen können ist eine Kunst, die immer eine Offenheit und eine Unvorhersagbarkeit beinhaltet. Diese Offenheit lässt es zu, zwar eine »Einladung an das Kind« abzugeben, aber das Ob, Wann und Wie der Antwort wird nicht ganz selber bestimmt, sondern das wird dem anderen überlassen. Dies ist in unserer Gesellschaft, in der Planbarkeit und Vorhersagbarkeit so wichtig sind, in der die Menschen gerne so selbständig und unabhängig sind, nicht einfach.

Wie sorgfältig die Familienplanung manchmal auch betrieben wird, immer wieder lässt die Welt des Jenseits, die Welt der Ungeborenen uns merken, dass diese irdische Rechnung nicht immer aufgeht. Man kann auch sagen, dass erstaunlich oft der Wunsch eines Paares, jetzt (noch) kein Kind zu bekommen, respektiert wird. Selbstverständlich können Paare meinen, ein gewisses Recht zu haben, sicher verhüten zu wollen. Alle drei Beteiligten sollten schließlich ja oder nein sagen können. Die potentiellen Eltern haben deshalb auch eine deutliche Stimme und viele Möglichkeiten, die Tür zu öffnen oder eigentlich geschlossen halten zu wollen.

Wenn ungeplant eine Schwangerschaft eingetreten ist, ist es zwar möglich, die Geburt dieses Kindes zu verhindern. Mit der Abtreibung wird aber wesentlich tiefer in das Leben des ankommenden Menschen eingegriffen als mit dem Versuch, die Pforte möglichst geschlossen zu halten. Ein Menschenwesen, das den ersten Schritt seines Erdenlebens begonnen hat, dann aber wieder zurückgeschickt – getötet – wird, hat es wahrscheinlich schwerer, sich neu zu orientieren, als wenn es sich durch Verhütung gehindert sieht.

Planung und Offenheit

Die Mitte zwischen Planung einerseits und Offenheit für alles, was kommen will, andererseits erfordert eine innere Beweglichkeit und Aufmerksamkeit. Es bezieht die »Mitte des Menschen« in die Lebensgestaltung mit ein. Der qualitative Unterschied zwischen den Begriffen Lebensplanung und Lebensgestaltung lässt erahnen, was hiermit gemeint ist. Auch in anderen sozialen Zusammenhängen ist die Kunst gefordert, wahrzunehmen, was die anderen wirklich wollen, und trotzdem sich selbst innerlich treu zu bleiben.

Es ist in unserer rationalen und berechnenden Welt nicht leicht, diese unglaublich wesentliche menschliche Dreier-Begegnung mit dem ihr gebührenden Respekt zu würdigen. Soll man wirklich Respekt haben vor einem Naturvorgang, der bei allen Lebewesen täglich millionenfach vollzogen wird und der nicht mehr ist als die Verschmelzung zweier Geschlechtszellen, was heute mikroskopisch genau beobachtet und bei Bedarf sogar instrumentell unterstützt werden kann? Oder darf man Respekt haben vor einem Menschen, der vielleicht das lange Suchen nach seinen künftigen Eltern zu einem guten Ende bringen möchte (»Ich habe dich als Mutter ausgesucht, aber ich weiß es nicht mehr«), der den schweren Übergang von dem leibfreien Sein in die ersten Anfänge der Körperbildung geschafft hat (»Mama, es war schwer, zu dir zu kommen. Ein Engel hat mich getragen, über einen tiefen Abgrund«), der sich neu in der Ordnung von Raum und Zeit zurechtfinden muss (»Wo ich herkomme, ist es anders«) und dessen Geburt aus der Sicht des Jenseits wie ein Sterben erlebt wird (»Papa, bist du schon mal gestorben? Ich schon, als ich geboren wurde«). Respekt zu haben vor dem Wunder der Schwangerschaft sowie vor dem Menschen, der den Mut hat, in dieser Welt leben zu wollen, ist eine heilsame Kraft für den weiteren Verlauf der Schwangerschaft.

Respekt vor dem Wunder der Schwangerschaft

Familiengestaltung im Hinblick auf das Alter der Frau

Durch die Möglichkeiten der Verhütung und die veränderte gesellschaftliche Situation der Frau nimmt das Alter, in dem eine Frau ihr erstes Kind bekommt, eindeutig zu. Noch 1970 war das Durchschnittsalter der Frau bei der Geburt des ersten Kindes 24 Jahre, 1998 war es schon 28 Jahre. Außerdem bleibt heute jede fünfte Frau kinderlos.

Durchschnittsalter der Erstgebärenden

Der Frau wird es heute ermöglicht, die Gestaltung ihres Lebens mehr in die Hand zu nehmen. Sie kann ihren Wünschen und Vor-

gesellschaftliche Veränderungen

stellungen nachgehen, bevor sie sich Kindern und der Familie widmet. Es sind vor allem die beruflichen Aufgaben, die eine Frau veranlassen, mit dem Schwangerwerden zu warten. Das hängt nicht zuletzt auch damit zusammen, dass die Position für Frauen mit Kindern auf dem Arbeitsmarkt noch immer sehr schwierig ist. Durch die geringen Möglichkeiten zur Teilzeitarbeit einerseits und die Probleme bei der Kinderbetreuung bzw. fehlenden Kindergartenplätzen andererseits werden viele Frauen, die im Berufsleben weiterkommen wollen, dazu gebracht, vorerst auf ein Kind zu verzichten.

Das Selbstverständnis der Frau im Hinblick auf ihre außerfamiliären Aufgaben und Möglichkeiten macht sich zunehmend geltend. Die notwendige gesellschaftliche Entwicklung blieb demgegenüber jedoch noch zurück. Dadurch wird manche Schwangerschaft zu sehr hinausgeschoben.

Wenn zu lange gewartet wird, können Probleme mit der Fruchtbarkeit und eventuell auch mit dem Schwangerschaftsverlauf entstehen. Eine gesellschaftliche Veränderung, die es Frauen leichter machte, trotz Kindern beruflich weiterzukommen, würde viele dieser Probleme lösen können.

Im Alter zwischen 18 und 30 ist die Fruchtbarkeit der Frau optimal. Auch sonst ist in dieser Zeit der Körper am besten auf Schwangerschaft und Geburt eingestellt.

mögliche Probleme einer späten Mutterschaft

Nach dem 30. Lebensjahr – und deutlicher nach dem 35. – nimmt die Fruchtbarkeit langsam ab; entsprechend nehmen die medizinischen Behandlungen wegen unerfüllten Kinderwunsches in dieser Altersgruppe zu. Das Risiko einer Fehlgeburt ist bei über Dreißigjährigen auch höher. Es ist deshalb nicht ganz unberechtigt, dass manche Frauen über 35 eine gewisse »Torschlusspanik« bekommen, ob sie überhaupt noch schwanger werden können.

Ängste entstehen auch wegen des Risikos der Fehlbildung, das nach dem 35. Lebensjahr vor allem für das Down-Syndrom (früher Mongolismus) zunimmt. Aus diesem Grund wird üblicherweise jeder Frau über 35 eine Fruchtwasserpunktion empfohlen.

Die erwähnten Probleme bei älteren Frauen (verminderte Fruchtbarkeit, erhöhtes Schwangerschaftsrisiko, erhöhtes Fehlgeburtsrisiko sowie vermehrt Fehlbildungen) können beängstigend wirken. Risikozahlen in Prozenten haben aber für die einzelne Frau wenig Bedeutung. Für sie gilt nur, ob sie ein gesundes Kind auf die Welt bringen kann oder nicht. Wie viel Prozent Risiko oder Chance sie hat, hilft ihr im konkreten Fall auch nicht weiter.

Diese Hinweise sollten nur zeigen, wie die Familien-Planbarkeit sich verselbständigen und über das Ziel hinausgehen kann. Die Gegebenheiten der Natur, dass die weibliche Fortpflanzung deutlich altersabhängig ist, können nicht missachtet werden.

Es ist die Kunst, die Mitte zwischen absoluter *Führung* und völliger *Fügung* zu finden. Eine Entfaltung ist nur für den Menschen möglich, der seine Grenzen und Beschränkungen sieht und anerkennt. Ein gutes Gespür für die Natur des Körpers und die Kultur des Geistes kann dazu führen, den richtigen Zeitpunkt für eine Schwangerschaft zu finden.

Gespür für die Natur des Körpers

Vor der Schwangerschaft

Wenn ein Paar sich für eine Schwangerschaft »öffnet«, kann die Zeit zwischen dem Kinderwunsch und dem Eintreten der Schwangerschaft unterschiedlich lang sein. Bei manchen ist sie nur kurz, bei den meisten dauert es einige Monate, und bei anderen wieder kann es sehr lange dauern, bis dieser Wunsch in Erfüllung geht (siehe auch S. 174).

In dieser Zeit stellen sich viele schon etwas auf die Schwangerschaft ein. So kann der Umgang mit Genussmitteln ein anderer werden. Es lohnt sich, schon vor der Konzeption mit Rauchen aufzuhören, Alkoholgenuss zu einer Ausnahme werden zu lassen und sich auf eine ausgewogene, gesunde Ernährung (siehe auch S. 74) einzustellen. Dies hat sowohl auf die Fruchtbarkeit als auch auf die ersten Wochen der Schwangerschaft (noch bevor sie festgestellt werden kann) einen Einfluss.

Vorbereitungen für eine Schwangerschaft

Ratsam ist es auch, eventuelle größere zahnärztliche Behandlungen vor einer Schwangerschaft durchführen zu lassen.

Liegen Erkrankungen vor, wie z.B. Zuckerkrankheit, Epilepsie oder Erkrankungen der Schilddrüse, ist der Kontakt zwischen dem behandelnden Arzt und dem Frauenarzt sinnvoll. Manchmal wird die Empfehlung lauten, die Schwangerschaft in einer Spezialambulanz überwachen zu lassen. Jede Frau, die regelmäßig Medikamente einnehmen muss und schwanger werden möchte, sollte dies vorher mit dem Arzt besprechen.

innere Vorbereitung

Abgesehen von diesen Vorbereitungen kann auch die innere Vorbereitung gepflegt werden. Ein gedanklicher oder meditativer Umgang mit der Welt der Ungeborenen ist hierbei hilfreich. Die Stimmung der Empfängnis bedeutet, sich zur Verfügung zu stellen. Empfangen heißt, darauf zu vertrauen, dass das, was einem gegeben wird, das Richtige für einen ist.

So wie das Kinderzimmer mit der Wiege vor der Geburt fertig gemacht wird, so kann die seelische Umgebung vor der Empfängnis vorbereitet und auf das Kind eingestimmt werden.

Der Schwangerschaftsverlauf

»Du bist zeitlebens für das verantwortlich,
was du dir vertraut gemacht hast.«
Antoine de Saint-Exupéry

Feststellung der Schwangerschaft

Die ersten Anzeichen

Frauen können zu Beginn der Schwangerschaft viele Veränderungen an sich beobachten. Deutlichstes Zeichen ist das Ausbleiben der Periodenblutung zum gewohnten Zeitpunkt.

Aber es gibt noch weitere Hinweise auf die »anderen Umstände«. Bei vielen Frauen tritt in der Frühschwangerschaft ein Spannungsgefühl in den Brüsten und manchmal ein leichtes Ziehen im Unterleib auf, ähnlich wie vor der Menstruation.

Weitere Veränderungen, die unterschiedlich ausgeprägt hinzukommen können, sind unter anderem Müdigkeit und schnelle Erschöpfung, häufiges Wasserlassen, Neigung zur Verstopfung und etwas später morgendliche Übelkeit, verstärkte Geruchsempfindlichkeit, Abneigung oder Vorliebe für bestimmte Speisen, Gemüts- und Stimmungsschwankungen oder auch ein ausgeprägtes Wohlgefühl.

Schwangerschaftstest

Sehr bald wird das Bedürfnis auftreten, Sicherheit über den Zustand zu bekommen. Ein Schwangerschaftstest kann frühestens vierzehn Tage nach der Befruchtung, also kurz nach Ausbleiben der Regelblutung, im konzentrierten Morgenurin recht zuverlässig eine Antwort auf diese Frage geben. Wenn der Test zu früh angesetzt wird oder der Urin zu stark verdünnt ist, kann das Ergebnis noch negativ sein. Dieser Test reagiert auf das im Urin vorhandene Schwangerschaftshormon (beta-HCG). Im Blut kann dieses Hormon genauer und etwas eher nachgewiesen werden.

Weitere Hinweise für eine Schwangerschaft findet der Arzt bei der gynäkologischen Untersuchung. Der Muttermund ist wegen der Blutfülle bläulich verfärbt, und die Gebärmutter fühlt sich weicher an als sonst. Wer neben dem Test noch eine andere Sicherheit über eine Schwangerschaft haben möchte, kann mit einer Ultraschalluntersuchung einige Tage nach Ausbleiben der Blutung die Fruchthöhle in der Gebärmutter sehen. (Über die Kehrseiten des selbstverständlichen Umgangs mit Ultraschall siehe S. 203.)

seelische Erlebnisse

Ganz andere Hinweise auf eine Schwangerschaft bieten manche seelische Erlebnisse. Es gibt Frauen, die deutlich das Gefühl haben, »nicht mehr allein zu sein«, oder die beschreiben, dass sie schon während oder kurz nach dem Geschlechtsverkehr mit einer inneren Gewissheit wussten, jetzt schwanger zu werden.

Die Gefühlswelt macht in den ersten Wochen der Schwangerschaft eine Wandlung durch, die geprägt wird durch ein In-sich-gekehrt-Sein. Die Aufmerksamkeit für die Außenwelt wird damit geringer.

Schwangerschaftswoche und Geburtstermin

Errechnet die Schwangere, vom vermuteten Tag der Empfängnis ausgehend, das Schwangerschaftsalter, so kann sie überrascht sein, dass die Berechnung bei der ersten Vorsorgeuntersuchung eine andere Dauer angibt. In der Vorsorge wird gerechnet vom ersten Tag der letzten Regelblutung an, da dieses Datum meist genauer anzugeben ist als der Tag der Empfängnis. Zum Zeitpunkt des Ausbleibens der Blutung ist die Schwangerschaft zwei Wochen alt, man spricht aber schon von der 4. Schwangerschaftswoche. So ist in der 40. Woche die Schwangerschaft eigentlich erst 38 Wochen alt.

Der berechnete Geburtstermin ist 40 Wochen (10 Mondmonate von 28 Tagen) nach dem ersten Tag der letzten Blutung. Obwohl im normalen Sprachgebrauch immer von 9 Monaten (30 bis 31 Tage) die Rede ist, rechnen Hebammen und Ärzte selten in Schwangerschaftsmonaten, sondern fast immer in Wochen.

Nägel'sche Regel

Als Berechnungshilfe für den Geburtstermin gilt die so genannte Nägel'sche Regel: 1. Tag der letzten Regel + 7 Tage – 3 Monate + 1 Jahr ergibt den zu erwartenden Entbindungstermin. Als Beispiel: 5.6.1999 + 7 Tage (12.6.) - 3 Monate (12.3.) + 1 Jahr ergibt 12.3.2000.

Meistens wird der Geburtstermin aber mittels einer so genannten Schwangerschaftsscheibe ausgerechnet. Hier wird zunächst das Datum der letzten Regelblutung angegeben, um dann den Geburtstermin ablesen zu können.

Schwangerschafts-scheibe

Voraussetzung für die Feststellung der Schwangerschaftswoche und des Geburtstermins anhand der letzten Regelblutung ist ein regelmäßiger Zyklus von 28 Tagen. Wenn der Zyklus länger dauert, z.B. 33 Tage, so muss dies mit berücksichtigt werden. Der Termin wäre dann etwa 5 Tage später als das nach Nägele errechnete Datum. Bei einem unregelmäßigen Zyklus (mal 3 Wochen, mal 5 Wochen) ist die Schwangerschaftswoche und damit der Geburtstermin auf diese Weise nicht eindeutig festzustellen. Auf Wunsch lässt er sich aber in der Frühschwangerschaft anhand von Ultraschallmessungen ermitteln. Wenn der Zyklus durch Pilleneinnahme reguliert wurde und direkt nach Absetzen der Pille eine Schwangerschaft eintrat, gilt das gleiche Problem.

unregelmäßiger Zyklus

Ob eine Korrektur des errechneten Geburtstermins vorgenommen werden muss, entscheidet die betreuende Ärztin bzw. der Arzt oder die Hebamme nach den Zyklusangaben und Untersuchungsergebnissen. Bekanntlich halten die Kinder sich nur selten an diese Termine. Für den Beginn des Mutterschutzes ist es jedoch wichtig, einen genauen Termin festzulegen.

Die Entwicklung des Ungeborenen

Das Verborgene und das Sichtbare

Ganz im Verborgenen wächst etwa 38 Wochen lang ein neues Menschenkind heran. In den ersten Monaten bemerkt die Schwangere zwar viele Veränderungen in ihrem Körper und ihrem Befinden, von dem aber, was da eigentlich wächst, ist direkt noch kaum etwas zu spüren. Erst im dritten bis vierten Monat wird der Bauch etwas dicker, und die ersten Lebenszeichen kommen etwa zwischen der 16. und der 20. Woche. Die werdende Mutter spürt ihr Kind, sieht es aber noch nicht. Es ist verborgen in dem besten Versteck des

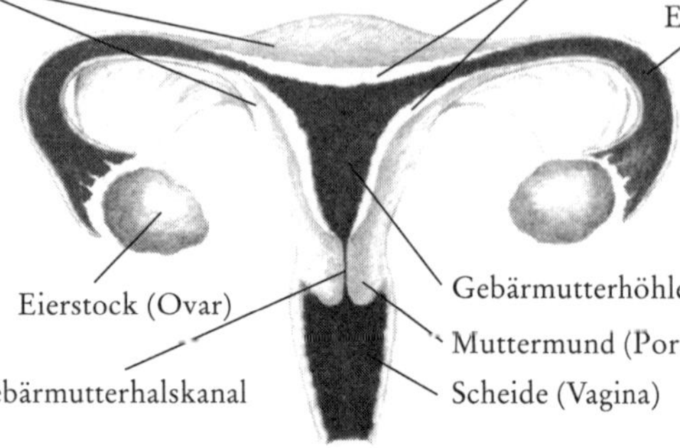

Der Ort, an dem neues menschliches Leben entsteht, ist ein Muskelorgan tief verborgen im Inneren des mütterlichen Körpers. Die Gebärmutter vermag das Ungeborene mit allem zu versorgen, was es in der ersten Zeit seines Daseins braucht.

Körpers, tief im Unterleib, in einem dicken Muskelorgan und umgeben von den eigenen Eihäuten. Es wächst und gedeiht in der *Geborgenheit des Verborgenen.*

Die Schwangere ist in »Erwartung«, sie erwartet jemanden, den sie noch nicht kennt und noch nie gesehen hat. Sie hat Kontakt mit ihm oder ihr, sie fühlt, dass sie nicht alleine ist, dass ständig jemand mit ihr ist. Sie richtet ihre Aufmerksamkeit nach innen und bekommt Antwort. Später merkt sie auch, dass das Kind auf ihre Stimmungen oder ihre Verfassung reagiert und manchmal um Ruhe und Entspannung bittet.

Nicht nur durch Ultraschall, sondern auch dank der Embryologie können wir uns heute detaillierte, bildhafte Vorstellungen von dem verborgenen Leben in der Gebärmutter machen. Eindrucksvolle Farbaufnahmen vermitteln Einblicke in die Entwicklungsvorgänge des Embryos. Das, was lange verborgen war, ist heute sichtbar geworden. Das Unsichtbare bekommt Konturen, bekommt ein Gesicht.

Bilder von dem Ungeborenen

Werdende Eltern können mit Ehrfurcht über die kleinen Händchen mit Fingern ihres zehn Wochen alten Kindes staunen. Manchmal scheint die Beziehung zu dem Ungeborenen dadurch intensiviert zu werden. Viele werdende Eltern berichten begeistert, wie gut es tut, immer wieder bei der Vorsorgeuntersuchung zu betrachten, wie das Kind aussieht, sich heranbildet und bewegt.

Intensität des inneren Kontaktes

Aber entwickelt ein Blinder nicht manchmal einen intensiveren Kontakt zu seiner Umgebung als diejenigen, die sehen können? Und wenn zwei Verliebte sich längere Zeit nicht sehen können und sich nur Briefe schreiben, kann dadurch nicht eine Vertiefung der Beziehung entstehen?

Es scheint einfacher zu sein, auf visuellem Weg, über das Sichtbare eine Verbindung aufzubauen als über das Unsichtbare. Mit den Augen erfassen wir aber nur das Äußere der Erscheinung. Dies kann uns sogar davon abhalten, eine innere Verbindung zu vertiefen. Wer sich mit dem Sichtbaren zufrieden gibt, wird wohl kaum das Unsichtbare suchen. Wir leben in einer Gesellschaft, in der fast alles sichtbar gemacht und über das Sichtbare erfasst wird. Warum sollte man dann vor der Schwangerschaft Halt machen?

Eine dreißigjährige Frau war zum ersten Mal schwanger. Sie freute sich sehr und fühlte sich getragen von einer frohen, erwartungsvollen Stimmung. Das innere Bild, das sie von dem Kind hatte, war sehr groß, strahlend, leuchtend, voller Farben und ohne scharfe Konturen. Sie hatte keinerlei Ängste wegen ihres Kindes oder ihrer Schwangerschaft.

In der 10. Woche ging sie zur ersten Vorsorgeuntersuchung. Ihre Ärztin machte ohne vorher zu fragen oder sie darüber aufzuklären eine vaginale Ultraschalluntersuchung. Sie zeigte auf den Monitor und sagte: »Sehen Sie, das ist Ihr Kind.« In dem Moment schrumpfte das überdimensionale farbig-strahlende Bild ihres Kindes, welches sie im Inneren trug, zu dem äußerlichen schwarz-weißen Flimmerkastenbild zusammen. Sie wurde traurig und fühlte sich etwas verletzt. Es dauerte einige Zeit, bis sie wieder Kontakt mit ihrem Kind hatte.

bildhafte Anschauung und innere Beziehung

Die bildhafte Anschauung von den Entwicklungsstufen des Embryos kann der Entstehung einer inneren Beziehung zwischen Mutter und Kind (oder Vater und Kind) im Wege stehen. Für diejenigen, die sich klar darüber sind, dass dies nur eine Seite der Wirklichkeit ist, kann es allerdings manchmal auch als eine Bereicherung empfunden werden. Wie bei allen Errungenschaften von Wissenschaft und Technik hängt auch hier die Bedeutung des Fortschrittes vom Umgang damit ab.

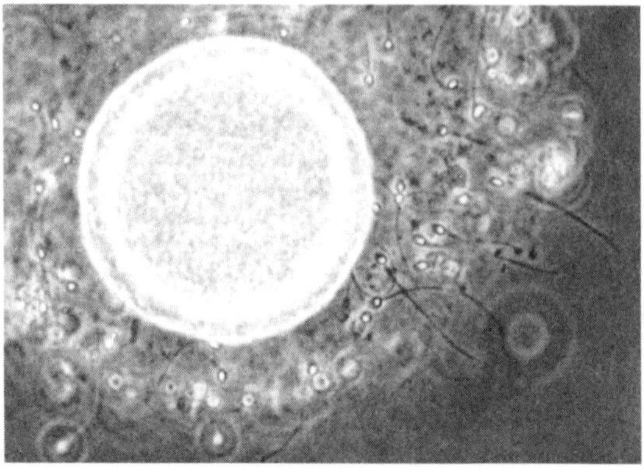

Bei der Befruchtung treffen zwei äußerst unterschiedliche Zellen aufeinander: Die weibliche Eizelle ist ungewöhnlich groß, unbeweglich und fast immer in der Einzahl vorhanden, die Samenzellen dagegen sind klein, beweglich und kommen immer in großen Mengen vor.

Unter Berücksichtigung dieser Überlegungen folgt jetzt eine Beschreibung des Wunders der Menschwerdung anhand der Entwicklungsstadien des Ungeborenen.

Die ersten Wochen

Eizelle und Samenzelle

Der Gegensatz zwischen Eizelle und Samenzelle ist enorm. Die Eizelle ist die größte Zelle des menschlichen Körpers, die Samenzelle die kleinste; die Eizelle tritt alleine auf und es gibt nur eine begrenzte Anzahl von ihnen (eine pro Monat), die Samenzellen kommen in größten Mengen vor – es reifen über hundert Millionen (!) pro Tag heran; die Eizelle ist unbeweglich und überlebt nach ihrer Freisetzung (Eisprung) nur ca. drei bis sechs Stunden, die Samenzellen sind sehr beweglich und haben Ausdauer, sie können drei bis sechs Tage in der Umgebung der Eierstöcke auf eine Eizelle warten.

einzigartige Verschmelzung der Gegensätze

Die Einseitigkeit beider Geschlechter auf körperlicher und vielleicht auch auf seelischer Ebene kann Anlass für das Verlangen nach Vereinigung sein. In der sexuellen Vereinigung erhält die Einseitigkeit ihre Bedeutung und Erfüllung und wird gleichzeitig aufgehoben. Die fruchtbare Spannung und schließlich die Verschmelzung der Gegensätze ist die Voraussetzung für die Fortpflanzung.

Nirgendwo sonst im Organismus kommt es vor, das zwei Zellen zu einer verschmelzen. Überall gibt es nur die Zellteilung: Aus einer Zelle werden zwei. Nur bei der Befruchtung gibt es diese Ausnahme, und das, obwohl diese beiden Zellen sich genetisch vollkommen fremd sind.

Die Keimzellen (Samenzelle und Eizelle) sind für sich genommen unvollständig. Sie enthalten jeweils nur die halbe Chromosomenzahl. In allen anderen Körperzellen sind die 23 unterschiedlichen Chromosomen (die Träger des Erbguts) doppelt vorhanden (diploid), in den Keimzellen nur einmal (haploid). Wenn es nun einer Samenzelle gelungen ist, in die Eizelle einzudringen, ist damit die Polarität aufgehoben und eine neue Einheit entsteht. Die mitgebrachten Chromosomen ordnen sich neu, aber nicht bevor ein gewisses Chaos eingetreten ist. Die feste genetische Struktur lockert sich ein wenig und scheint für einen kurzen Moment offen für eine Neugestaltung zu sein. Es ist, als würde das herannahende Menschenwesen seine eigene genetische Signatur einzeichnen.

Entstehung der genetischen Struktur

Durch die Verschmelzung der Keimzellen ist also eine neue Körperzelle mit der normalen doppelten Chromosomenzahl entstanden. Die genetische Struktur des Nachkömmlings lässt sich auf Grund dieses Chaos-Moments nie ganz vorhersagen oder berechnen. Das kommende Kind nimmt sich die Freiheit des Unvorhersagbaren. Darin liegt seine Einmaligkeit und die Möglichkeit der individuellen Entwicklung.

Klonen

Dies ist auch ein wesentlicher Aspekt in der Diskussion um das Klonen von Menschen. Der Vorgang des Klonens ist zu vergleichen mit der vegetativen, pflanzlichen Fortpflanzung durch Sprossung, Ableger und dergleichen. Der Nachkömmling oder Klon entsteht nicht in dem Spannungsfeld einer Polarität, er stellt vielmehr die direkte Fortsetzung eines anderen Organismus dar. Damit ist seine genetische Struktur schon von vornherein bekannt und festgelegt. Ihm wird kein »Spielraum« zur eigenen Gestaltung gegeben.

erste Zellteilungen

Die befruchtete Eizelle beginnt sich nun zu teilen. Sie wird zweizellig, vierzellig, achtzellig usw., bis ein neues Element hinzukommt: In der Mitte dieses Zellhäufchens entsteht eine Höhle, und

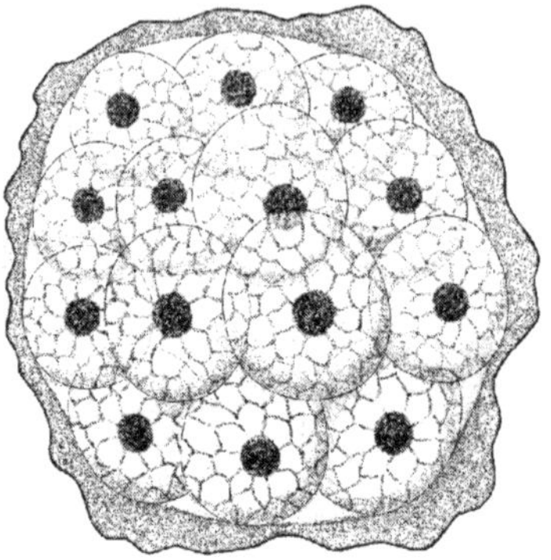

Wenn sich die befruchtete Eizelle die ersten Male geteilt hat, entsteht eine maulbeerähnliche, kugelige Zellansammlung, die man als Morula bezeichnet.

die Zellen ordnen sich zu einer Hülle um diese Flüssigkeitshöhle an. Aus dieser Umhüllung entwickeln sich die Eihäute und der Mutterkuchen und in ihr wächst dann aus einer Gewebsanhäufung durch Einstülpungsvorgänge die erste Anlage des eigentlichen Embryos heran.

zuerst entsteht die Umhüllung

Es ist schon bemerkenswert, dass zuerst die Umhüllung entsteht und sich danach in ihrer Mitte die Anlage des neuen Menschenkörpers bildet. Erst muss aus eigenem Gewebe eine runde, abgeschlossene Welt, eine Art kleiner Kosmos entstehen, bevor der neue Mensch heranwachsen kann.

der Weg durch den Eileiter

Bis zu diesem Zeitpunkt ist der junge Embryo durch den Eileiter in Richtung Gebärmutter bewegt worden. Für den Weg, den die Spermien in der entgegengesetzten Richtung in wenigen Stunden und aus eigener Kraft zurückgelegt haben, braucht die Frucht nun sechs Tage und die Hilfe der Fimbrien, das sind feine, fransenartige Gebilde auf der Eileiterschleimhaut, die den Embryo fortbewegen können. Nach diesen sechs Tagen ist die Frucht in der Gebärmutterhöhle angelangt und kann sich nicht mehr aus den von der Eizelle stammenden »Vorräten« ernähren (was bis dahin der Fall war, es bestand noch keine direkte Verbindung zum mütterlichen Organismus und alle Zellteilungen hat sie aus eigener Kraft vollzogen!).

Nun verbindet sich der Keim endgültig mit dem Körper der Mutter, er nistet sich in die schon vorbereitete Gebärmutterschleimhaut ein, bis er völlig von ihr umgeben ist. Die mütterlichen Blutgefäße werden an dieser Stelle durchlässiger und stellen alle ihre Nahrungsstoffe zur Verfügung. Zu diesem Zeitpunkt weiß noch niemand (wenn nicht irgendwie geahnt) etwas von der Schwangerschaft, da der Zeitpunkt der nächsten Regelblutung noch nicht einmal erreicht ist. Es ist erst der 22. bis 24. Tag nach der letzten Blutung. Eine Schwangerschaft ist in dieser Phase weder mit einem Schwangerschaftstest noch mit Ultraschall nachzuweisen.

Einnistung

Nun beginnen sich die Zellen zu differenzieren. Bis zum 5. Tag waren alle Zellen gleich und jede von ihnen hatte noch die Möglichkeit, alles zu werden. Aber dieses Stadium, in der die Zellen noch »omnipotent« sind, dauert nur kurz. Das Prinzip der Differenzierung und damit der Verlust der Möglichkeit, noch alles werden zu können, spielt durch die ganze Schwangerschaft hindurch eine Rolle. Je spezialisierter das Gewebe, desto weniger kann es auch noch für andere Funktionen bereitstehen.

Differenzierung der Zellen

(Auf dieser Omnipotenz der Zellen beruht das Verfahren der Prä-Implantations-Diagnostik. Dabei wird im Rahmen einer Retortenbefruchtung aus dem im Reagenzglas erzeugten Embryo im achtzelligen Stadium eine Zelle zur Gen- und Chromosomenanalyse entfernt, der Embryo entwickelt sich aber trotzdem normal weiter, da ja zu diesem Zeitpunkt alle Zellen noch gleich und omnipotent sind. Nur wenn das Analyse-Ergebnis keine Auffälligkeiten aufweist, wird der Embryo in die Gebärmutter implantiert, ansonsten wird er vernichtet.)

Nun verdickt sich das Gewebe an einer Stelle der Hülle und differenziert sich in zwei Schichten, die wie zwei aufeinander liegende flache Scheiben aussehen. Diese Struktur, die so genannte zweiblättrige Keimscheibe, löst sich von der Hüllenwand und ist dann nur noch durch einen breiten Haftstiel (die spätere Nabelschnur) mit der ernährenden Hülle (dem späteren Mutterkuchen) verbunden.

Entstehung der Keimscheiben

Zu diesem Zeitpunkt bemerkt die Frau, dass ihre Regel ausbleibt. Es ist fünfzehn Tage nach der Befruchtung und vier Wochen nach Beginn der letzten Blutung. Die Fruchtblase hat einen Durchmesser von ungefähr zwei Millimetern. Der Schwangerschaftstest wird positiv.

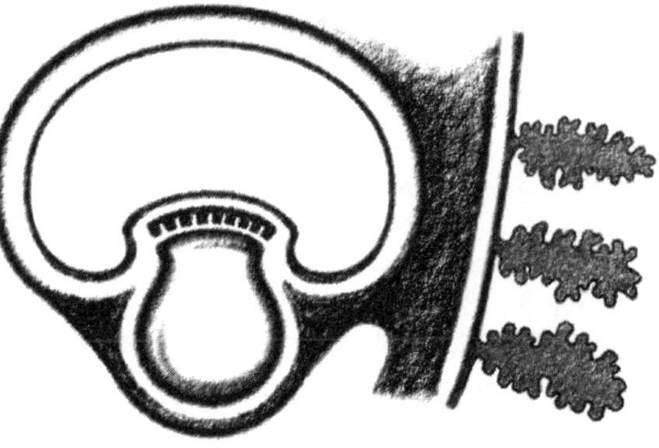

So sieht ein Embryo etwa am 18. Tag aus. Die Zellen haben sich inzwischen differenziert und durch Einstülpungen verschiedene Schichten gebildet (die so genannten Keimblätter), aus denen dann die einzelnen Organe hervorgehen werden.

Aus den beiden Gewebsschichten entstehen nun durch eine Einstülpung drei Schichten. Die dritte schiebt sich zwischen die beiden anderen, und somit ist die dreiblättrige Keimscheibe gebildet. Aus diesen drei Keimblättern (Ektoderm, Mesoderm und Entoderm) entwickeln sich die Organe: Aus dem Ektoderm das Gehirn und das Nervensystem, aus dem Entoderm das Magendarmsystem, Blase, Lungen und Drüsen und aus dem Mesoderm das Herz, die Gefäße, das Blut, Niere, Muskeln und Skelett.

Organe werden angelegt

Von diesem Moment der embryonalen Entwicklung an geht es plötzlich sehr schnell. Durch eine Einstülpung des Entoderms wird ein Innenraum, der des Magen-Darm-Traktes, geformt. Eine ähnliche Einstülpungsbewegung des Ektoderms lässt die Anlage des Rückenmarks und des Gehirns entstehen.

Außenwelt wird zur Innenwelt

Die »Einstülpung« ist eine Geste, durch die so genannte »Außenwelt« aufgenommen und daraus eine »Innenwelt« gemacht wird. Das Keimblatt stülpt sich um wie ein offener Mantel, der sich vorne schließt und somit einen Innenraum umhüllt und geschaffen hat.

Interessanterweise hängt diese Geste eng mit der Aufgabe der daraus entstehenden Organe des Verdauungstraktes und des Nervensystems zusammen. Was die embryonale Entwicklungsbewegung hier nämlich räumlich »vormacht«, werden diese Organe später in ihrer Funktion »nachmachen«: Mit den Verdauungsorganen wird »Außenwelt« in Form von Lebensmitteln materiell aufgenommen, verdaut und der Innenwelt zur Verfügung gestellt; mit den Sinnesorganen und dem Nervensystem wird auf einer nichtmateriellen Ebene die Außenwelt in Form von Sinneseindrücken hereingeholt und in die seelische Innenwelt aufgenommen. Die organbildenden Bewegungen der frühen Schwangerschaft spiegeln im Vorfeld die Aufgaben dieser Organe.

Die eher runde Scheibenform der Keimblätter wird nun zu einer länglich gestreckten und gegliederten Form.

Eine kaum übersehbare komplexe Vielfalt von Wachstums-, Gliederungs-, Einstülpungs- und Umstülpungsbewegungen lässt einen Embryo entstehen, bei dem in der dritten Woche nach der Befruchtung schon Blut strömt und in der vierten Woche – also nachdem das Blut schon zu strömen begonnen hat! – sich das Herz rhythmisch bewegt. Sieben Wochen nach der Befruchtung (also in der so genannten neunten Schwangerschaftswoche, gezählt nach dem Beginn der letzten Regelblutung) sind schon Hände und Füße sowie ein Kopf mit Augen und eine gegliederte Wirbelsäule zu unterscheiden.

die Gestaltung des Körpers

Die ganze Gestaltung des Körpers mit allen großen und kleinen Organen wird innerhalb der ersten siebzig Tage des embryonalen Daseins vollzogen und abgeschlossen. Danach muss das Kind nur noch im Schutze des Mutterleibes wachsen und reifen.

Wichtigkeit der ersten Monate

Aus dem Dargestellten wird verständlich, warum die ersten drei Monate der Schwangerschaft so wichtig und so prägend sind. Die Bildung und Gestaltung des Embryos fordert von der Mutter viel Energie. Der Impuls geht zwar von dem Kind aus, die Gestaltungskräfte aber werden zum Teil von der Mutter »zur Verfügung« gestellt. Deshalb ist es kein Wunder, dass schwangere Frauen vor allem in dieser Zeit so schnell müde sind. Auch wenn für die Außenwelt noch nichts von einer Schwangerschaft zu sehen ist, leistet die Schwangere in diesen Wochen die meiste Arbeit für ihr Kind. Dass dann nicht viel Kraft für andere Arbeit übrig bleibt, ist einleuchtend. Es ist wichtig, dass die Frau sich nicht zu sehr gegen diese Müdigkeit wehrt und wenn irgend möglich dem Schlafbedürfnis nachgibt. Wenn diese erste Zeit vorbei ist, fühlt sie sich wieder kräftiger, hat wieder mehr Energie und kann sich zunehmend anderen Dingen widmen.

die sensibelste Phase der Schwangerschaft

Diese Phase der Schwangerschaft ist auch die sensibelste. Wenn in dieser Zeit, in der die Organe und die Körperform entstehen, störende Einflüsse einwirken (unter anderem schädliche Stoffe, schädliche Medikamente, bestimmte Infektionskrankheiten, siehe S. 240), kann es zu bleibenden Fehlbildungen kommen oder zu einer Fehlgeburt. Nach dieser Zeit ist die Entwicklung des Kindes viel weniger gefährdet und anfällig.

Auch ohne nachweisbare störende Einwirkungen von außen sind diese drei Monate die Zeit, in der es am häufigsten zu einer Fehlgeburt kommt (siehe S. 227). In Anbetracht dieser schnellen Entwicklung ist es deshalb eigentlich ein Wunder, dass es meistens gut geht.

Die weitere Entwicklung des Ungeborenen

die 12./13. Woche

Zwölf Wochen nach der letzten Regelblutung hat das Ungeborene eine Schädel-Steiß-Länge von etwas mehr als 5 cm, es bewegt Arme, Beine und Kopf, und im Ultraschall sind die meisten Organe gut erkennbar. Die Fruchtblase ist im Verhältnis zum Embryo noch so groß, dass es sich frei bewegen kann, ohne viel anzustoßen.

Die Gebärmutter ist nun meistens schon von außen, kurz über dem Schambein, tastbar, aber Kindsbewegungen spürt die Mutter erst ab der 16. bis 20. Woche.

Jetzt muss das Kind nur noch wachsen und reifen. Es wird über die Nabelschnur und den Mutterkuchen gut ernährt. Aber es ist dabei nicht passiv.

Schlaf- und Wachphasen des Kindes

Jede Schwangere weiß, dass ihr Kind Schlaf- und Wachphasen hat. Es gibt Zeiten, in denen das Kind sich nicht oder kaum bewegt und die auch im CTG-Verlauf (siehe S. 211) auf eine Schlafperiode hinweisen. Abgewechselt werden diese von Perioden mit normalen oder sogar sehr lebhaften Bewegungen. Manchmal können diese Phasen kurz sein und sich schnell abwechseln, länger als sechs bis acht Stunden hintereinander schläft ein Ungeborenes aber nicht. In der späteren Schwangerschaft kommt es normalerweise nicht vor, dass eine Schwangere acht Stunden lang ihr Kind nicht spürt. Wenn sie sich aber konzentriert mit anderen Sachen beschäftigt, kann es schon sein, dass sie ihr Kind längere Zeit nicht *bemerkt*. Bei erhöhter Aufmerksamkeit und Ruhe *spürt* sie es dann wieder.

Bewegungen des Kindes

Das Bewegungsmuster ändert sich im Laufe der Monate. Was zuerst eher ruckartige Bewegungen sind, wird später etwas »kontrollierter«. Das Kind kann dann mit seinen Händen spielen, sich die Augen reiben, sich den Daumen in den Mund stecken oder sich auch mal richtig ausstrecken.

Es macht aber nicht nur Bewegungen mit Armen, Beinen, Kopf und Rücken. Auch die so genannten »Atembewegungen« sind vorhanden, d.h. Bewegungen des Brustkorbs und des Zwerchfells, so, wie man dies auch bei der Atmung sieht. Natürlich atmet das Kind noch nicht, aber es ist, als ob es die Bewegung schon einmal übt. Manchmal kann es sogar einen Schluckauf haben.

Das Fruchtwasser

Das Ungeborene macht auch Schluck- und Trinkbewegungen. Es trinkt das Fruchtwasser. Dieses wird teilweise über den Darm aufgenommen und über die Nieren wieder ausgeschieden.

Fruchtwasser wird ständig neu produziert, zum Teil von den Eihäuten der Fruchtblase, zum Teil auch von den Nieren des Kindes. Ungefähr alle drei Tage wird die Gesamtmenge des Fruchtwassers einmal erneuert. Gegen Ende der Schwangerschaft beträgt die Fruchtwassermenge etwa 1,5 Liter.

Der neue Menschenkörper entsteht im Wässrigen. Auch wenn der Mensch später im Trocknen leben wird, entwickelt er sich vorerst in einer flüssigen Umgebung. Bis zur Geburt befindet sich das Kind ständig in einer Flüssigkeitshülle, wie in einer schönen warmen Badewanne.

Schwerelosigkeit

Dies bedeutet, dass das Kind sein eigenes Gewicht nicht spürt. Es kann im Wasser »schweben« (Archimedisches Gesetz), es ist sozusagen noch nicht im Bereich der Erden-Schwerkraft. Dadurch werden die Bewegungen anders, auch das Aufliegen oder Aufdrücken gibt es in diesem Zustand nicht. Mit der Fruchtblase hat das Ungeborene eine eigene Umwelt, die es schützt gegen zu frühe Einwirkungen von außen.

Dämpfung von Geräuschen und Stößen

Es ist nicht nur die Schwerkraft, die keinen Zugang zu dem Kind hat. Auch laute Geräusche dringen nur sehr gedämpft zu ihm durch. Ruckartige Bewegungen der Mutter oder Stöße wird es nur sehr abgeschwächt mitbekommen.

Käseschmiere

Die Haut des Kindes hat eine schützende Fettschicht (die so genannte Käseschmiere oder Vernix) gegen die aufweichende Einwirkung des Fruchtwassers. Kinder, die übertragen werden, haben keine Vernix mehr und zeigen deshalb so genannte Waschfrauenhände und -füße (siehe auch S. 283).

So wird das Kind neun Monate hindurch von dem Fruchtwasser, das es selber hervorbringt, geschützt und noch von der Schwerkraft fern gehalten.

Die Beziehung zum Ungeborenen

die Beziehung in der frühen Schwangerschaft

Durch die Schwangerschaft hindurch besteht eine sich ständig wandelnde Beziehung zwischen Mutter und Kind. Zu Beginn merkt die Mutter an den veränderten körperlichen und seelischen Umständen, dass sie schwanger ist, aber von dem, was körperlich in ihr wächst, merkt sie noch nichts. Sie kann es sich zwar anhand von Beschreibungen und Bildern vorstellen, ohne es jedoch selber erleben zu können. Die Beziehung findet in dieser Phase der Schwangerschaft hauptsächlich auf der seelisch-geistigen Ebene statt. So wie manche Frauen oder Eltern schon vor der Befruchtung eine Kindesnähe oder eine bestimmte Art von Begegnung mit dem Kind erleben können, so beschreiben viele Schwangere dies noch deutlicher für die Frühschwangerschaft. Die seelische Verfassung der Frau ist dann so, dass sie für solch eine Kontaktaufnahme

Das Verhältnis zwischen Mutter und Kind verändert sich im Laufe der Schwangerschaft. Fand die Beziehung in den ersten Monaten eher auf seelisch-geistiger Ebene statt, kann die Anwesenheit des Kindes mit der Zeit zunehmend auch körperlich wahrgenommen werden.

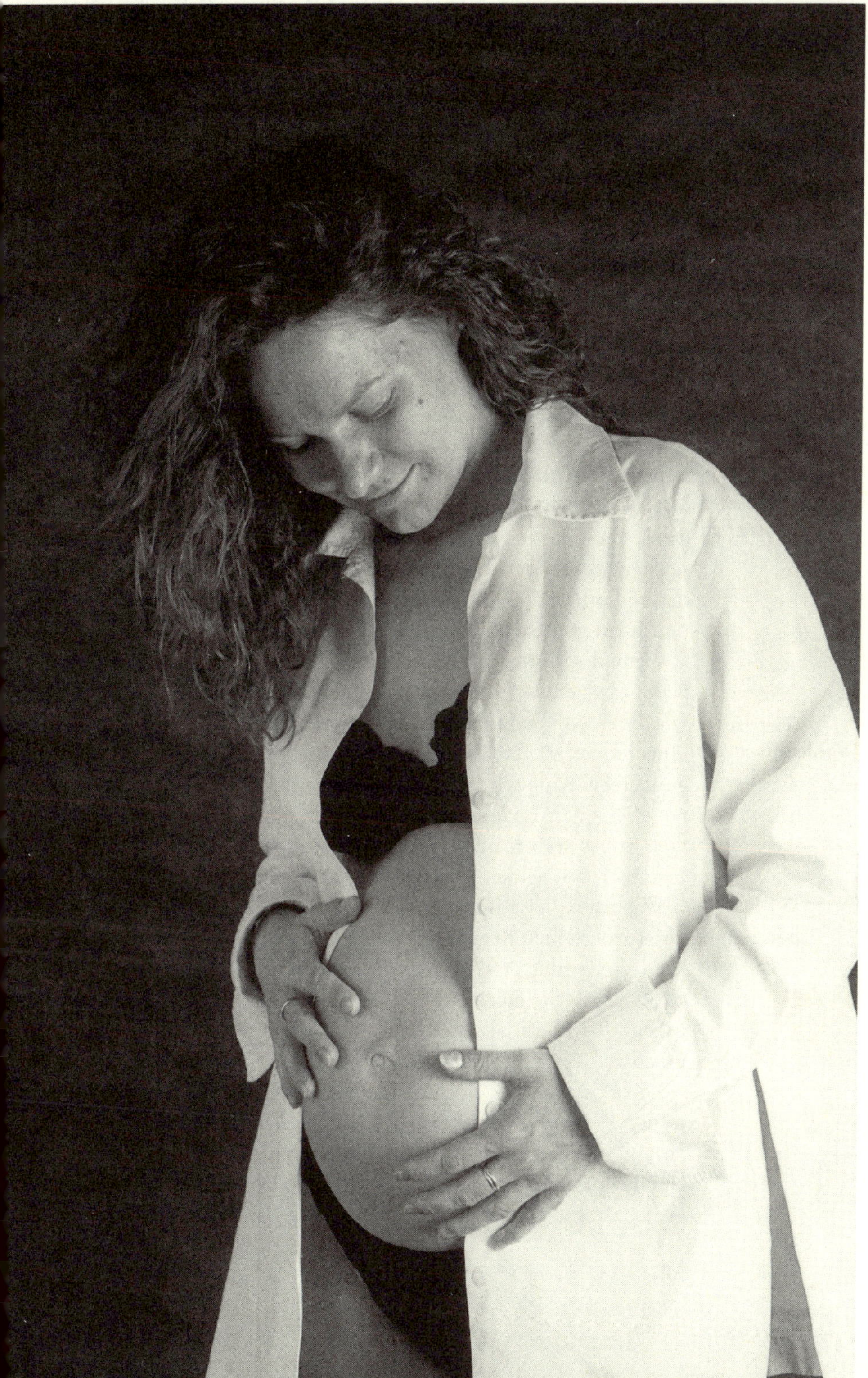

offener ist als vorher. Auf einer eher intuitiven Ebene kann sie die Anwesenheit dieses Menschenwesens wahrnehmen und erleben. So entsteht ein erstes Kennenlernen, eine erste Begegnung.

Zuwendung schon in der Schwangerschaft

So wie eine Mutter sich Zeit nimmt, um sich mit ihrem Kind zu beschäftigen, so ist es für die Beziehung zu dem Ungeborenen auch sinnvoll, sich ihm innerlich regelmäßig für einige Zeit zuzuwenden. Man kann mit dem Kind reden, ihm Lieder vorsingen, ein Gedicht oder ein Gebet sagen und dabei die Hände auf den Bauch legen. Jede Frau findet ihre eigene Art, diese Begegnungen zu gestalten. Selbstverständlich kann sich auch der werdende Vater auf diese oder ähnliche Weise dem Kind nähern.

die Beziehung in der späten Schwangerschaft

Wenn das Kind größer wird und der schwangere Bauch immer sichtbarer, wird auch die leibliche Anwesenheit des Kindes zunehmend erlebbar. Sind dann die Kindsbewegungen zu spüren, ist die direkte leibliche Kontaktaufnahme möglich. So wie das Geistige des Ungeborenen sich zunehmend mit dem Körperlichen verbindet, so kommt diese Ebene auch in der Beziehung zwischen Mutter und Kind allmählich dazu.

Einfluss der eigenen Stimmung

Wenn die Mutter unterscheiden kann, wann das Kind schläft und wann es wach ist, kommt sie ihm noch näher. Aber sie merkt auch, wie die eigene Verfassung oder Stimmung Einfluss auf das Kind hat: Unruhe der Mutter kann mit »Fußtritten« oder unruhigen Bewegungen des Kindes beantwortet werden, andere Schwangere berichten über eine Abnahme der Kindsbewegungen, wenn sie unter großem Stress stehen oder sehr angespannt sind. Die Verbundenheit zwischen den beiden wird direkt fühlbar und fassbar.

Bewegungen des Kindes

Was zuerst leise Bewegungen waren, wird mehr und mehr zu einer körperlichen Begegnung. Gegen Ende der Schwangerschaft ist fast jede Regung des Kindes zu spüren, ob es sich reckt und streckt, ob es einen Schluckauf hat oder einfach mit den Händen spielt. Manchmal ist es, als ob es sich durch die Bewegungen mitteilen möchte.

Die Pflege dieser Beziehung auf allen Ebenen fördert das Vertrauen. Ängste, Zweifel und Sorgen nehmen durch diesen Kontakt ab und machen Platz für freudige Hoffnung und Zuversicht. Das ist eine gute Voraussetzung für den weiteren Verlauf von Schwangerschaft und Geburt.

Die »anderen Umstände« von Leib und Seele

Die Gastgeberin

Die »anderen Umstände«, in die die Schwangere gerät, haben auf vielen Ebenen des körperlich-seelischen Daseins ihre Auswirkungen. Schwanger werden und sein bedeutet, dass die Frau ihren Leib dem Ungeborenen vorübergehend zur Verfügung stellt. Ihr ganzer Körper stellt sich mehr oder weniger darauf ein, dass auch ein anderes als das eigene Leben versorgt und ernährt wird, so dass dieses sich entwickeln, reifen und wachsen kann. Die schwangere Frau macht Platz für dieses neue Leben und betreut es, so gut sie kann. Sie selber muss dafür etwas zurücktreten, sie kann nicht mehr alles so tun, wie sie es vorher tat.

Raum für neues Leben

Wenn eine Gastgeberin einen Teil ihres Hauses einem Gast zur Verfügung stellt, macht sie Platz, aber ohne sich zurückzuziehen. Aufmerksam geht sie auf seine Bedürfnisse ein und respektiert sein Anderssein. Sie ändert vielleicht ihren Lebensrhythmus und einen Teil ihrer Gewohnheiten und stellt sich damit auf ihren Gast ein. Er ist zwar neu und in gewissem Sinne auch fremd in dem Haus, soll sich aber trotzdem »wie zu Hause« fühlen können. Darum bemüht sich die Gastgeberin. Da sie weiß, dass der Gast (in der Regel) auf ihre Einladung hin gekommen ist und nur für eine begrenzte Zeit bleibt, fällt es ihr nicht schwer, ihre Gewohnheiten etwas zurückzustellen und auf die veränderten Umstände einzugehen.

Lebensrhythmus und Gewohnheiten

Die Schwangere hingegen merkt, dass auch ohne ihr bewusstes Zutun ihr Körper sich auf den Gast, das Ungeborene, einstellt. Ihr körperliches Wohlsein, ihr Lebensrhythmus und ihr seelisches Befinden ändern sich, ohne dass sie einen Einfluss darauf hat oder auch ohne dass sie genau versteht, weshalb diese Veränderungen eintreten. Eine äußerliche Erklärung ist dann meistens: »Das sind die Hormone.«

Sie macht Platz für das Ungeborene und unterstützt und ernährt es. Sie kann sich nicht mehr so stark selbst behaupten. Wer sich behaupten will, tritt selber in den Vordergrund. Unter diesen geänderten Umständen macht sie Platz, ohne sich zurückzuziehen, sie ist für das werdende Leben da.

Veränderungen

Diese anderen Umstände haben mehr oder weniger ausgeprägte Folgen für das Leben der Schwangeren. Es gibt keine Schwangere, die sagen könnte, dass sich das Leben während der Schwangerschaft, bis auf den dicker werdenden Bauch, nicht geändert habe. Manche werden vollkommen aus ihrem üblichen Rhythmus und Lebensstil geworfen, andere wieder weniger (siehe auch S. 224).

Schlafbedürfnis und Müdigkeit

Viele Schwangere merken vor allem in den ersten Monaten der Schwangerschaft, dass der Bedarf an Schlaf und Ruhe enorm zunimmt. »Dabei tue ich doch gar nicht mehr als sonst!« Oder: »Ich könnte den ganzen Tag schlafen, obwohl ich doch fast gar nichts mache!«

Die Schwangere unterstützt mit ihrer eigenen Vitalität die komplexen Gestaltungsprozesse, die sich vor allem in den ersten Monaten abspielen. Es ist viel Arbeit, einen so »aktiven Gast zu beherbergen«.

Zwei Dinge kommen hier zusammen. Zunächst ist es die Umstellung auf die Schwangerschaft und die innere Auseinandersetzung damit. Sowohl körperlich als auch seelisch bedeutet dies eine tiefgreifende Veränderung.

Unterstüzung der Werdevorgänge

Des Weiteren stellt der Körper in dieser ersten Zeit tatsächlich viel von seiner Vitalität und Energie den Werdevorgängen zur Verfügung. So bleibt einfach weniger für andere Dinge übrig.

Das Beste für Mutter und Kind wäre, wenn diesem erhöhten Schlafbedürfnis nachgegeben werden könnte. Bei manchen Frauen ist das machbar, aber sicher nicht bei allen.

dem Schlafbedürfnis nachgeben

Die Einstellung: »Ich bin doch nicht krank« oder »Wenn ich jetzt schon damit anfangen würde« zeugen von einer teilweisen Fehleinschätzung der Lage. Natürlich ist eine Schwangere nicht krank, aber wenn eine berufstätige Frau in der frühen Schwangerschaft ständig müde ist, kann es trotzdem sinnvoll sein, sich einige Tage krankschreiben zu lassen. Wer sich in der gleichen Art wie vor der Schwangerschaft im Berufsleben behaupten möchte, verkennt die Arbeit, die der Körper 24 Stunden pro Tag vor allem in den ersten drei Monaten für die Schwangerschaft leistet.

die Sprache des Körpers

Die allerwichtigste Voraussetzung für einen ausgeglichenen Schwangerschaftsverlauf ist, die Sprache des Körpers zu verstehen und darauf einzugehen. Wenn der Körper einem vermittelt, dass er mehr Schlaf oder Ruhe braucht, kann man zwar versuchen, diese Signale wegzurationalisieren (»Ich tue doch nicht mehr als sonst«), aber das nützt der Schwangerschaft wenig. Die eigenen Vorstellungen darüber, was man leisten müsste oder mit wie viel Schlaf man auskommen müsste, bringen einen da nicht viel weiter. Nur ein aufmerksames Hören auf die Sprache des Körpers kann da helfen.

In der Regel bleibt der erhöhte Schlafbedarf nicht während der ganzen Schwangerschaft bestehen. Nach dem dritten Monat wird es häufig wieder anders.

Die »anderen Umstände« der Seele

Natürlich reagiert jede Frau anders in der Schwangerschaft, und auch jede Schwangerschaft hat wieder eine andere Färbung. Trotzdem ist es möglich, einige allgemeine Tendenzen im Seelenleben einer schwangeren Frau anzudeuten.

Orientierung nach innen

Die meisten Frauen merken, dass das sich entwickelnde Kind nicht nur körperliche, sondern auch seelische Zuwendung fordert. Seelische Zuwendung kann hier bedeuten, dass die Frau vielleicht nicht mehr so nach außen gerichtet ist wie vorher. Die Interessen für die Geschehnisse um sie herum werden oft geringer, und es kann eine verträumte Stimmung entstehen. Bei der einen Frau kann das bedeuten, dass sie z.B. etwas Mühe hat, sich im Straßenverkehr zu konzentrieren, und sich sogar gefährdet fühlt. Bei der anderen äußert es sich vielleicht in dem Bedürfnis nach schönen Büchern oder Märchen. Konzentrierte, hellwache Aufmerksamkeit für die Außenwelt aufzubringen ist häufig schwierig.

Wie bei dem Schlafbedarf kann es auch hier schwer sein, diese Veränderung zu akzeptieren und einzusehen, dass sie zu der Schwangerschaft dazugehört. Es nützt nicht viel, sich mit großer Energie dagegen zu wehren, das kann eher anstrengend werden. Der Vergleich mit anderen Schwangeren, die anscheinend zu mehr imstande sind, bringt ebenso wenig.

Auch hierbei ist es wichtig, die Signale zu erspüren und ernst zu

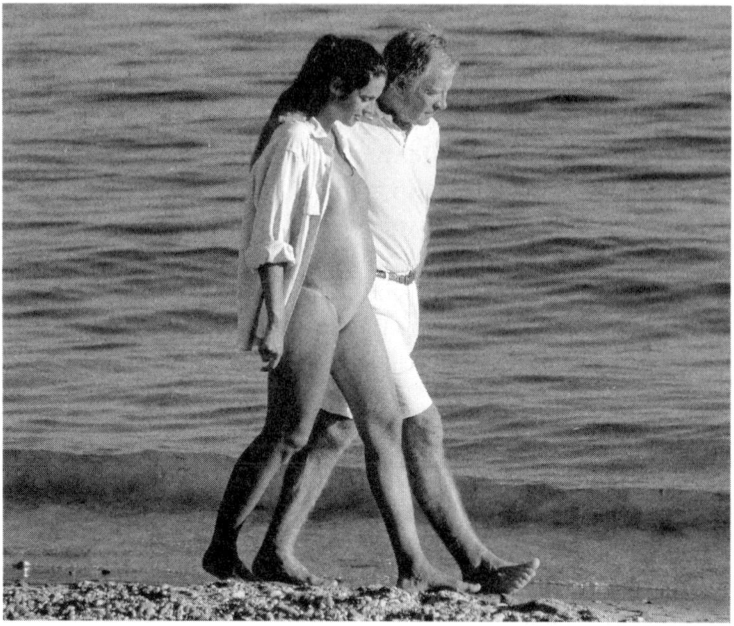

Viele Frauen haben während der Schwangerschaft ein besonders starkes Bedürfnis nach Harmonie.

nehmen und zu versuchen, einen Weg zu finden, wie damit umgegangen werden kann.

den Einflüssen ausgeliefert

Paradoxerweise kann neben dieser geringeren Aufmerksamkeit für die Umwelt die Schwierigkeit auftreten, sich für Einflüsse von außen abzuschließen. Es kann zu einer Art Offenheit für Umgebungseinflüsse kommen, die von der Frau als unangenehm empfunden werden. Laute Streitereien von Kindern, ein schlecht gelaunter Partner, Unruhe und Unordnung waren vielleicht vorher Dinge, vor denen sie sich gut verschließen konnte, jetzt kann sie alles schlechter abwehren. Sie ist verletzbarer, schneller gereizt und hat oft auch näher am Wasser gebaut. Es besteht ein erhöhtes Bedürfnis nach Harmonie, sowohl äußerer Harmonie z.B. in der Wohnung als auch innerer seelischer Harmonie. Wenn sie selber und auch der Partner diese Veränderungen im Seelenleben erkennen und als Herausforderung betrachten, kann daraus eine Intensivierung der Beziehung entstehen.

Bedürfnis nach Harmonie

Über die Wertigkeit der Veränderungen

»Eine Schwangere ist seelisch und körperlich weniger belastbar, schnell müde, leicht verträumt, empfindlich und mit Vorsicht zu behandeln.«

Abwertung durch die Umgebung

Dieser Satz ist nicht unwahr, es entsteht daraus aber leicht eine Wertung, wenn nicht gar Abwertung. Diese kommt meistens aus der auf äußere Leistung eingestellten, eher männlichen Arbeitswelt.

das Selbstwertgefühl der Schwangeren

Natürlich genießt eine schwangere Frau eine Sonderposition in unserer Gesellschaft. Die gesetzlichen Bestimmungen für berufstätige Schwangere sprechen auch dafür. Trotzdem leidet das Selbstwertgefühl mancher Frauen unter der Schwangerschaft. Mit dem Verstand weiß jede Frau, dass sie durch ihr Schwangersein eigentlich schon genug tut, aber das schlechte Gewissen, wenn sie schon wieder bei der Arbeit fehlen muss oder wenn es ihr schon wieder schlecht geht oder sie müde ist, ist leider trotzdem oft vorhanden. Anlass für das schlechte Gewissen können sowohl die Reaktionen der Umgebung sein wie auch die eigenen Vorstellungen darüber, wie eine moderne schwangere Frau eigentlich sein müsste.

Eine schwangere Computerprogrammiererin, die außerdem viel Auto fuhr, erzählte, dass sie sich in der Schwangerschaft kaum noch zum Programmierdenken in der Lage fühlte, auch im Auto auf der Straße fühlte sie sich unsicher. Während ihrer ersten Schwangerschaft habe sie das auch gehabt und versucht, trotzdem stur weiterzuarbeiten. Jetzt aber konnte sie mehr zu ihrer Verfassung stehen. Sie wollte sich jetzt keine Gewalt antun und in erster Linie für das Kind da sein.

Das Selbstverständnis, während der Schwangerschaft anders im Leben und in der Welt zu stehen, ist bei vielen Frauen – und Männern – noch ungenügend entwickelt. Manche Schwangerschaftsverläufe wären problemloser, wenn das Selbstvertrauen, das Selbstwertgefühl und vor allem auch die der Frau von außen entgegengebrachte Wertschätzung besser entwickelt wären.

Neigungen und Abneigungen

erhöhte Empfindlichkeit

Erhöhte Empfindlichkeit besteht nicht nur im seelischen Bereich. Die »anderen Umstände« können sich auch in einer gesteigerten Abneigung gegen Gerüche oder Geschmäcke äußern. Was der Frau vorher höchstens als unangenehm aufgefallen wäre, kann in der Frühschwangerschaft plötzlich unerträglich werden. Wie mit einer Art Überempfindlichkeit reagiert sie dann darauf.

Die Pufferzone zwischen Außenwelt und Innenwelt, die einem die Möglichkeit gibt, gemäßigt zu reagieren, scheint ganz dünn geworden zu sein. Unangenehmes kommt unvermittelter herein, so dass die Reaktionen heftiger werden.

Heißhunger

Auch das Gegenteil kommt vor: ein unstillbares Verlangen nach ganz bestimmten Lebensmitteln. Ob es immer gut ist, diesen Bedürfnissen nachzugeben, hängt natürlich von der Art der Lebensmittel ab.

Die Abneigung gegen manche Speisen kann unter Umständen zu ausgeprägter Übelkeit und zum Schwangerschaftserbrechen führen (siehe S. 233).

Gewichtszunahme

Wassereinlagerungen

Eine schwangere Frau wird dicker, runder und »wässeriger«. Wässerig hat zu Unrecht oft einen negativen Klang. In der Schwangerschaft spielt das Wasser – Lebenselement für fast alle Lebens- und Wachstumsprozesse – eine zentrale Rolle. Überall in der Natur gibt es ohne Wasser kein oder kaum Wachstum. Der Embryo schwimmt im Fruchtwasser, und sein Körper besteht fast nur aus wässerigen Substanzen. Auch die schwangere Frau hat anteilmäßig mehr Wasser in ihrem Körper als eine nichtschwangere Frau.

Selbst von der Seele kann man sagen, dass sie im Sinne der oben beschriebenen verträumten Stimmung ein wenig »wässeriger« wird und Schwierigkeiten mit dem »trockenen Denken« hat.

ideale Gewichtszunahme

Der Körper einer schwangeren Frau braucht für die zusätzliche Aufgabe die entsprechende Nahrung. Das bedeutet nicht, dass sie jetzt »für zwei« essen soll. Eine Gewichtszunahme von 8 bis

16 kg in der gesamten Schwangerschaft wird als ideal gewertet. Die größte Gewichtszunahme erfolgt in der zweiten Schwangerschaftshälfte. Für manche Frauen, z.B. bei denen, die vor der Schwangerschaft eher untergewichtig waren, können 15 bis 20 kg durchaus noch normal sein.

Die gesamte Gewichtszunahme am Ende der Schwangerschaft wird verursacht durch das Kind (etwa 3,5 kg), das Fruchtwasser (etwa 1 kg), den Mutterkuchen (etwa 0,5 kg), durch eine Zunahme der Körperflüssigkeit von etwa 5 bis 6 Litern und eine Zunahme des Körperfettes.

Wassereinlagerungen, Ödeme (siehe S. 236), verursachen eine rasche Gewichtszunahme. Es ist also kaum Fettgewebe, was die Waage anzeigt. Entsprechend schnell geht das Gewicht nach der Entbindung wieder herunter.

übermäßige Gewichtszunahme

Da sich der Appetit und die Essgewohnheiten während der Schwangerschaft ändern, kann eine übermäßige Gewichtszunahme eintreten. Es kommt zwar nicht auf ein paar Kilo an, aber Übergewicht kann für den Schwangerschaftsverlauf und für die Entbindung erschwerend wirken. (Hinweise auf eine ausgewogene Ernährung in der Schwangerschaft siehe S. 74.)

Die Haut

Vermittlung zwischen Innen- und Außenwelt

Die Haut ist ein großes und sehr wichtiges Organ. Sie ist Sinnesorgan, Stoffwechsel- und Ausscheidungsorgan und Schutzorgan gleichzeitig. Sie ist eine bedeutende Vermittlerin zwischen Innen- und Außenwelt, sie ermöglicht die Existenz der Innenwelt. Dass die Körpertemperatur konstant bleiben kann, verdanken wir zum Teil der Haut; dass wir in unserer Innenwelt nicht abgeschlossen sind, sondern in regem Austausch mit der Umwelt stehen können, ebenso.

Die Haut ist manchmal auch ein Spiegel von dem Verhältnis zwischen innen und außen, wobei es nicht nur um körperliche Aspekte geht, sondern auch um seelische. So kennen wir die blasse Haut des Erschrockenen, die schamrote Haut, die feucht verschwitzte Haut, aber natürlich auch die Haut mit ihren Erkrankungen wie Ekzemen, Schuppenflechte oder Akne. Dass auch diese von der seelischen Verfassung beeinflusst werden, ist inzwischen allgemein bekannt.

Selbstverständlich haben die veränderten Umstände der Schwangerschaft auch ihre Auswirkungen auf die Haut. Es gibt Frauen, die eine viel reinere, zartere und blühendere Haut bekommen als vor der Schwangerschaft, bei anderen kann genau das Gegenteil eintreten. In jedem Fall wird die Haut sensibler für Einflüsse von außen und innen. Ein Ekzem, das schon vor der Schwangerschaft vorhanden war, kann schlimmer werden, aber auch verschwinden. Das Gleiche gilt für die Schuppenflechte. Woher diese unterschiedlichen Reaktionsweisen kommen, ist unklar.

erhöhte Sensibilität

Schwangerschafts-juckreiz

Schwangerschaftsjuckreiz tritt vor allem in der zweiten Schwangerschaftshälfte auf und ist bei Wärme (z.B. im Bett) am unangenehmsten. Als Ursache wird eine mechanische Störung im Leber-Gallen-System vermutet. Dabei steht die Gebärmutter so hoch, dass die Leber-Gallen-Säfte nicht mehr genügend abfließen können und der Körper diese mangelnde Entgiftung über die Haut kompensiert. Es gibt kein allgemein wirksames Mittel dagegen, deshalb gilt es Verschiedenes auszuprobieren, wie z.B. lauwarme Abwaschungen oder Ringelblumensalbe, Lotio Pruni (Weleda) bzw. Lavendelmilch in die noch feuchte Haut einreiben. Verzichtet werden sollte auf synthetische Kleidung und auf zu langes oder zu häufiges Baden bzw. Duschen. Was die Ernährung betrifft, ist eher Schonkost und kein fettes oder scharf gewürztes Essen zu empfehlen. Manchmal helfen auch warme Heublumen- oder Schöllkrautauflagen auf die Leber nach den Mahlzeiten.

Sodbrennen

Ursachen

In der zweiten Schwangerschaftshälfte tritt häufig Sodbrennen auf. Dies hat teilweise mit dem Druck der Gebärmutter auf den Magen zu tun, ausschlaggebender aber ist, dass die Muskelspannung von Magen und Darm während der Schwangerschaft geringer ist. Die Folge davon ist, dass der Darm träger arbeitet und der Muskel am Mageneingang schlechter abschließt. Dadurch kann Magensäure wieder in die Speiseröhre hochgelangen und so das Sodbrennen auslösen.

Um dem vorzubeugen, wird empfohlen, sich nach den Mahlzeiten nicht flach, sondern mit etwas erhöhtem Oberkörper hinzulegen. Auch nachts kann es ratsam sein, das Bett etwas hochzustellen oder einige Kissen mehr zu nehmen. *Abhilfe*

Bei der Ernährung ist es ratsam, statt drei großer mehrere kleine Mahlzeiten zu sich zu nehmen und auch hier auf starke Gewürze, viel Fett und Süßigkeiten zu verzichten. Es kann auch helfen, schluckweise (warme) Milch zu trinken oder auch mal Sauermilchprodukte auszuprobieren. Manchmal ist es auch ratsam, in einen grünen, saftigen Apfel zu beißen oder Haselnüsse bzw. Haferflocken so lange zu kauen, bis sie völlig cremig im Mund sind, bevor sie dann hinuntergeschluckt werden. Einigen Frauen hat es geholfen, Heilerde in wenig Fenchel- oder Kamillentee aufzulösen und schluckweise zu trinken. Gute Erfahrungen wurden auch mit »St. Martin Heilwasser« gemacht. Es gilt auch hier verschiedene Hausmittel auszuprobieren, da es kein Allheilmittel gibt. Wenn nichts von den natürlichen Mitteln hilft, können vom Arzt Medikamente, auch aus der Naturheilkunde, verschrieben werden. *Ernährung*

Die Verdauung und die Blase

Viele Schwangere neigen vor allem in der zweiten Schwangerschaftshälfte zu einer trägen Verdauung. Das ist nichts Außergewöhnliches und wird primär durch die herabgesetzte Muskelspannung und Beweglichkeit des Darmes verursacht. Es entstehen dabei auch eher Blähungen. Wenn in der Frühschwangerschaft der Bauch schon dicker wird, ist das meistens noch nicht die Gebärmutter, sondern die Folge des trägeren und vielleicht etwas geblähten Darms. Durch ausreichendes Trinken (mindestens zwei Liter – Kräutertee, Wasser, Säfte – täglich) und eine ballaststoffreiche Ernährung ist einer Verstopfung vorzubeugen. Die meisten Eisentabletten haben auch eine stopfende Nebenwirkung. Abführmittel und Klistiere können Wehen anregen und sind deshalb nicht ohne Beratung mit Hebamme oder Arzt zu benützen. *träge Verdauung*

Auch das Verhalten der Blase ändert sich. Es ist nicht nur der Druck der wachsenden Gebärmutter, der dafür sorgt, dass eine schwangere Frau häufiger zur Toilette gehen muss, auch wenn *häufiger Harndrang* nicht viel Urin in der Blase ist. Auch in der Frühschwangerschaft, wenn die Gebärmutter kaum vergrößert ist, tritt dieser häufige Harndrang schon auf. Obwohl das vermehrte Wasserlassen auch auf eine beginnende Blasenentzündung hinweisen kann (siehe S. 268), ist es meistens ein ganz normales Schwangerschaftszeichen. Wenn es beim Wasserlassen brennt oder schmerzt, ist eine Urinuntersuchung sinnvoll.

Der Blutdruck und der Kreislauf

Selbstverständlich haben die veränderten Umstände einen direkten Einfluss auf den Kreislauf. Das ganze rhythmische Geschehen rund um Lungen, Herz und Kreislauf ist als verbindendes, ausgleichendes und regulierendes Element aufzufassen. Über die Lunge wird die Außenwelt rhythmisch mit der Innenwelt verbunden. Über den Kreislauf mit dem Herzen werden alle Körperteile miteinander verbunden. Aber auch die Verbindung zwischen dem Seelischen und dem Leiblichen hat mit dem Herzen zu tun. Seelische Aufregung wirkt sich direkt auf die Herzfrequenz aus. Eine körperlich bedingte Kreislaufschwäche hat direkte Folgen für das seelische Befinden.

Verbinden und Regulieren

Aus diesen Andeutungen kann schon klar werden, dass eine Schwangerschaft besondere Anforderungen an Herz und Kreislauf stellt. Das Blut ändert sich in seiner Zusammensetzung und die Gebärmutter fordert eine intensivere Durchblutung.

Der Blutdruck kann viel über den Kreislauf aussagen. Was Ärzte in früheren Zeiten durch das Pulsfühlen ablesen konnten, war nicht nur die Herzfrequenz. Sie erkannten auch andere Veränderungen von Herz und Kreislauf. Diese Fähigkeiten sind uns heute verloren gegangen. Was übrig geblieben ist, sind Erkenntnisse über die Herzfrequenz und den Blutdruck.

Während der Schwangerschaft kann der Blutdruck in beiden Richtungen schwanken.

niedriger Blutdruck

Bei zu niedrigen Blutdruckwerten (Hypotonus) hat die Frau nicht nur Beschwerden wie Schwindel und Müdigkeit. Auch die Durchblutung des Mutterkuchens kann bei länger andauerndem zu niedrigem Blutdruck gestört werden. Dadurch wird z.B. auch die Versorgung des Kindes beeinträchtigt. Aus diesem Grunde wird auch der zu niedrige Blutdruck behandelt. Eine häufige Ursache liegt einfach darin, dass die Frauen zu wenig trinken. Werden sie darauf aufmerksam und ändern sie ihr Trinkverhalten (zwei Liter Wasser oder Tee täglich), verschwinden viele dieser Beschwerden von selber. Morgendliche Ganzabwaschungen mit Rosmarin-Bademilch wirken sehr belebend und machen wach. Im Laufe des Tages kann die Kreislauftätigkeit mit Rosmarin in Form von Tee unterstützt werden (häufig enthalten in Kräutertee), ebenso durch grünen Tee und genügend Bewegung.

zu hoher Blutdruck

Häufiger und problematischer ist der zu hohe Blutdruck mit Werten über 140/90. Im Rahmen einer Gestose (siehe S. 238) kann es auch hierdurch zu einer Unterversorgung des Kindes oder zu anderen Komplikationen kommen.

Krampfadern, Hämorrhoiden und Wadenkrämpfe

Krampfadern

In den letzten Monaten der Schwangerschaft neigen viele Frauen, vor allem die mit hauptsächlich sitzenden und stehenden Tätigkeiten, zu Krampfadern. Dies verursacht häufig das Gefühl von müden, schweren Beinen. Das Flüssige im unteren Körperbereich ist schwerer im Fluss zu halten und unterliegt eher der Schwerkraft. Dazu kommt eine geringere Spannung in den großen Adern oder eine Bindegewebsschwäche und die Tatsache, dass der Blutrückfluss aus den Beinen durch den Druck der Gebärmutter erschwert sein kann. So können aus Gefäßschwäche und Stauneigung Krampfadern (= Varizen) entstehen. Hämorrhoiden sind Krampfadern im Anusbereich.

Es wirkt vorbeugend oder lindernd, viel in Bewegung zu sein, möglichst wenig stillzustehen (wie beim Bügeln oder Spülen) und immer wieder die Beine hochzulegen (hoch bedeutet in diesem Fall, dass die Füße über Bauchhöhe sind). Zusätzlich können durchblutungsfördernde Übungen gemacht werden, wie Füße kreisen, Zehen strecken, Beinmuskeln an- und entspannen. Selten ist es nötig, Stützstrümpfe zu tragen. Bei ausgeprägteren Krampfadern sollten diese auf Rezept nach Maß verschrieben werden.

Sehr wohltuend ist eine sanfte abendliche Massage mit einem

Hauttonikum, z.B. Lotio pruni comp.®, zart, von unten nach oben. Frauen, die sich und ihren immer mehr belasteten Füßen etwas besonders Gutes gönnen, gehen gelegentlich zur Fußmassage und -pflege.

Hämorrhoiden Bei Hämorrhoiden ist es wichtig, für eine regelmäßige Verdauung und weiche Stuhlkonsistenz zu sorgen. Ein Salbenläppchen mit Hamamelis comp. Salbe® wirkt lindernd und hilft zur Stärkung des Gewebes.

Wadenkrämpfe Vor allem nachts können bei Schwangeren plötzlich Wadenkrämpfe auftreten. Um den Krampf zu beenden, sollte der Fuß bei gestrecktem Bein nach oben gedrückt werden. Herumlaufen auf Zehenspitzen hilft auch. Vorbeugend kann auch hier eine abendliche Massage mit Lotio Pruni comp. cum Cupro® vorgenommen werden. Hierdurch wird häufig die gängige Behandlung mit Magnesiumtabletten (siehe S. 272) überflüssig.

Ausfluss

Bei den meisten Schwangeren wird auch der Scheidenausfluss wässeriger und nimmt zu. In der Regel hat dies nichts mit einer Infektion zu tun und bereitet keine Beschwerden wie Juckreiz oder Brennen. Die normalen Absonderungen im Scheidenbereich sind einfach verstärkt. Das ist als Ausdruck der erhöhten Vitalität im Unterleib aufzufassen und wird durch eine Zunahme des Scheidenhaut-aufbauenden Hormons Östrogen verursacht. Das Tragen von Slipeinlagen bei verstärktem Ausfluss ist nicht empfehlenswert, da es die Entstehung von Pilzinfektionen begünstigt. Wenn doch nötig, sind baumwollene oder seidene Einlagen zu bevorzugen.

verstärkte normale Absonderungen

Da schwangere Frauen anfällig für Scheideninfektionen sind, (siehe S. 240), wird manchmal der Ausfluss bei der Vorsorgeuntersuchung mikroskopisch untersucht. Wenn eine Infektion besteht, ist es sinnvoll, diese zu behandeln (oft hilft Joghurt oder Majorana comp. Vaginal-Gel®), da sie unter Umständen Konsequenzen für das Ungeborene haben oder vorzeitige Wehen auslösen kann. Meistens aber ist der verstärkte Ausfluss eine normale »Begleiterscheinung« der Schwangerschaft.

Untersuchung auf Infektionen

Rückenschmerzen

besondere Belastungen

Aus zweierlei körperlichen Gründen ist der Rücken während der Schwangerschaft besonders belastet:

- Durch das zunehmende Wachstum der Gebärmutter und die so entstehende Gewichtsverlagerung nach vorne verändern sich die Druckverhältnisse im Rücken. Die Belastung der Rückenmuskeln wird verlagert und die Haltung der Frau geht oft in Richtung eines Hohlkreuzes.
- Außerdem lockern sich in der zweiten Schwangerschaftshälfte die sehnigen Knochenverbindungen. Wo sonst die einzelnen Wirbelkörper und Knochenteile des Beckenringes relativ straff und fest miteinander verbunden sind, entsteht gegen Ende der Schwangerschaft eine zunehmende Beweglichkeit. Bei der Geburt, wenn das Kind durch das Becken hindurchmuss, ist das von größter Wichtigkeit. Da aber auch die festen Verbindungen der Wirbelkörper etwas lockerer werden, müssen die Rückenmuskeln mehr tun, um die Stabilität zu gewährleisten. Dies wiederum kann die Entstehung von Rückenschmerzen begünstigen.

gute Haltung und Entspannung

Durch diese beiden Faktoren entstehen oft Rückenschmerzen, die schlecht zu behandeln sind. Das Wichtigste ist eine gute Haltung und Entspannung (z.B. ein warmes Bad und anschließend eine Einreibung oder Massage). Unter fachlicher Anleitung kann auch Gymnastik zur Stärkung der Muskulatur helfen.

Bewegung und Ruhe

Das Verhältnis zwischen Bewegung und Ruhe ist in der Schwangerschaft ein anderes als sonst und muss von der Frau selber herausgefunden werden. Die Wahrnehmung der Körpersignale ist hierbei das Wichtigste.

der innere Halt

In der Schwangerschaft wird das »Rückgrat« besonders belastet: Die eigene Selbstbehauptung ist weniger ausgeprägt, da, wie bereits angeführt wurde, die Schwangere Platz macht für das neue Kind; die Anforderungen an sie können, vor allem wenn noch andere Kinder zu versorgen sind, leicht zu Überforderungen werden. In dieser Situation ist es schwierig, ein Gefühl für das Rückgrat als inneren Halt und Stütze zu bekommen. Neben den erwähnten äußeren Gründen spielt dieser Umstand bei der Entstehung und Behandlung von Rückenschmerzen eine gewiss nicht zu unterschätzende Rolle.

Die falsche Frage: »Was darf ich jetzt noch machen?«

Die Frage »Was darf ich während der Schwangerschaft noch machen?« ist aus zwei Gründen nicht richtig gestellt.

- Erstens ist eine Schwangerschaft keine Krankheit, die bestimmte Aktivitäten nicht zulässt.
- Zweitens: Wer soll das eine oder andere erlauben? Wer soll wissen und beurteilen können, was für diese schwangere Frau gut oder was zu viel ist?

Signale des Körpers

Wer seinen Körper kennt und auf dessen Signale hört und sie versteht, weiß in der Regel, dass er sich darauf verlassen kann. Wird die »Kommunikation« mit dem eigenen Körper gepflegt, ist klar, wer die Antwort auf die Frage »Was darf ich?« gibt.

Im Grunde genommen sind die hier zu besprechenden Punkte Selbstverständlichkeiten. Trotzdem kann durch Verunsicherung das eigene Selbstverständnis schwinden. Es braucht dann nur eine neue Bestätigung.

Sport

Es gibt kaum Sportarten, die in der Schwangerschaft gemieden werden sollten. Wenn eine Schwangere sich ehrlich fragt, ob ihr nach diesem oder jenem Sport zumute ist oder ob sie sich vielleicht zu fest vorgenommen hat, eine bestimmte Aktivität so lange wie möglich weiterzumachen, dann wird ihr klar sein, was für sie und ihre Schwangerschaft gut ist. Sportliche Bewegung und Anstrengung tut den meisten Schwangeren gut. Es fördert das körperliche und seelische Wohlbefinden wie auch die Durchblutung, die Verdauung, die Gelenkigkeit und die Ausdauer. Voraussetzung ist natürlich, dass der Schwangerschaftsverlauf unkompliziert ist und es keine vorzeitigen Wehen, Blutungen oder andere Risiken gibt.

Förderung des Wohlbefindens

Leistungssport

Eine weitere Einschränkung ist der Leistungssport. Dabei geht man mit dem körperlichen Einsatz und der Anstrengung bis an seine Grenzen und wenn möglich noch etwas darüber. Während der

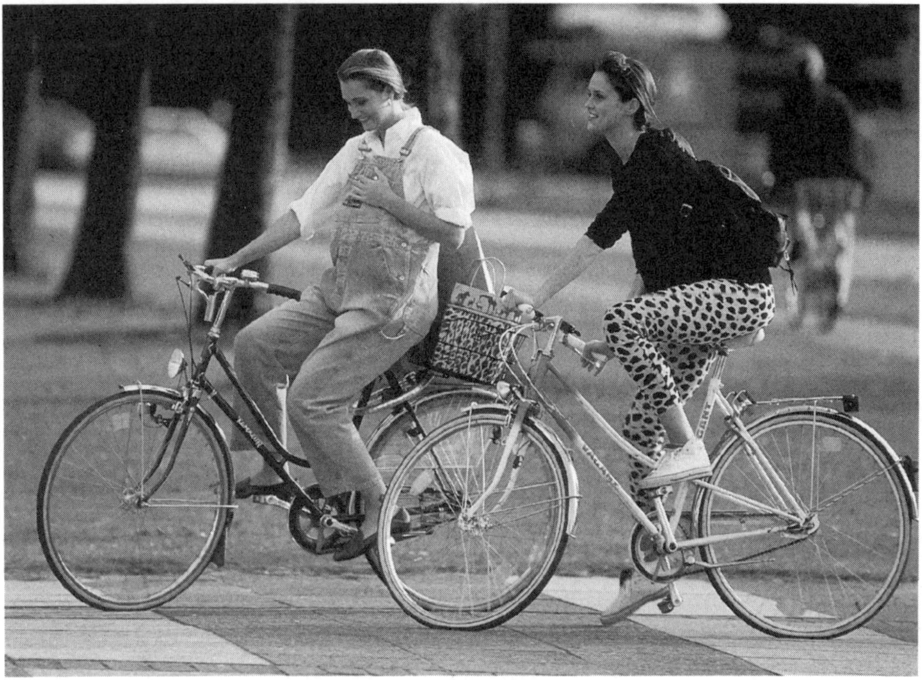

Wenn eine Frau ihren Körper kennt und auf dessen Signale achtet, weiß sie meist gut einzuschätzen, wie viel sie sich in der Schwangerschaft an körperlichen Aktivitäten zumuten kann. Ein gesundes Maß an Bewegung wird von den meisten Schwangeren als wohltuend empfunden.

Schwangerschaft ist es aber wichtig, immer noch eine Reserve (für das Kind) übrig zu lassen. Wer bis an die Grenze seiner Kräfte geht, verbraucht zu viel und beachtet die Bedürfnisse des »Zweiten« in dem Moment nicht genug. Die Reserven des Körpers werden dann nämlich aufgebraucht.

Unfallgefahren

Außerdem gibt es Sportarten, die wegen Unfallgefahren »nicht gerade so passend« für schwangere Frauen sind. Hierzu zählen unter anderem Reiten, Abfahrtskifahren und Bergsteigen. Trotzdem werden manche Frauen problemlos hochschwanger reiten und erfahrene Skifahrerinnen noch skilaufen können.

Schwangere können also bis in den neunten Monat, unter Berücksichtigung des oben Gesagten, Fahrrad fahren, schwimmen (sehr angenehm vor allem bei Rückenbeschwerden!), Tennis spielen, laufen, turnen usw. Auch gegen Saunabesuche ist für die, die es gewohnt sind, nichts einzuwenden.

Saunabesuche

Im Zweifelsfall oder bei bestimmten Schwangerschaftsrisiken können die Einzelheiten mit der Hebamme oder dem Arzt bzw. der Ärztin besprochen werden.

Reisen

Urlaubsreisen können sehr erholsam und aufbauend sein. Wer allein Urlaub macht, braucht sich nur nach seinen eigenen Wünschen zu richten. Wer einen Säugling hat, wird diesen allerdings nicht überall mit hin nehmen. Die Gestaltung des Urlaubs wird eine andere sein. Man nimmt Rücksicht auf seinen Reise-Partner, unabhängig davon, ob er jung oder alt ist.

Bedürfnisse des Ungeborenen

Auch eine schwangere Frau reist nicht mehr allein, sie trägt das Ungeborene mit sich. Sie sollte sich bei der Wahl des Urlaubs auch nach den »Bedürfnissen des Ungeborenen« richten. Dies klingt etwas abstrakt, aber im Grunde kann jede Schwangere, die ehrlich in sich hineinhorcht, ahnen oder wissen, was nicht nur für sie selber, sondern auch für das Kind erholsam und aufbauend ist. In diesem Sinne gilt hier das Gleiche wie beim Sport.

Umstellungen

Umgebungs-, Höhen- und Klimawechsel können für eine Schwangere anstrengender sein als sonst. Zu große Umstellungen dienen deshalb nicht der Erholung. Hitze und viel Sonne werden oft schlechter vertragen.

Arztbesuch im Ausland

Wenn in der Ferne plötzlich ein Arzt- oder Klinikbesuch nötig wird, können einen natürlich ganz andere Verhältnisse erwarten als zu Hause. Deshalb ist es sinnvoll, in jedem Fall bei der Krankenkasse vorher einen Behandlungsschein für das Ausland zu besorgen. Bei Reiserückholversicherungen sind Schwangerschaftskomplikationen meistens von der Leistungspflicht ausgeschlossen!

Flugreisen

Bei Flugreisen gilt, dass die meisten Fluggesellschaften Schwangere nur bis zur 28. Woche akzeptieren. Darüber hinaus sind nur selten Ausnahmen möglich.

Geschäftsreisen

Reisen muss nicht unbedingt mit Urlaub in Verbindung stehen. Bei Geschäftsreisen oder Besuchsreisen ist ein Abwägen von Belangen oder Vor- und Nachteilen anzuraten. Natürlich braucht eine Schwangere nicht nur vorsichtig zu sein und einer Schwangerschaft ist schon einiges zuzumuten. Wenn keine Komplikationen vorliegen, ist gegen Auto, Bus oder Zug nichts einzuwenden. Wer die eigenen Körpersignale gut beobachtet und ernst nimmt, kann selber einschätzen, wann es zu viel wird.

Reisen wird anstregender

Viele Schwangere werden aber merken, dass das Reisen deutlich anstrengender ist als vor der Schwangerschaft. Vor allem lange Autofahrten werden häufig nicht so gut vertragen. Die etwas offenere, verträumtere Verfassung, mit der eine Schwangere sich schlechter gegen die vielen Eindrücke schützen kann, hängt damit zusammen. Der Zug, der mehr Umhüllung bietet, weniger offen ist und mehr Bewegungsfreiheit erlaubt, wird oft als wesentlich angenehmer empfunden.

Flugreisen

Bei Flugreisen sind zwei Dinge zu berücksichtigen: Erstens werden die hohe Geschwindigkeit und die schnelle Beschleunigung von vielen Schwangeren nicht gut vertragen. Mit einem Neugeborenen würde man wahrscheinlich auch nicht so gerne fliegen. Zweitens sind Fluggäste in der dünneren Atmosphäre vermehrt Strahlungen ausgesetzt, die man vielleicht dem Ungeborenen ersparen möchte (auch wenn es keine wissenschaftlichen Studien gibt, die schädliche Einflüsse belegen).

Wie jemand auf diese oder jene Art des Reisens reagiert, ist individuell sehr unterschiedlich. Deshalb sind allgemeine Empfehlungen nicht sinnvoll. Rücksicht auf das Ungeborene, das immer mitreist, und aufmerksames Achten auf die Reaktionen des Körpers sind eine bessere Richtlinie als Empfehlungen von außen.

Berufstätigkeit und die gesetzlichen Bestimmungen

Eine schwangere Frau stellt ihren Organismus der Entwicklung eines Kindes zur Verfügung und leistet damit viel und anstrengende Arbeit. Wenn sie außerdem noch berufstätig ist, arbeitet sie eigentlich doppelt. Wie sehr sie von der »Schwangerschaftsarbeit« beansprucht wird, ist konstitutionell sehr unterschiedlich. Manche Frauen sind von Anfang an wenig belastbar und schnell müde, andere können bis zum Schluss noch gut durcharbeiten. Dies hängt nicht so sehr davon ab, was der Kopf will oder was man sich vorgenommen hat! Manche Frauen haben sich fest vorgenommen, während der Schwangerschaft noch viel zu tun, vielleicht sogar einige Prüfungen zu machen oder die Wohnung zu renovieren. Was das Kind sich »vorgenommen« hat, während der Schwangerschaft mit der werdenden Mutter zu tun, ist ein anderes Kapitel und kann manche Pläne umwerfen.

Belastbarkeit

Man kann sich viel vornehmen. Wenn es darauf ankommt, ist es wichtig, die Signale des Körpers und der Schwangerschaft ernst zu nehmen. Nur dann kann ein Gefühl dafür entwickelt werden, ob man sich eventuell überfordert. Wer merkt, viele Kraftreserven zu haben und ohne Erschöpfung arbeiten zu können, kann dies problemlos bis zum Beginn des Mutterschutzes tun. Wenn es vorher schon an die Substanz geht, muss mit dem behandelnden Arzt nach einer Lösung gesucht werden. In solchen Situationen treten meistens auch Komplikationen auf wie vorzeitige Wehen oder Wachstumsverzögerungen (siehe S. 268, 278). Manchmal reicht es aus, für einige Zeit krankgeschrieben zu werden, oder es kann eine Haushaltshilfe beantragt werden. In anderen Situationen wäre es besser, nur halbtags zu arbeiten. Wenn aus ärztlicher Sicht notwendig, kann unter Umständen ein individuelles Beschäftigungsverbot ausgestellt werden, wenn die Gesundheit von Mutter oder Kind bei der Fortdauer der Beschäftigung gefährdet ist. Es darf dabei also keine schwangerschaftsbedingte Krankheit vorliegen (in diesem Fall wird eine Arbeitsunfähigkeitsbescheinigung ausgestellt). Durch das ärztliche Beschäftigungsverbot kann die Arbeit ganz oder teilweise untersagt sein. Der Arbeitgeber hat während der ganzen Dauer des Beschäftigungsverbots das volle Gehalt weiterzuzahlen.

Gefühl für Kraftreserven

Entlastungsmöglichkeiten

Mutterschutzgesetz

Vom Gesetzgeber gibt es eine Reihe von Schutzmaßnahmen für schwangere Arbeitnehmerinnen. Die Schwangere soll möglichst früh in der Schwangerschaft dem Arbeitgeber den voraussichtlichen Entbindungstermin mitteilen. Leider kann es vorkommen, dass die Schwangere ihren Arbeitgeber auf diese Bestimmungen hinweisen muss, um ihre Rechte zu bekommen. Wenn nötig, sollte das zuständige Gewerbeaufsichtsamt eingeschaltet werden. Diese Behörde ist zuständig für die Einhaltung der Schutzmaßnahmen und Mutterschutzfristen. Im Zweifelsfall sollte dies vorher mit dem Arzt bzw. der Ärztin besprochen werden.

gesetzliche Bestimmungen

Wir geben hier eine Zusammenfassung von den Bestimmungen des Mutterschutzgesetzes.

Einer Schwangeren ist es *nicht* erlaubt:

- Arbeiten zu verrichten, bei denen sie gesundheitsgefährdenden Stoffen, Gasen oder Strahlen, Staub, Kälte, Hitze, Lärm oder Erschütterungen ausgesetzt ist;
- in den letzten 6 Wochen der Schwangerschaft zu arbeiten, außer auf ausdrücklichen Wunsch der Mutter;
- in den ersten 8 Wochen nach der Entbindung (bei Frühgeburt und bei Zwillingen 12 Wochen) zu arbeiten, auch nicht auf Wunsch der Mutter;
- nach 20 Uhr, vor 6 Uhr sowie an Sonn- und Feiertagen zu arbeiten (Ausnahmen sind erlaubt);
- Überstunden zu machen;
- Arbeiten zu verrichten, die ein regelmäßiges Stehen erfordern. Nach dem 5. Monat dürfen Schwangere nicht länger als 4 Stunden stehend beschäftigt werden. Pausen mit Sitz- oder Liegegelegenheit müssen eingeräumt werden;
- Arbeiten zu machen, die ein regelmäßiges Heben von Lasten über 5 kg bzw. gelegentliches Heben von Lasten über 10 kg erfordern;
- Akkordarbeit oder Fließbandarbeit mit vorgeschriebenem Arbeitstempo zu leisten;
- ab dem 3. Monat auf Beförderungsmitteln zu arbeiten.

Außerdem darf einer Frau während der ganzen Schwangerschaft und innerhalb der ersten vier Monate nach der Entbindung oder für die Dauer des Erziehungsurlaubes nicht gekündigt werden (dies gilt nicht für zeitlich befristete Arbeitsverträge).

Der normale Urlaubsanspruch darf durch die Mutterschutzfristen nicht gekürzt werden.

Aus den genannten Verboten dürfen der Schwangeren keine finanziellen Nachteile entstehen. Der Arbeitgeber ist verpflichtet, den Durchschnittsverdienst aus der Zeit vor der Schwangerschaft (Durchschnittsgehalt der letzten drei Monate vor der Schwangerschaft) weiter zu bezahlen.

stillende Mütter

Für stillende Mütter, die ihre Arbeit wieder aufgenommen haben, gelten im Wesentlichen die gleichen Arbeitsverbote wie für werdende Mütter. Ihnen stehen zusätzlich »Stillpausen« während der Arbeitszeit zu (maximal eine Stunde bei einer Arbeitszeit von acht Stunden). Hierdurch darf kein Verdienstausfall entstehen, und die Stillzeit darf nicht nachgearbeitet werden.

Mutterschutz und Frühgeburt oder Mehrlingsgeburt

Mutterschutz und Frühgeburt: Die Schutzfrist beginnt sechs Wochen vor der Entbindung und endet im Normalfall acht Wochen, bei Früh- oder Mehrlingsgeburten zwölf Wochen nach der Entbindung. Für die Feststellung, dass eine Frühgeburt vorliegt, ist ein ärztliches Zeugnis maßgebend. Bei einer Frühgeburt verlängert sich nach der Geburt die Schutzfrist auch noch um den Zeitraum, der vor der Geburt nicht in Anspruch genommen werden konnte.

Erziehungsurlaub

Dieser beginnt nach der Mutterschutzfrist (acht Wochen nach der Geburt) und dauert 36 Monate. Er kann zwischen den Partnern aufgeteilt werden; man kann bis zu dreimal wechseln. Die Partner müssen dazu nicht verheiratet sein. Während dieser Zeit ist Teilzeitarbeit bis zu 19 Stunden pro Woche erlaubt.

Mehr Informationen über Mutterschutz, Erziehungsurlaub, Mutterschaftsgeld und Erziehungsgeld finden Sie in den Info-Broschüren, die bei dem zuständigen Bundesministerium erhältlich sind (siehe Adressen im Anhang dieses Buches).

Partnerschaft und Schwangerschaft

Die Partnerschaft und »der Mann in anderen Umständen«

Nicht nur die Frau kommt in andere Umstände, auch der Mann und damit die Partnerschaft!

Die Frau kann nicht anders, als sich auf die neue Welt der Schwangerschaft einzulassen, mit »Naturgewalt« wird sie davon erfasst. Der Mann muss etwas dafür tun. Er könnte es auch sein lassen. Keine Naturgewalt würde ihn dabei unaufhaltsam überrollen. Für ihn verändert sich körperlich nichts, aber er sollte sich auf die Vaterschaft vorbereiten. Das Beziehungsleben mit seiner schwangeren Frau ändert sich deutlich. Aus der Zweierbeziehung wird eine Dreierbeziehung. Er muss versuchen, einen neuen Zugang zu seiner Partnerin zu finden, der die Veränderungen ihres Körpers und ihrer Seele berücksichtigt.

Das Bedürfnis der Frau, mit ihrem ungeborenen Kind allein zu sein, kann von dem Partner als Abweisung oder Ausgrenzung empfunden werden. Sowohl für den werdenden Vater wie für die Mutter gilt es, sich und den anderen in dieser Lebensphase der Erwartung neu kennen zu lernen.

sich neu kennenlernen

Mancher Mann fühlt sich von dem eindrucksvollen Schwangerschaftserlebnis ausgeschlossen und kommt sich fast überflüssig vor. Manche Schwangere fühlt sich wiederum in dieser Zeit von ihrem Mann allein gelassen, da »er sich zurückzieht und so wenig Verständnis zeigt«.

In gewohnter Weise miteinander umzugehen funktioniert nicht mehr. Die Schwangerschaft stellt an beide neue Anforderungen und bietet eine große Chance, zu einer Vertiefung der Partnerschaft und der Liebe zu kommen. Beide müssen versuchen, einen neuen Zugang zum anderen und zu sich selbst zu finden. Wenn die Chance nicht wahrgenommen wird, kann die Situation eintreten, dass die Frau sich über fehlendes Verständnis beklagt und sich allein gelassen fühlt, während der Mann sich überflüssig wähnt und sich in seine gewohnte Welt zurückzieht.

Vertiefung der Parnerschaft

Die Schwangerschaft kann eine blühende, innige Zeit in der Partnerschaft bedeuten, wenn es ihm gelingt, ihre veränderte Verfassung zu verstehen, und wenn es ihr gelingt, ihre erlebnisreiche Welt des Schwangerseins mit ihm zu teilen. Die Empfindsamkeit, Müdigkeit und Verletzbarkeit der Schwangeren verlangen von dem Partner die Fähigkeit, zu horchen und zu lauschen, wie er sich ihr nähern kann. *Er muss ihre Stimmungsschwankungen ernst, aber nicht persönlich nehmen.*

die Welt des Schwangerseins teilen

Der Körper

Viele Frauen haben in der Schwangerschaft ein erhöhtes Bedürfnis nach Zärtlichkeit, Intimität, Nähe und Umhüllung. Dies kann mit dem veränderten Körpergefühl zu tun haben. Die Aufmerksamkeit für das, was im Körper vor sich geht, für die Empfindungen und Veränderungen nimmt zu. Die Haut fühlt sich anders an, die Empfindungen in der Brust ändern sich, ebenso auch die Erregbarkeit. Diese körperlichen Empfindungen werden häufig mit Freude und Genuss erlebt. Auch das Auge kann mit Wohlgefallen die Veränderungen am Körper begleiten, es kann der Eindruck entstehen, dass der Körper anfängt, wollüstig zu blühen. Der voller werdende Bauch, die praller werdende Brust und die weiche, zarte Haut vermitteln den Eindruck von Fruchtbarkeit. Die schwangere Frau freut sich über dieses Gefühl. Es ist eine andere Freude als die, die sonst bei körperlicher Intimität und Sexualität entsteht. Das Zusammensein kann verträumter, verschleierter, voller oder getragener sein.

verändertes Körpergefühl

Die veränderte Seelenverfassung trägt dazu bei, dass diese Empfindungen eine größere Intensität bekommen. Die Seele kann in einem gewissen Sinne ebenfalls »runder und weicher« werden. Das Bedürfnis nach Nähe, Geborgenheit und Vertrautheit und das Glück darüber nehmen häufig zu.

intensivere Empfindungen

Auch bei dem Partner kann die Seelenverfassung, wenn er sich darauf einlässt, eine andere Färbung bekommen, die der seiner Partnerin sehr nahe kommt. Die Freude über die Schwangerschaft, aber auch über die Veränderungen ihres Körpers und ihrer Seele können bei ihm das Bedürfnis nach Nähe, Zärtlichkeit und Intimität ebenfalls verstärken. Gefühle wie Umhüllung und rücksichtsvolle Unterstützung bieten zu wollen können aufkommen.

veränderte Empfindungen des Partners

Sexualität

Wenn Frau und Mann sich in dem schwangeren Dasein finden und auf die veränderten Umstände und Bedürfnisse eingehen können, kann es auch in der Sexualität zu einem neuen, intensiven Erleben kommen.

Wie schon erwähnt, wird dieser Umgang häufig von Rücksichtnahme und Zärtlichkeit geprägt sein. Körperliche Nähe und Intimität können das gegenseitige Verständnis und den Umgang mit der neuen Situation fördern. Die Vertrautheit mit den Empfindungen des schwangeren Körpers kann außerdem für beide eine gute Vorbereitung auf die Geburt sein. Körperliche Liebe, unabhängig davon, ob es zum Geschlechtsakt kommt, ist für das Wohlbefinden beider Partner wichtig. Streicheln, Massage, liebevolle Berührungen und sexuelle Erregung gehören zum körperlichen Ausdruck einer Beziehung. Manche Männer entwickeln, besonders zum Ende der Schwangerschaft hin, eine gewisse Scheu. Sie fürchten dem Baby zu schaden oder fühlen sich als »Eindringlinge«.

Vertrautheit mit dem schwangeren Körper

Es gibt auch Frauen, die während der Schwangerschaft »keinen oder wenig Platz« für die körperlich-sexuelle Anwesenheit ihres Mannes haben. Sie sind so von dem in ihrem Körper wachsenden Kind erfüllt, dass sie keine sexuellen Bedürfnisse haben, wohl aber die Nähe, manchmal auch etwas Zärtlichkeit und die Unterstützung ihres Partners brauchen. Auch dies sollte dann nicht persönlich genommen werden.

Mangel an sexuellen Bedürfnissen

Medizinisch gesehen bestehen keine Bedenken gegen Sexualität in der Schwangerschaft, wenn diese ohne Komplikationen verläuft. Im Falle von vorzeitigen Wehen ist Vorsicht geboten. Durch den Geschlechtsverkehr kann die Wehentätigkeit angeregt werden. Die Bewegung am Muttermund ist wehenfördernd, im Ejakulat des Mannes sind Prostaglandine, die in viel höherer Dosierung zur Geburtseinleitung angewandt werden, und schließlich wird der Orgasmus der Frau von einer Kontraktion der Gebärmutter begleitet. Dies bedeutet aber nicht, dass bei der Neigung zu vorzeitigen Wehen auf Geschlechtsverkehr ganz verzichtet werden muss, sondern dass die Frau in sich horchen soll, wie ihr Körper darauf reagiert, und ggf. Zurückhaltung angebracht ist. Bei Blutungen,

Sexualität bei vorzeitigen Wehen

Blutungen

meist in der Frühschwangerschaft, wird empfohlen, auf Geschlechtsverkehr zu verzichten. Das Gleiche gilt bei einem Blasensprung (siehe S. 332), wenn der Termin noch nicht erreicht ist.

Blasensprung

Die Frau kann am besten an der Reaktion des eigenen Körpers ablesen, was gut für sie ist und wann es etwas zu viel war. Im Zweifelsfall kann der Arzt bzw. die Ärztin oder die Hebamme zu Rate gezogen werden.

Ernährung während der Schwangerschaft

Noch nie gab es eine solche Vielfalt an Nahrungsmitteln – es gibt zu jeder Zeit alles –, noch nie wussten die Menschen so viel über die Ernährung, ihre Zusammensetzung und ihre Wirkung. Ernährungswissenschaftlich sind 52 Stoffe bekannt, die unser Körper für Aufbau und Regeneration sowie zur Steuerung der Organfunktionen braucht. Dabei handelt es sich um Nährstoffe, die der Körper nicht herstellen und nur begrenzt speichern kann. In Form von Eiweiß, Fett, Kohlehydraten, Mineralien und Vitaminen werden diese mit der Nahrung aufgenommen. In den richtigen Mengen zugeführt, bilden sie die Basis für Gesundheit und Wohlbefinden.

Wer mit seinen Essgewohnheiten schon immer Rücksicht auf seine Gesunderhaltung genommen hat, braucht in der Schwangerschaft nicht viel zu ändern. Für manche Frauen aber ist die Schwangerschaft ein Anlass, sich grundlegende Gedanken zu ihrer Ernährung zu machen. Denn die Grundlagen für die gesunde Entwicklung des Kindes werden schon im Mutterleib gelegt. Eine ausgewogene Ernährung ist für die Gesundheit von Mutter und Kind von entscheidender Bedeutung. Das Kind erhält über das Blut der Mutter Nährstoffe, die es für sein Wachstum dringend benötigt. In der Plazenta (Mutterkuchen) treffen mütterlicher und kindlicher Blutkreislauf aufeinander. Sie sind nur durch eine feine Membran voneinander getrennt und gehen nicht ineinander über. Dort findet ein Austausch statt: Einerseits versorgt die Mutter das Kind mit den nötigen Nährstoffen, andererseits gibt das Kind seine Stoffwechselprodukte ab.

ausgewogene Ernährung

Stoffaustausch mit dem Kind

Der Satz »Du musst nun für zwei essen« ist heute jedoch nicht mehr zu vertreten. Der Kalorienbedarf steigt im Laufe der Schwangerschaft nur wenig: in den ersten drei Monaten um etwa 5% des Normalbedarfs von 2000 bis 2200 Kalorien pro Tag (das entspricht 100 Kalorien mehr am Tag), in den folgenden drei Monaten um etwa 14% (=300 Kalorien/Tag) und um 18% (=400 Kalorien/Tag) in den letzten drei Monaten. Eine Gewichtszunahme von zehn bis zwölf Kilo ist normal (siehe S. 56).

Kalorienbedarf in der Schwangerschaft

Zu einer gesunden Ernährung während der Schwangerschaft gehört eine abwechslungsreiche Mischkost, die reichlich pflanzliche und wenig tierische Lebensmittel enthalten sollte. Bei einer streng veganen Kost kann es allerdings zu einer Unterversorgung mit wichtigen Vitaminen (B_{12}), Kalzium und Eisen kommen. Schwangere Frauen haben aber teilweise einen extrem gesteigerten Mehrbedarf an diesen Stoffen. So braucht eine Schwangere ein Drittel mehr Kalzium, doppelt so viel Eisen, 15% mehr Jod. Um einem Mangel vorzubeugen, muss die Vegetarierin deshalb nach entsprechenden Alternativen greifen. So haben z.B. frische Weizenkeime einen hohen Anteil an Eiweiß, Vitamin E und Vitamin B-Komplex. Sonnenblumenkerne sowie Sesamsamen enthalten viel Eisen. Letztere haben zusätzlich einen sehr hohen Kalziumanteil. Zu empfehlen ist weiterhin fast alles rohe Gemüse, besonders dunkles Blattgemüse, Salat, Kresse, Spargel, Hirse, Mandeln, Walnüsse sowie reichlich Vollkornprodukte, viel Hefe, Reis, rote Beete, Alfalfa, Sojabohnen, Buchweizen, Grünkern und getrocknete Aprikosen. Zur besseren Eisenaufnahme empfiehlt es sich, reichlich Vitamin C in jeder Form von Obst zu sich zu nehmen. Kaffee und schwarzer Tee wirken sich dagegen negativ auf die Verwertbarkeit aus.

vegane und vegetarische Kost

Von einer streng veganen Kost (kein tierisches Eiweiß, also auch keine Milchprodukte oder Eier) ist dringend abzuraten, da es dabei zu einem Vitamin B_{12}-Mangel kommen kann, der möglicherweise mit erheblichen Folgen für die Entwicklung des kindlichen Gehirns verbunden ist. Dies gilt auch für die Stillzeit.

Eiweiße

Für Körperzellen, Hormone und Enzyme ist Eiweiß eine elementare Bausubstanz, die aus der Nahrung zu beziehen ist. Nahrungseiweiß ist umso hochwertiger, je mehr lebenswichtige Aminosäuren (das sind die Bausteine der Eiweiße) darin enthalten sind, denn desto mehr körpereigenes Eiweiß kann daraus gebildet werden. Tierisches Eiweiß (in Fleisch, Fisch, Milch und Milchprodukten) hat eine höhere biologische Wertigkeit, weil 60 bis 80% der Eiweiße verwertet werden. Dagegen hat pflanzliches Eiweiß (Getreide, Hülsenfrüchte, Soja) eine niedrigere biologische Wertigkeit, weil nur 20 bis 30% aufgenommen werden. Es ist sinnvoll, pflanzliches und tierisches Eiweiß miteinander zu kombinieren, was zu einer Aufwertung beider Eiweißarten führt. Günstige Kombinationen sind: Kartoffeln mit Ei, Quark oder Käse; Getreide (Mehl, Brot) mit Milch, Fleisch oder Fisch; Hülsenfrüchte mit Weizen oder Roggen.

täglicher Eiweißbedarf

Der täglich benötigte Eiweißbedarf liegt bei 0,8 g/kg Körpergewicht. Dies entspricht ca. 45 bis 55 g und ist z.B. in jeder der folgenden Nahrungsmittelmengen enthalten: 1,5 Liter Milch, 4 Eier, 2 Tassen gekochte braune Bohnen, 60 g Nüsse, 120 g Fisch, Fleisch oder Käse.

Qualität der Lebensmittel

Mit einer fleischfreien Ernährung, die aber Milch, Milchprodukte und Eier enthält, ist eine bedarfsgerechte Ernährung während der Schwangerschaft durchaus gegeben. Dies stellt jedoch besondere Anforderungen an die Auswahl der Lebensmittel und die Zusammensetzung der Mahlzeiten. Auch die Anbauqualität der Lebensmittel sollte mit Aufmerksamkeit bedacht werden. Gerade in dieser Zeit, in der die Frau nicht nur für sich Sorge trägt, sondern auch für ein neues Leben in sich verantwortlich ist, ist es wichtig, dass die Lebensmittel weitgehend frei von chemischen Rückständen wie Pestiziden oder Kunstdünger sind. Es ist ein wenig teurer, Gemüse hoher Qualität zu kaufen (z.B. Demeter oder Bioland). Das Geld dafür lässt sich einsparen bei äußerlichen Dingen wie Kinderkleidung, Spielzeug, Kinderwagen etc. Einem Kind macht es sicher nichts aus, in einem preiswerten, gebrauchten Kinderwagen zu liegen, wenn dafür mehr Wert auf eine gesunde Ernährung gelegt wird, die nicht nur ihm, sondern auch der Mutter zugute kommt.

ballaststoffreiche Ernährung

Darmträgheit ist eine häufige Erscheinung in der Schwangerschaft. Hilfreich dagegen ist eine ballaststoffreiche Ernährung. Ballaststoffe sind unverdauliche Bestandteile, die vor allem in pflanzlichen Nahrungsmitteln vorkommen. Gemüse und Obst roh gegessen enthalten sehr viel davon, Hülsenfrüchte, Beerenfrüchte und Getreidekleie am meisten. Der Verzicht auf Weißmehlprodukte im

Austausch gegen Vollkorn, reichlich Salat und Obst, Müsli, Sauermilch-Produkte und genügend Flüssigkeit wirken vorbeugend.

tägliche Trinkmenge

Die tägliche Trinkmenge darf nicht zu gering sein: Sie sollte mindestens ein bis zwei Liter betragen. Zu empfehlen sind natriumarmes Mineralwasser, ungesüßter Tee oder Säfte ohne Zucker (Fruchtsaftgetränke oder Fruchtnektare enthalten zu viel Zucker; mehr über Zucker in der Schwangerschaft siehe S. 295). Zu beachten ist, dass Milch in erster Linie ein Nahrungsmittel und kein Durstlöscher ist. Es wird empfohlen, täglich einen halben Liter zu trinken. Von Limonaden und Erfrischungsgetränken wie Cola sollte Abstand genommen werden, da sie zu viele »leere« Kohlenhydrate enthalten.

Wassereinlagerungen

Früher bestand häufig die Auffassung, dass Frauen, die in der Schwangerschaft zu Wassereinlagerungen neigen, wenig trinken und auf Salz verzichten sollten. Dies ist inzwischen widerlegt (zu Wassereinlagerungen siehe auch S. 236). Sich salzarm oder gar salzlos zu ernähren ist nicht sinnvoll. Allerdings gibt es in unseren alltäglichen Lebensmitteln wie Brot, Käse und Wurst viele versteckte Salze. Übermäßig viel Salz, wie es z.B. beim Verzehr von Tütensuppen, Fertignahrung oder Kartoffelchips aufgenommen wird, sollte vermieden werden.

kritische Mineralstoffe

Jod, Kalzium, Magnesium und Eisen gelten bei uns als kritische Mineralstoffe, das heißt, eine ausreichende Versorgung mit diesen Stoffen ist allein durch die Ernährung nicht immer gewährleistet. Sie werden fast allen Schwangeren, ähnlich wie Folsäure, ärztlich verordnet. In der Tat ist eine ausreichende Jodversorgung für Mutter und Kind sehr wichtig. Jod ist ein wesentlicher Bestandteil der Schilddrüsenhormone. Geht es in den körpereigenen Speichern zur Neige, vergrößert sich die Schilddrüse, um trotzdem noch genügend Hormone bereitzustellen – es wächst ein Kropf. Jodhaltiges Speisesalz reicht nicht immer aus, um ein Defizit auszugleichen. Die tägliche Mindestaufnahme während Schwangerschaft und Stillzeit von ca. 250 Mikrogramm (µg) ist somit oft nicht gewährleistet. Lebensmittel, die ganz oder teilweise die empfohlene Tageszufuhr decken, sind Fisch (z.B. in je einer Portion von ca. 100 g: Seelachs: 100%, Schellfisch: 122%, Kabeljau: 60%), Milch (200 ml): 11% sowie Gemüse (pro Portionen von je 200 g: z.B. Feldsalat: 16%, Grünkohl: 12%, Broccoli: 15%, Möhren: 15%).

Jod

Kalzium Eine ausreichende Kalzium-Aufnahme in Schwangerschaft und Stillzeit ist ebenfalls von großer Bedeutung. Untersuchungen haben gezeigt, dass die durchschnittliche tägliche Aufnahme bei ca. 600 bis 700 mg liegt, die empfohlene Zufuhr sollte aber 1200 mg betragen. Kalzium wird über den Darm aufgenommen und ist für die Bildung von Knochen und Zähnen notwendig. Des Weiteren ist es an der Erregbarkeit der Nerven und Muskeln beteiligt und für die Blutgerinnung unverzichtbar. Kalziummangel wird auch als eine Ursache bei hohem Blutdruck und Präeklampsie (einer Form der Schwangerschaftsvergiftung) angesehen. Wird dieser Mineralstoff dem Körper nicht in ausreichendem Maße zugeführt, werden die Reserven der mütterlichen Knochen zur Kalziumversorgung des Fetus genutzt. Eine angemessene Kalziumaufnahme schützt sowohl die schwangere als auch die stillende Frau und versorgt zudem das Baby ausreichend, da die Muttermilch dann dementsprechend auch einen höheren Gehalt dieses Minerals aufweist.

Besonders reiche Kalzium-Quellen sind z.B. Milch (200 ml aller Milcharten decken etwa 30% des täglichen Bedarfs), Joghurt, Kefir, Dickmilch (jeweils 150 g decken etwa 23%), Käse (100 g decken etwa 30 bis 50%), Broccoli, Grünkohl, Spinat (jeweils 200 g decken 30 bis 50%). Auch in Vollkornprodukten und Nüssen ist es reichlich vorhanden.

Folsäure Folsäure ist von großer Bedeutung für das Wachstum und die Zellerneuerung und in Verbindung mit Vitamin B_{12} für die Bildung und Reifung der roten Blutkörperchen erforderlich. Ein Folsäuremangel kann entstehen oder entstanden sein durch langjährige Pilleneinnahme, durch rasche Schwangerschaftsfolge oder durch starkes Erbrechen in der Schwangerschaft. Ein Mangel führt zu einer Anämie. Der genaue Bedarf ist wegen der Folsäurebildung durch die Darmbakterien nicht bekannt. Die Empfehlung der WHO liegt bei 0,8 mg pro Tag, in der Schwangerschaft und Stillzeit sollte mehr davon aufgenommen werden. Reiche Folsäurequellen sind alle Vollkornprodukte (Getreide an sich), Hülsenfrüchte, rote Beete, Tomaten, Wirsing, Broccoli, Pastinake, Spargel, Spinat. Apfelsinen, Bananen, Erdbeeren und Honigmelonen zählen ebenso dazu wie auch Bier- und Backhefe.

Magnesium Magnesium ist am Aufbau von Knochen und Zähnen beteiligt und wirkt auf die elektrische Erregbarkeit der Skelettmuskulatur (Nervenreizbarkeit). Die Aufnahme erfolgt über den Darm und wird durch Kalzium, Fett, Eiweiß und Alkohol gehemmt. Vitamin D dagegen wirkt sich förderlich aus. Deswegen sind Aufenthalte im Freien bei blauem Himmel auch in diesem Zusammenhang für eine schwangere Frau sehr wichtig (Vitamin D-Bildung). Magnesiummangel äußert sich in Muskelkrämpfen und abnehmender körperlicher Leistung. Die empfohlene tägliche Zufuhr (WHO) liegt bei 400 bis 600 mg. Magnesium kommt reichlich in Getreide, Vollkorn- und Steinmetzbrot, Kartoffeln, Erbsen, Bohnen, Limabohnen, Sojaprodukten, Grünkohl, Spinat, Bananen, Papaya und Passionsfrüchten vor.

Eisen

Eisen ist am Transport von Sauerstoff im Blut beteiligt und als Bestandteil des roten Blutfarbstoffes, des Hämoglobins, ein wichtiger Lebenskraftspender. Auch für die Bildung einzelner Stoffe, die an lebensnotwendigen Körperfunktionen mitwirken, ist es unverzichtbar. Die Aufnahme erfolgt wie bei zahlreichen anderen Mineralstoffen über den Darm und wird durch Vitamin C gefördert, durch Kaffee, schwarzen Tee, Milch und Kalzium oder Magnesium dagegen gehemmt. Die von der WHO empfohlene tägliche Zufuhr liegt für Männer bei 5 bis 10 mg und für Frauen bei 15 bis 30 mg. Dass Frauen sicherheitshalber empfohlen wird, eine größere Menge an Eisen zu sich zu nehmen, liegt an dem erhöhten Bedarf durch die Monatsblutungen und im Falle einer Schwangerschaft durch die fetale Blutbildung. Von der Eisenmenge, die mit der Nahrung zugeführt wird, werden durchschnittlich etwa 10% vom Körper aufgenommen. Dabei wird das Eisen aus tierischen Lebensmitteln etwa zu 30%, aus pflanzlichen zu 10% verwertet. Als Lebensmittel mit hohem Eisenanteil gelten alle Fleischarten wie Rind, Kalb, Reh, Kaninchen und Schwein, wobei den Innereien ein besonders hoher Wert zukommt. Beim Getreide sind Hafer und Hirse besonders eisenhaltig, d.h. sehr viele Brotsorten haben einen hohen Eisenanteil. Beim Gemüse sind es Bohnen, Erbsen, Linsen, Sojabohnen, Süßkartoffeln, Schwarzwurzeln, Spinat, Sauerkraut, Fenchel, Sellerie, Portulak und Topinambur. Den höchsten Anteil bei Obst haben Himbeeren und Heidelbeeren.

Körperpflege während der Schwangerschaft

Allgemeine Körperpflege

In der Zeit der körperlichen Veränderungen ist es wichtig, dass die Frau sich in ihrem Körper wohl fühlt. Damit sie ihren Zustand auch akzeptieren kann, sollte sie sich immer mal wieder mit dem beschäftigen, was sich innerlich und äußerlich an ihrem Körper verändert. Wichtig ist die tägliche Körperpflege. Ein Duschbad ist heute in fast allen Haushalten möglich, wobei das tägliche Duschen aus hygienischen Gründen übertrieben ist, viel Wasser verschwendet und für die Haut eine unnötige Belastung bedeutet.

Pflegemittel Bei der Auswahl an Pflegepräparaten, speziell für die Zeit der Schwangerschaft, sollte unbedingt auf Qualität geachtet werden. Das Angebot auf diesem Gebiet ist nahezu unermesslich. Die Grundlage vieler Pflegemittel ist Paraffin, welches aus Erdöl gewonnen wird. Es fragt sich, ob wir Menschen diese Stoffe, die aus dem dunklen, mineralischen Reich der Erde kommen, wirklich zu unserer Körperpflege verwenden wollen. Sind Präparate, deren Grundlage das Öl sonnengereifter Pflanzen ist, nicht besser? Kein anderer Stoff ist in der Lage, die natürliche Schutz- und Hüllenfunktion der menschlichen Haut so wirkungsvoll zu unterstützen. Da dieses Öl in hohem Maße ein Licht- und Wärmeträger ist, vermittelt es auch dem menschlichen Organismus eine wärmende Schutzhülle. Das ist gerade in unserer heutigen stressigen Zeit für Schwangere sehr wichtig, denn viele von ihnen haben nicht genügend »Hülle«. Sie sind noch dünnhäutiger und empfindlicher als im nicht-schwangeren Zustand. Auch wenn solche Pflegemittel etwas teurer sind: Die besondere Zeit des »anderen Umstandes« sollte einem auch etwas Besonderes wert sein.

Massagen Es ist ratsam, wenn es der Alltag erlaubt, sich nach dem Waschen oder Duschen die Zeit zu nehmen, sich zu massieren, zu bürsten, wobei dem Bauch, den Oberschenkeln und der Brust besondere Aufmerksamkeit geschenkt wird. Hierbei kann eine Massagebürste oder ein Luffahandschuh gute Dienste leisten. Kleine sanfte, kreisende Massagen von den Hüften hoch über das Gesäß zum Bauch regen den Kreislauf an, sorgen für eine gute

Durchblutung und festigen somit das Bindegewebe. Dieses wird aufgrund von Wassereinlagerung und Gewichtszunahme im Laufe der Schwangerschaft stark beansprucht. Eine anschließende Massage mit Hauttonikum, Massage- oder Zitronenöl tut noch ein Gutes hinterher. Frauen, die zu Striae neigen (Risse im Bindegewebe durch oben erwähnte Ursachen), können am Bauch und an den Oberschenkeln eine leichte Zupfmassage durchführen. Dabei wird die Haut zwischen Daumen und Zeigefinger genommen und so weit hochgehoben, wie es angenehm ist. Diese Massage ist nicht so oberflächlich, sie geht mehr in die Tiefe. Einölen bzw. Cremen so weit wie nötig, so wenig wie möglich.

Schwangerschaftsstreifen

Pflege der Brust

In der Brust sind die anderen Umstände häufig am deutlichsten spürbar. Für viele Frauen ist es das erste Zeichen einer Schwangerschaft. Die Brust fühlt sich voller, größer und schwerer an und ist deutlich empfindlicher. Sie sollte in die Pflege mit einbezogen werden. Nach dem Waschen kalt abspülen. Mit den Fingern und ein wenig Öl von der Achsel zur Brustwarze hin massieren, mit beiden Händen sanft über die Brustdrüsen streichen. Es ist aber darauf zu achten, dass nicht zu viel Pflegemittel auf die Brustwarze kommt, weil sie dadurch zu sehr aufgeweicht wird. Für Warze und Warzenhof gilt: je heller, desto empfindlicher! Hiervon sind meistens blonde und rothaarige Frauen betroffen. Wer schon einmal einem hungrigen Neugeborenen zum Beruhigen seinen kleinen sauberen Finger in den Mund gesteckt hat, kann gut merken, mit welcher immensen Kraft die Kinder saugen: Schon nach wenigen Minuten hat man das Gefühl, keine Durchblutung mehr im Finger zu haben. Und mit dieser Kraft saugen sie an der Warze, die im Allgemeinen nicht so viel Berührung gewohnt ist. Es ist also wichtig, die Brustwarze schon während der Schwangerschaft abzuhärten, da sie beim Stillen sehr stark in Anspruch genommen wird. Hier hilft Kontakt mit Luft, Sonne, kaltem Wasser und Reiben an der Kleidung, wobei zwischendurch auf den Büstenhalter verzichtet wird. Ist ein Büstenhalter notwendig, z.B. bei großen, schweren Brüsten, ist darauf zu achten, dass er

helle Brustwarzen

gut sitzt. Häufig werden die Brüste durch zu kleine Büstenhalter eingeengt und sind daher erschlafft, und die Warzen bekommen zu wenig Luft. Es sollte daher immer wieder der Umfang gemessen und die entsprechende Größe getragen werden.

Massage der Brustwarzen

Die Brustwarzen werden in die Massage mit einbezogen. Mit Zeigefinger und Daumen werden sie sachte gezwirbelt, eingedrückt und wieder herausgezogen. Mit sanften, kreisenden Massagebewegungen kann auch der Luffahandschuh benützt werden.

Hohl- oder Flachwarzen

Um die obere Haut zu gerben, wird empfohlen, Salbeitinktur auf die Brustwarze zu tupfen. Lässt sich die Brustwarze nicht nach vorne ziehen (Hohl- oder Flachwarzen), empfiehlt es sich, beizeiten mit einer Hebamme Kontakt aufzunehmen, um dies zu besprechen und eventuell notwendige Maßnahmen zu treffen. Es ist sicherlich am Anfang der Schwangerschaft nicht erforderlich, all dieses täglich zu tun, aber ein- bis zweimal wöchentlich wäre schon empfehlenswert, zum Ende der Zeit häufiger bis täglich.

leichter Milchfluss

Bei der Brustmassage kann gelegentlich schon etwas Milch kommen. Es gibt manche Frauen, bei denen unabhängig von der Massage auch schon früher in der Schwangerschaft immer wieder etwas Milch tröpfelt. Dies kann auch vorübergehend sein und hat nichts Unnormales zu bedeuten.

Pflege des Dammes

Zu der Pflege kann auch eine Dammvorbereitung gehören, ganz besonders bei vorangegangenen Dammschnitten oder -rissen. In der heutigen Zeit ist aufgrund der allgemein veränderten Lebensweise mit weniger Bewegung und vielem Sitzen die Beckenbodenmuskulatur meist verhärtet und weniger dehnbar.

Massage des Damms

Während der Geburt wird aber gerade dieses Gewebe durch den kindlichen Kopf extrem ausgedehnt. Der Sinn einer Dammpflege liegt darin, das (Narben-)Gewebe weicher und geschmeidiger zu machen. Verletzungen durch Riss oder Schnitt kann durch gezielte Maßnahmen möglicherweise vorgebeugt werden. Beim Massieren des Dammes kann die Frau ein Gespür dafür entwickeln, ob sie verkrampft oder entspannt ist. Wie soll sie in der Geburtssituation

An- und Entspannung beherrschen, wenn sie sich vorher nie damit befasst hat?

Eine gute, aber etwas aufwendige Dammvorbereitung kann folgendermaßen aussehen: Etwa sechs Wochen vor dem errechneten Geburtstermin kann mit einem warmen, nicht zu heißen Lindenblütendampfbad über einer Schüssel oder dem Bidet begonnen werden, ca. 5 bis 7 Minuten lang. Dann mit sauberen Händen den Damm mit einem guten Öl, z.B. Weizenkeimöl (viel Vitamin E) oder Kupfersalbe (Wärme) massieren. Mit dem Daumen wird das Öl mit kreisenden Bewegungen einmassiert. Es empfiehlt sich, diese Vorbereitung abends durchzuführen. Am nächsten Morgen muss das überflüssige Öl abgewaschen werden, damit sich keine Bakterien ansiedeln können. Die Massage kann natürlich auch vom Partner übernommen werden. Unterstützend wirkt zudem eine gesunde Ernährung mit genügend Vitaminen (C und E) und ein entsprechendes körperliches Training, welches den Frauen in der Geburtsvorbereitung vermittelt werden sollte.

Massage mit Öl

Die Zähne

Durch den wesentlich erhöhten Kalziumbedarf in der Schwangerschaft und der Stillzeit ist auf eine gute Zahnpflege zu achten. Früher wurde immer gesagt: »Jedes Kind, ein Zahn«, das muss mit dem heutigen Wissensstand nicht sein. Eine gute Ernährung und eine sorgfältige Zahnpflege (mindestens zweimal täglich Zähne putzen) sowie regelmäßige Zahnsteinentfernung durch den Zahnarzt sind zu empfehlen. Von der gesamten Auflockerung des Gewebes ist auch das Zahnfleisch betroffen, wodurch eine größere Anfälligkeit für Entzündungen und Blutungen besteht. Festigend wirken Massagen mit den Fingern sowie Spülungen mit Salbei- oder Ratanhia-Mundwasser und eine ausreichende Aufnahme von Vitamin B und C.

Genussmittel während der Schwangerschaft

Genussmittel tun kurzfristig dem körperlichen und seelischen Befinden wohl. Es sind Hilfsmittel, um das Lebensgefühl auf eine mehr oder weniger eingreifende Art zu verändern.

Nachteile Genussmittel haben zwei Nachteile:

- Sie können zu einer seelischen und/oder körperlichen Abhängigkeit führen. Um die gewünschten Veränderungen, z.B. erhöhte Wachheit oder gemütliche Entspannung, zu erreichen, wird die eigene Aktivität immer weniger mobilisiert, dafür wird die äußere Stimulation durch Kaffee, Alkohol oder Nikotin immer notwendiger. Sowohl die Seele als auch der Körper gewöhnen sich an den Einfluss dieser Substanzen und brauchen sie für ihr Wohlsein.
- Gleichzeitig wird dieses »Wohlsein« aber auf Kosten des Körpers zustande gebracht. Alle diese Hilfsmittel haben einen negativen oder schädlichen Einfluss auf die Organe und in gewissem Sinne auch auf die Seele.

Eine schwangere Frau hat nicht nur mit sich zu tun, sie ist »zu zweit«, das muss sie sich immer wieder klarmachen. Sie ist jetzt stärker als später für das Wohl des Kindes verantwortlich!

Alle Genussmittel haben eine ungünstige Wirkung auf die Schwangerschaft. Bei manchen Mitteln ist diese Wirkung sogar gefährlich.

Eltern wissen in der Regel, was gut und was schlecht für ihre Kinder ist. Kinder dürfen nicht rauchen, keinen Alkohol trinken und sie bekommen keinen Kaffee. Wenn sie das nach der Geburt *das Kind konsumiert mit* nicht dürfen, sollte es eine Selbstverständlichkeit sein, ihnen das auch vor der Geburt (über den Mutterkuchen) nicht zukommen zu lassen!

Rauchen

Eine der schädlichen Wirkungen von Nikotin ist die Verengung der kleinen Blutgefäße, so dass die Durchblutung der meisten Organe vermindert wird. Unter anderem hat das Rauchen aus diesem Grund einen negativen Einfluss auf die Fruchtbarkeit, sowohl bei der Frau als auch beim Mann.

negativer Einfluss auf die Fruchtbarkeit

Ungefähr jede vierte bis fünfte schwangere Frau in Deutschland raucht. Dies, obwohl die Folgen des Zigarettenkonsums für das Ungeborene allgemein bekannt sind.

Risiken

Zusammengefasst sind die Rauchrisiken in der Schwangerschaft:

- verdoppeltes Fehlgeburtsrisiko;
- Wachstumsverzögerung und Mangelversorgung durch den Mutterkuchen;
- erhöhte kindliche Sterblichkeit während der Geburt und im ersten Lebensjahr (plötzlicher Kindstod);
- Verzögerung der kindlichen Entwicklung;
- negative Auswirkung auf die spätere Fruchtbarkeit der weiblichen Ungeborenen;
- die Kinder haben öfter Bronchitis oder Asthma sowie ein erhöhtes Krebsrisiko.

passives Rauchen

Wichtig ist , dass der Einfluss des passiven Rauchens, z.B. des Partners, fast ebenso groß ist, als wenn selbst geraucht wird.

Die Auffassung, dass es nicht gut sei, abrupt mit dem Rauchen aufzuhören, ist ein Märchen. Auch wenige Zigaretten täglich sind schädlich. Große Studien haben ergeben, dass der negative Einfluss von einer bis fünf Zigaretten pro Tag fast so groß ist, als würden fünfzehn bis zwanzig Zigaretten geraucht.

Rauchen ist eine der wenigen schwangerschaftsschädigenden Einwirkungen, die vermeidbar sind.

Probleme beim Abgewöhnen

Manchen Frauen kann es extrem schwerfallen, mit dem Rauchen aufzuhören. Weder die Versuche der Umgebung noch eventuelle Schuldgefühle können manche Schwangere vom Rauchen abhalten. Es kann sogar zu Trotzreaktionen kommen, die den Zigarettenkonsum noch steigen lassen. In solchen Fällen kann eine fachkundige Entwöhnungskur, wenn möglich gemeinsam mit dem Partner (auch wenn er nicht raucht), sinnvoll sein.

Alkohol

Alkohol in Form von Bier, Wein, Sekt etc. hat einen eindeutig nachgewiesenen negativen Einfluss auf das Ungeborene.

Fehlbildungsrisiko

Bei ausgeprägtem Alkoholkonsum kann es zu schweren Fehlbildungen des Kindes kommen. Diese so genannte Alkohol-Embryopathie ist in unterschiedlicher Ausprägung gekennzeichnet durch Wachstumsverzögerung, Fehlbildungen im Gesicht, an Gehirn und Schädel und durch Minderbegabung. Dieses Risiko besteht bei täglichem Konsum von mehreren Gläsern eines alkoholischen Getränks. Wenn weniger getrunken wird, ist das Risiko für so schwere Folgen geringer und kann sich auf Wachstumsverzögerungen und gegebenenfalls auf eine Mangelversorgung des Ungeborenen beschränken.

Fehlgeburtsrisiko

Auch das Fehlgeburtsrisiko nimmt bei regelmäßigem Alkoholgenuss deutlich zu.

Sporadisch oder bei besonderen Gelegenheiten braucht ein Glas Bier, Wein oder Sekt kein schlechtes Gewissen zu verursachen. Alles, was jedoch über die Ausnahme hinausgeht – also auch, wenn täglich »nur« ein Glas getrunken wird –, hat eine eindeutig negative Einwirkung auf das Ungeborene.

Wenn die Schwangere nicht auf Alkohol verzichten kann, ist es im Hinblick auf das Ungeborene sehr wichtig, dieses Problem so offen wie möglich mit dem behandelnden Arzt zu besprechen, um gemeinsam eine fachkundige Behandlung in die Wege zu leiten.

Kaffee und Tee

auf das Maß kommt es an

Auch Kaffee und schwarzen Tee würde man einem kleinen Kind nicht geben. Aus den gleichen Gründen ist es einzusehen, in der Schwangerschaft zumindest zurückhaltend damit umzugehen.

Wer für das »Ingangkommen« des Kreislaufs oder zur Überwindung von Müdigkeit sehr von Kaffee abhängig ist, wird ein schlechtes Wahrnehmungsvermögen für die Warnsignale des Körpers haben. Vor allem in der Schwangerschaft aber ist diese unverschleierte »Kommunikation« mit dem Körper wichtig.

Kaffee und Tee in größeren Mengen (mehr als vier Tassen täglich) können eine Mangelversorgung und damit eine Wachstumsverzögerung des Kindes verursachen.

Wer gelegentlich mal eine Tasse trinken möchte, braucht dabei aber sicher kein schlechtes Gewissen zu haben. Im Übrigen schmecken entkoffeinisierter Kaffee, Getreide-Kaffee, Früchte- oder Kräutertee auch gut. ***Alternativen***

Andere Drogen

Der Gebrauch aller anderen Drogen während der Schwangerschaft ist mit erheblichen Gefahren für das Ungeborene verbunden.

Kokain Die Einnahme von *Kokain* in der Schwangerschaft führt zu einem zwei- bis dreifach erhöhten Fehlbildungsrisiko. Nach der Geburt kann das Neugeborene, abhängig von der Dosierung, Entzugserscheinungen zeigen.

Marihuana und LSD *Marihuana* und *LSD* führen zwar nicht zu Fehlbildungen, wohl aber zu einer Wachstumsverzögerung und einer deutlichen Beeinträchtigung der Entwicklung des Kindes in den ersten vier Jahren.

Opiate Bei *Opiaten* (u.a. Heroin) stellt sowohl die Einnahme als auch der Entzug während der Schwangerschaft ein Risiko dar. Intensive ärztliche Begleitung und gegebenenfalls Umstellung auf Methadon ist notwendig.

Ecstasy Die regelmäßige Einnahme von *Ecstasy* vor allem in den ersten drei Monaten der Schwangerschaft führt zu einem fast fünffach erhöhten Fehlbildungsrisiko (meist Fehlbildungen am Herzen oder im Muskel-Skelett-Bereich) sowie zu häufigeren Fehlgeburten.

Die Schwangerenvorsorge und der Mutterpass

Die Rolle der Hebamme heute

Während der Schwangerschaft, bei der Geburt und im Wochenbett brauchen Frauen und Kinder Unterstützung, Hilfe, Rat und Pflege. Auf ihre Bedürfnisse ist im Laufe der Zeit und in den verschiedenen Gesellschaftsschichten ganz unterschiedlich eingegangen worden. Allerdings sind die werdenden Mütter immer von anderen Frauen begleitet worden. Heute ist in den industrialisierten Ländern die Rolle der Geburtshelferin zugunsten der Mediziner (oft Männer) und der technisierten Medizin zunehmend reduziert worden. Wo einst »weise Frauen«, Mütter, Großmütter, Tanten mit ihren Erfahrungen und ihrem Wissen den schwangeren und gebärenden Frauen zur Seite standen, beschränkt sich die Tätigkeit der Hebamme heute in den meisten westlichen Ländern auf die Betreuung der Frau während der Geburt im Krankenhaus. In manchen Kliniken werden Hebammen auf der Wochenstation und im Kinderzimmer eingesetzt. Einige führen auch Vorbereitungskurse in den Krankenhäusern durch.

Reduzierung der Aufgaben

zurück zu den ursprünglichen Fähigkeiten

Seit einiger Zeit jedoch ist die positive Entwicklung zu beobachten, dass Hebammen sich wieder mehr auf ihre ursprünglichen Tätigkeiten und Fähigkeiten besinnen. Sie betreiben eine umfassende, fürsorgliche familienorientierte Schwangerschafts- und Geburtsbetreuung und arbeiten heute zunehmend in der freien Praxis. Hier können sie die unterschiedlichsten Aufgaben während der Schwangerschaft, bei der Geburt und in der Nachsorge übernehmen. Sie führen Schwangerschaftsvorsorgeuntersuchungen durch, begleiten Risikoschwangere (z.B. bei vorzeitigen Wehen), geben Geburtsvorbereitungskurse und leisten Hilfe bei Schwangerschaftsbeschwerden körperlicher und seelischer Art. Diese Leistungen werden von den Krankenkassen bezahlt. Des Weiteren gibt

frei praktizierende Hebammen

es frei praktizierende Hebammen, die Frauen bei der Geburt betreuen, sei es bei der Hausgeburt, bei Geburten in Geburtshäusern oder Arztpraxen oder als Beleghebamme in der Klinik. Auch in der Nachsorge betätigen sie sich zunehmend. Wochenbettbetreuung wird von ihnen selbstverständlich nach der Hausgeburt sowie bei ambulanten Geburten durchgeführt. Frauen nehmen nach fünftägigem Krankenhausaufenthalt gern die Hilfe von Hebammen in Anspruch. Es steht ihnen eine Wochenbettbetreuung bis zum zehnten Tag zu, und die Kosten werden von der Krankenkasse übernommen. Wochenbettbeschwerden bis zur achten Woche nach der Geburt können von Hebammen betreut werden. Frei praktizierende Hebammen arbeiten entweder allein oder mit mehreren Kolleginnen in einer Praxis oder zusammen mit anderen medizinischen / pädagogischen / soziologischen Berufsgruppen in Zentren für Elternschaft und Geburt.

Wochenbett-betreuung

Sorge und Vorsorge

Selbst wenn es sich nicht um die erste Schwangerschaft handelt, fühlen sich die meisten Schwangeren hin und wieder unsicher. Sie wissen zwar, dass die Schwangerschaft meistens gut und ohne Probleme verläuft, aber Komplikationen auch vorkommen können. Ein wenig Angst um das Kind oder vor der Entbindung ist häufig da, obwohl meistens ein gesundes Vertrauen überwiegt.

Fragen und Ängste

»Wie kann ich am besten für das Ungeborene sorgen? Was kann ich selber dafür tun, dass es meinem Kind gut geht, dass die Schwangerschaft normal verläuft und dass bei der Geburt keine Komplikationen eintreten? Wer gibt mir das notwendige Vertrauen zurück, wenn einmal Ängste aufkommen?«

Eine Schwangerschaft braucht Begleitung. Eine Schwangere hat viele Fragen, die sie nicht allein beantworten kann. Das natürliche Vertrauen, dass eine Schwangerschaft etwas Selbstverständliches und Normales ist, ist bei den meisten modernen Frauen verschwunden. Stattdessen gibt es Verunsicherungen und zugleich das Bedürfnis, sich bewusst mit der Schwangerschaft auseinanderzusetzen. Für beides braucht die Frau die Begleitung eines kompetenten Ansprechpartners und eine fachliche Überwachung der Schwangerschaft.

Echte Ängste und Zweifel sind aber weder durch Gespräche noch durch Untersuchungen allein zu überwinden. Wenn es nicht gelingt, einen inneren Bezug zu dem ungeborenen Kind zu bekommen und ihm mit wärmendem Vertrauen zu begegnen, kann von außen nur kurzfristig Sicherheit geboten werden. Nur durch eigene innere Anstrengung und Konzentration kann es gelingen, das unmittelbare Vertrauen in das Wesen des Kindes und in die eigenen Kräfte zu bewahren oder wieder zu bekommen. So kann den immer wieder zurückkehrenden Zweifeln ein »Halt« zugerufen werden. Die tägliche Pflege der Beziehung mit dem Ungeborenen, die innere Zuwendung und aktive Kontaktaufnahme ist die Voraussetzung für echtes Vertrauen.

Vertrauen in die eigenen Kräfte

Die äußeren Voraussetzungen dafür, dass alles gut geht, wie sorgfältige Untersuchungen und kompetente Begleitung, gehören selbstverständlich genauso dazu; das eine kann das andere nicht ersetzen.

rein medizinische Vorsorge

Hiermit ist ein Dilemma der Schwangerenvorsorge angesprochen: Die Vorsorge findet fast ausschließlich im medizinischen, fachärztlichen Rahmen statt, wodurch vieles auf medizinische Probleme reduziert wird.

Möglichkeiten einer Hebammenbetreuung

Obwohl dies heute noch nicht so oft vorkommt, kann eine fachlich kompetente Vorsorge auch von einer Hebamme – oder in Zusammenarbeit mit einer Frauenärztin bzw. einem Frauenarzt – durchgeführt werden. Nur bestimmte Fragen und Untersuchungen müssen fachärztlich behandelt werden. Die begleitende Hebamme kann in ganz anderer Weise, als dies in einer frauenärztlichen Praxis möglich ist, auf Fragen und Veränderungen eingehen. Dieses Modell der Vorsorge wird erst in wenigen Praxen angeboten, hat aber aus unserer Sicht viele Vorteile.

Was früher im Familienkreis mit Mutter und Großmutter über

Wird eine Frau von einer Hebamme durch die Schwangerschaft begleitet, kann auf viele Fragen und Veränderungen ganz anders eingegangen werden, als dies in einer frauenärztlichen Praxis möglich ist.

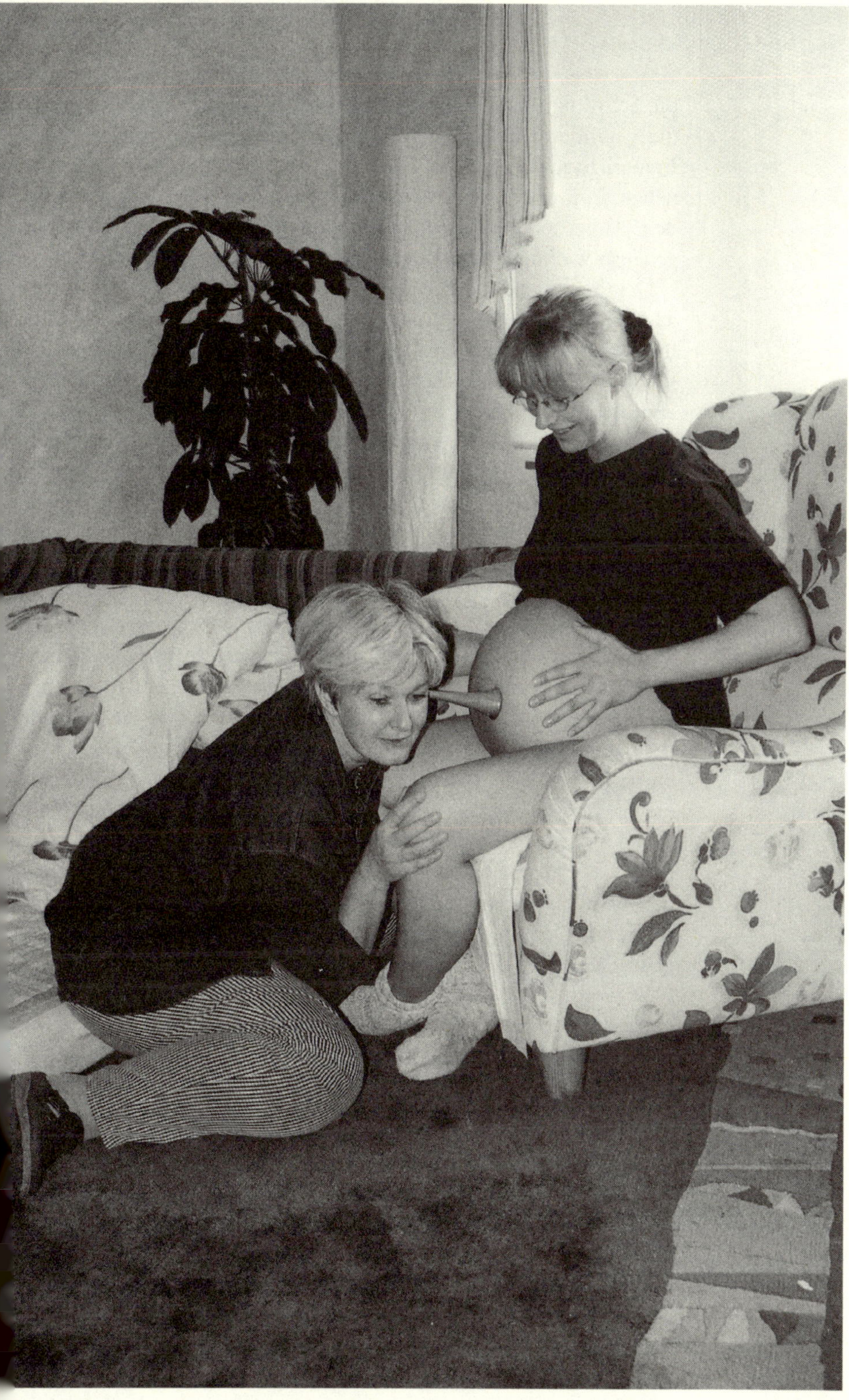

die Schwangerschaft besprochen werden konnte, ist heute durch die veränderte Gesellschaft und die selbständigere Position der Frau nicht mehr gegeben. Diese Aufgabe kann nun von professionellen, kompetenten Fachfrauen (Hebammen) übernommen werden. Außerdem sind diese in der Lage und dazu befugt, die sicher genauso wichtigen Schwangerschaftskontrollen durchzuführen.

Der Gewinn der modernen Geburtsmedizin liegt darin, dass viele Komplikationen während der Schwangerschaft oder Geburt frühzeitig festgestellt und behandelt werden können, so dass die kindliche und mütterliche Sterblichkeit in den letzten Jahrzehnten enorm gesunken ist.

Diese »objektive Medizin der Geräte« verführt aber auch dazu, dass man allzu gern die Frage nach dem Wohlergehen des Kindes von außen, am liebsten sichtbar im Ultraschall, beantwortet haben möchte. Dabei weiß eigentlich jede Frau, dass dies nur eine teilweise Sicherheit geben kann, die ohne das innere Vertrauen nicht ausreicht.

ganzheitliche Schwangeren-vorsorge

Die Intention einer richtig aufgefassten Schwangerenvorsorge könnte wie folgt formuliert werden: Wie kann der Empfang eines neuen Erdenbürgers – ein Prozess, der Schwangerschaft, Geburt und Wochenbett umschließt – so würdig und sicher wie möglich verlaufen, sowohl für die Mutter als auch für das Kind? Die medizinisch orientierte Vorsorge beschränkt sich jedoch meistens auf die Suche nach Störungen und Krankheitsandeutungen. Die Intention der vorgeburtlichen Diagnostik (siehe S. 184) ist: Wie kann bei (bzw. nach) dem Empfang eines neuen Erdenbürgers beurteilt werden, ob er den Vorstellungen eines gesunden Kindes entspricht und somit wirklich willkommen ist oder ob er im anderen Fall wieder gewaltsam vor die Tür gesetzt wird.

Die Frau (oder das Paar) entscheidet, auf welche Art der Vorsorge sie sich einlassen will: eine Hebammenvorsorge, eine kombinierte oder eine ärztliche (die aber auch die erstgenannte Intention haben kann).

Selbst eine intensive Vorsorge kann keine Garantie für ein gesundes Kind geben. Sicherheit kann nie versprochen werden, da das Leben für jeden immer ein gewisses Risiko beinhaltet.

Es gibt aber einige Schwangerschaftskomplikationen wie Wachstumsverzögerung des Kindes, Blutarmut, Blutdruckprobleme, vorzeitige Wehen usw., die durch einfache Methoden rechtzeitig zu entdecken sind.

regelmäßige Vorsorgeuntersuchungen

Die regelmäßigen Vorsorgeuntersuchungen bieten der Schwangeren die Möglichkeit, solchen Problemen vorzubeugen oder sie zu behandeln. Die erste Untersuchung sollte in den ersten vier bis sechs Wochen nach Ausbleiben der Regelblutung vorgenommen werden.

Wenn alles in Ordnung ist, werden die Vorsorgetermine bis zur 30. Woche ungefähr alle vier Wochen stattfinden, dann alle zwei bis drei Wochen und zum Schluss wöchentlich.

Bei jeder Untersuchung wird zuerst gefragt, wie es geht, ob Beschwerden eingetreten sind und ob spezielle Fragen oder Anliegen zu besprechen sind. Dann wird untersucht, wie es dem Kind und der Mutter geht.

Zeichen für das Wohlbefinden des Kindes

Das Wohlbefinden des Kindes drückt sich während der Schwangerschaft hauptsächlich im Wachstum aus. Wenn irgendetwas mit dem Kind nicht in Ordnung ist, wird es oft mit weniger Wachstum darauf reagieren. Ab der 18. Woche etwa kommen die Kindsbewegungen als Äußerung des kindlichen Befindens dazu. Als direktes Lebenszeichen dient natürlich auch der Herzschlag: Mit dem Herztöne-Rohr ist dieser ca. ab der 20. Woche zu hören; mit dem Ultraschall ab der 6. Woche nachweisbar, mit dem Herztöne-Doppler etwa ab der 14. Woche.

Nach der 28. Woche wird auch die Lage des Kindes beurteilt. Diese kann für den Geburtsverlauf Konsequenzen haben (siehe S. 312).

Untersuchungen der Mutter

Bei der Mutter wird neben Gewicht, Urin, Blutdruck und Blutgehalt häufig eine gynäkologische Untersuchung zur Beurteilung des Muttermundes und eine mikroskopische Untersuchung des Scheidensekrets durchgeführt. Der Sinn der vielen vaginalen Untersuchungen ist nicht nachgewiesen und wird zu Recht in diesem Ausmaß angezweifelt. Im Mutterpass werden die Ergebnisse festgehalten.

Der Mutterpass

alle Informationen auf einen Blick

Absicht und Sinn des Mutterpasses ist es, alle schwangerschaftsbezogenen Informationen und Daten übersichtlich dokumentiert zur Verfügung zu haben.

Deshalb bekommt jede Schwangere zur ersten Vorsorgeuntersuchung dieses Büchlein, ausgefüllt mit ihren medizinisch wichtigen Daten – beispielsweise die Vorgeschichte bei eventuellen früheren Schwangerschaften – und dem aktuellen Stand. Alle weiteren Vorsorge-Ergebnisse sowie eventuelle Behandlungen werden ergänzend dokumentiert.

Diese persönlichen Daten dienen in erster Linie dazu, in Notfällen, bei Vertretungen oder bei der Geburt den behandelnden Ärzten oder Hebammen einen schnellen Überblick über die geburtshilflich wichtigen Gegebenheiten zu ermöglichen. Der Mutterpass gehört der Frau und sie verfügt selber darüber, wem sie Einsicht verschafft. Auf der Umschlagseite steht zu lesen: »Sie selbst entscheiden darüber, wem dieses persönliche Dokument zugänglich gemacht werden soll.« Arbeitgeber, Krankenkassen oder andere Institutionen haben somit keinen Anspruch auf Einsicht in den Mutterpass, wenn die Frau dies nicht möchte.

Natürlich kann die Schwangere sich mit dem Pass auch selbst einen Eindruck über den Schwangerschaftsverlauf und eventuelle Risiken verschaffen. Sie sollte den Stand der Dinge eigentlich durch Gespräche und Erläuterungen bei den Vorsorgeuntersuchungen vermittelt bekommen, aber manchmal wird doch nicht alles verstanden, oder die Ärztin bzw. der Arzt nahm sich nicht die Zeit, Unklarheiten zu beseitigen.

Verständlichkeit der Eintragungen

Hinderlich am Mutterpass ist allerdings, dass die Informationen kaum für Laien verständlich sind. Die Eintragungen sind oft Abkürzungen (in schwer lesbarer Ärztehandschrift) von Fachausdrücken, die zum Teil auch unterschiedlich gehandhabt werden, und bedürfen deshalb einer genaueren Erklärung durch den Arzt oder die Hebamme. Eine so informierte Schwangere kann die notwendige Mitverantwortung für die Vorsorge tragen.

Um das Verständnis des Mutterpasses zu erleichtern, werden im Folgenden die einzelnen Seiten besprochen.

• *Seite 1*: Wenn von jeder Institution (Arztpraxis, Hebammenpraxis, Geburtshaus, Krankenhaus), die an der Vorsorge oder Entbindung beteiligt ist oder sein soll, Adresse und Telefonnummer vorhanden sind, stehen diese im Notfall schnell zur Verfügung. ***Adressen***

• *Seite 2*: Das Adressenfeld ist im Zusammenhang mit den Ergebnissen der serologischen Untersuchungen deshalb wichtig, damit das Risiko der Verwechslung so gering wie möglich gehalten wird.

Serologische Untersuchungen sind Untersuchungen am Blutserum. Bei der ersten Vorsorge werden dazu etwa 10 ml Blut aus der Armvene entnommen. ***serologische Untersuchungen***

Blutgruppenzugehörigkeit und Antikörpersuchtest

Aus zwei Gründen ist diese Untersuchung von Bedeutung:

a) Es kann unter Umständen eine Bluttransfusion bei der Mutter notwendig sein.
b) Es kann bei bestimmten Blutgruppenkonstellationen zu Unverträglichkeitsreaktionen zwischen dem mütterlichen und dem kindlichen Blut kommen (siehe S. 289).

Beim Antikörpersuchtest wird untersucht, ob sich Antikörper gegen Blutgruppen-Antigene gebildet haben, z.B. bei einer Rhesus-negativen Mutter Antikörper gegen das Rhesus-Antigen. Ein negativer Antikörpersuchtest ist der Normalfall, es sei denn, der Rhesus-negativen Mutter wurde eine Anti-D-Prophylaxe verabreicht (Näheres dazu auf S. 292).

• *Seite 3:* Zuerst der Nachweis von Chlamydia trachomatis-Antigenen aus der Zervix: Dies bedeutet, dass meistens am Anfang der Schwangerschaft ein spezieller Abstrich vom Muttermund gemacht wird, um eine eventuelle Chlamydien-Infektion festzustellen (mehr dazu siehe S. 242). ***Infektionskrankheiten***

Röteln-HAH-Test: Dieser Test dient zur Feststellung, ob die Schwangere einen Schutz gegen Röteln besitzt, sei es durch Impfung oder durch eine durchgemachte Rötelninfektion. Ab einer Titerstufe von 1:16 wird eine Röteln-Immunität angenommen, die Schwangere kann nicht mehr an Röteln erkranken. Über Röteln in der Schwangerschaft und das Fehlbildungsrisiko siehe S. 257.

Weitere serologische Untersuchungen: Hier können die Ergebnisse von verschiedenen anderen Tests erwähnt werden. Suchtests für Lues und Hepatitis werden routinemäßig bei allen Schwangeren vorgenommen. Toxoplasmose wird von vielen Frauenärzten in der Regel in Absprache mit der Frau bestimmt, gehört aber nicht zum Vorsorgeprogramm.

Bei der LSR, der Lues-Such-Reaktion, handelt es sich um einen allgemeinen Suchtest zum Ausschluss einer Lues-Erkrankung (Syphilis). Näheres dazu siehe S. 260. Als Schutz für die Schwangere wird bei dieser Untersuchung kein Testergebnis in den Pass eingetragen, nur ob der Test durchgeführt wurde. Wenn Lues festgestellt wird, wird die Frau natürlich informiert und behandelt.

Hepatitis B-Serologie (HBs-Antigen) wird nach der 32. Woche vorgenommen. Näheres zu Hepatitis in der Schwangerschaft siehe S. 245.

Der HIV-Test wird jeder Schwangeren angeboten, es ist ihr freigestellt, ihn durchführen zu lassen. Näheres über HIV und AIDS in der Schwangerschaft siehe S. 248.

Zur Toxoplasmose in der Schwangerschaft siehe S. 261.

vorangegangene Schwangerschaften

- *Seite 4:* Die Angaben zu vorangegangenen Schwangerschaften (auch Fehlgeburten und Abbrüche) können für die jetzige Schwangerschaft und Entbindung von Bedeutung sein.
- *Seite 5*: Neben Alter und Größe stehen die Begriffe Gravida und Para. Gravida gibt an, wie oft eine Frau bereits schwanger war, Para informiert darüber, wie viele Entbindungen schon erfolgt sind. Wer jetzt zum vierten Mal schwanger ist und vorher eine Fehlgeburt, einen Abbruch und eine ausgetragene Schwangerschaft hatte, ist Gravida IV und Para I.

individuelles Schwangerschaftsrisiko

Die Liste zur allgemeinen Anamnese und zu Befunden dient der Einschätzung des individuellen Schwangerschaftsrisikos. Wenn in der rosa unterlegten Spalte bei »Schwangerschaftsrisiko« ein Kreuz eingetragen wird, kann das natürlich beunruhigend wirken. Im Gespräch mit dem behandelnden Arzt kann aber geklärt werden, wie schwerwiegend das Risiko ist und ob es vermeidbar oder behandelbar ist. Dies ist die spezielle Risikoberatung. Die weitere aufgeführte Beratung ist die genetische Beratung. In manchen Situationen – z.B. bei manchen Krankheiten bei einem der Eltern oder bei bestimmten Krankheiten oder Fehlbildungen während vorangegangener Schwangerschaften – kann eine solche Beratung in einem Humangenetischen Institut sinnvoll sein.

Bei der ersten oder zweiten Vorsorgeuntersuchung sollte ein Beratungsgespräch zur Ernährung, Medikamenteneinnahme und gegebenenfalls zum Gebrauch von Genussmitteln wie Nikotin, Alkohol und Kaffee stattfinden. Des Weiteren wird über eventuelle berufliche Belastungen, Sport und Reisen gesprochen. Wenn persönliche Risiken vorliegen (z.B. ein relativ hohes Alter, familiäre Belastungen, Risiken aus vorigen Schwangerschaften), werden auch diese zu Beginn der Schwangerschaft besprochen.

Krebsfrüherkennung

Die Krebsfrüherkennungsuntersuchung ist der Abstrich vom Gebärmutterhals, der meist routinemäßig bei der ersten Vorsorge mitgemacht wird.

• *Seite 6*: Der Abschnitt Terminbestimmung spricht für sich (siehe auch S. 36).

besondere Befunde

Der Katalog B mit besonderen Befunden im Schwangerschaftsverlauf erfasst Besonderheiten oder Komplikationen, die während der Schwangerschaft eintreten. Wenn da etwas angekreuzt wird, wird das vom Arzt oder von der Hebamme erklärt und besprochen. Die meisten Komplikationen sind auf S. 223 ff. beschrieben. Die Aufklärung über eventuelle Risiken oder Komplikationen kann einen günstigen Einfluss auf das eigene Verhalten und den Umgang mit der Schwangerschaft und ihren Besonderheiten haben.

Gravidogramm

• *Seite 7 und 8:* In dem Gravidogramm werden die Kürzel der Befunde der jeweiligen Vorsorgeuntersuchungen dokumentiert.

Datum: Tag der Vorsorgeuntersuchung

Schwangerschaftswoche: errechnet vom ersten Tag der letzten Periode, z.B. 20 + 3, d.h. 20 Wochen und 3 Tage der 21. Woche.

SSW ggf. Korr.: Schwangerschaftswoche, die ggf. durch abweichende Befunde gegenüber der errechneten Woche korrigiert werden muss. Bei einem Fünf-Wochen-Zyklus ist die Schwangerschaft z.B.

um eine Woche jünger als üblicherweise berechnet. In dieser Spalte steht dann 19 + 3 statt 20 + 3.

Fundusstand *Fundusstand, Symph. Fundusabst.*: In dieser Spalte geht es um die Größe der Gebärmutter. Es gibt zwei Methoden, dies anzugeben. Der Fundusstand gibt an, wie hoch der obere Rand der Gebärmutter (Fundus) steht im Vergleich zum Schambein (Symphyse), zum Nabel oder zum Rippenbogen, jeweils angegeben in Fingerbreiten. S+2 bedeutet z.B.: Die Gebärmutter reicht bis zwei Querfinger über das Schambein, oder N-1 bedeutet, dass sie bis einen Querfinger unterhalb des Nabels reicht. Die zweite Methode drückt die Größe der Gebärmutter durch den Abstand zwischen Schambein und Gebärmutter-Oberrand in Zentimetern aus. Diese letzte Methode wird seltener benützt als die erste.

Kindslage *Kindslage*: Bis zum Anfang der 20. Woche ändert die Lage sich häufig. Bis zur etwa 35. Woche kann sie sich noch ändern, danach ist das eher eine Ausnahme. Man unterscheidet die Schädellage (SL), die Steißlage oder Beckenendlage (BEL) und die Querlage (QL). Die Schädellage kommt am häufigsten vor, die Querlage am seltensten. Der Zusatz I bedeutet, dass der Rücken links liegt (von der Mutter aus gesehen), bei II ist er rechts. Die Lage des Rückens hat für die Geburt kaum eine Bedeutung.

Herztöne *Herztöne*: In dieser Spalte wird mit einem + angegeben, ob mittels Ultraschall, Hörrohr oder CTG Herztöne gesehen oder gehört wurden. Mit Ultraschall ist dies ab der 6. Woche möglich.

Kindsbewegungen *Kindsbewegungen*: Erstschwangere können in der Regel ab der 18. bis 20. Woche selber die Bewegungen des Kindes spüren. Das ist für die werdende Mutter das erste und einzige direkt spürbare Lebenszeichen.

Ödeme *Ödeme*: Wassereinlagerungen, meist in den Beinen, werden Ödeme genannt. Bei ausgeprägten Ödemen sind auch die Hände und das Gesicht geschwollen. Mit + oder ++ wird angegeben, ob und wie viele Ödeme vorhanden sind. Die Kombination von Ödemen, erhöhtem Blutdruck und Eiweiß im Urin heißt Gestose (siehe S. 236).

Krampfadern *Varikosis*: Krampfadern sind meist an den Beinen, aber auch im Schamlippenbereich möglich. Schwangere sind anfällig für die Entwicklung von Krampfadern. Krampfadern im Afterbereich sind Hämorrhoiden.

Gewicht: Eine Gewichtszunahme von 10 bis 12 kg für die gesamte Schwangerschaft gilt als normal. Die größte Gewichtszunahme fällt in der zweiten Schwangerschaftshälfte an (siehe auch S. 56).

Gewicht

RR syst./diast.: Hier werden die systolischen und diastolischen Blutdruckwerte, gemessen nach der Methode von Riva/Rocci (RR), eingetragen. Der systolische Wert liegt normalerweise zwischen 100 und 140, der diastolische Wert zwischen 60 und 90. Sowohl ein zu hoher als auch ein zu niedriger Blutdruck kann negative Auswirkungen auf die Entwicklung der Schwangerschaft haben (siehe S. 60, 237).

Blutdruck

Hb (Ery): Hämoglobin ist der rote Blutfarbstoff. Es befindet sich in den Erythrozyten, den roten Blutkörperchen. Das Hämoglobin wird als Maß für den so genannten Blutgehalt genommen, um eventuell eine Blutarmut entdecken zu können.

Hämoglobin

Der Hb-Wert sollte möglichst über 11 g% sein (siehe auch S. 234).

Urin: Ob Eiweiß, Zucker, Nitrit oder Blut im Urin vorkommt, kann mit einem Teststreifen einfach nachgewiesen werden.

Urin

Eiweiß oder Zucker können mal positiv sein, ohne einen wesentlichen Krankheitswert zu bedeuten. Bei ausgeprägtem oder wiederholtem Vorkommen kann es ein Hinweis auf eine beginnende Gestose (siehe S. 238) oder eine Zuckerkrankheit (S. 295) sein.

Wenn Nitrit und/oder Blut im Urin nachgewiesen wird, bedeutet dies meistens eine Blasen- oder Nierenentzündung. In einem solchen Fall wird der Urin zentrifugiert und der Satz (*Sediment*) mikroskopisch beurteilt. Bei nachgewiesener Infektion kann der Urin auch noch bakteriologisch untersucht werden, um den Erreger zu erkennen und gezielt antibiotisch zu behandeln.

Vaginale Untersuchung: Die vaginale Untersuchung gehört nicht zu den empfohlenen Routine-Untersuchungen der Vorsorge, sie wird aber leider trotzdem von den meisten Frauenärzten bei jeder Vorsorge durchgeführt. Bei dieser Untersuchung wird der Gebärmutterhals beurteilt, um festzustellen, ob er noch fest geschlossen

vaginale Untersuchung

und voll erhalten ist. Gegen Ende der Schwangerschaft, bei vorzeitigen Wehen oder bei einer Muttermundschwäche wird er kürzer, weicher und öffnet sich allmählich.

Es gibt eine Fülle von Kürzeln, mit denen der Zustand des Gebärmutterhalses beschrieben wird. Fast jeder Arzt hat seine eigene Art der Dokumentation, die er erklären kann.

Sonstige Befunde: Hier können z.B. Befunde einer Scheideninfektion oder Hormonbestimmungen eingetragen werden.

Risiken *Risiko-Nr.:* Wenn während der Schwangerschaft besondere Risiken aus der Liste auf Seite 6 aufgetreten sind, können diese in dieser Spalte nochmals erwähnt werden.

Sonstiges/Therapie/Maßnahmen: Hier werden besondere Untersuchungsergebnisse wie Infektionsnachweise, Zuckerbelastungstest, bakteriologischer Urinbefund eingetragen oder auch Therapien wie Antibiotika, Mittel zur Wehenhemmung, Pilzbehandlung.

• *Seite 9:* Hier werden eventuelle stationäre Aufnahmen festgehalten, ebenso die CTG-Befunde.

CTG-Untersuchung Noch immer wird bei vielen Frauen ab der 28. Woche bei jeder Vorsorge ein CTG (Wehenschreiber) geschrieben, obwohl eindeutig nachgewiesen wurde, dass dies überhaupt keinen Sinn macht, außer es liegen besondere Risiken oder Komplikationen vor oder der Geburtstermin ist überschritten (siehe S. 211). Die CTG-Untersuchung gehört nicht zu den Routine-Untersuchungen.

Ultraschalltabelle • *Seite 10:* Aus dieser Ultraschall-Tabelle wird noch einmal klar, dass nur drei Ultraschall-Untersuchungen während der Schwangerschaft vorgesehen sind. Die aufgeführten Abkürzungen bedeuten:
SSL: Die Schädel-Steiß-Länge wird in den ersten drei Monaten gemessen.
BIP: Der *Bip*arietale Durchmesser misst den Abstand zwischen den beiden Schläfen am Kopf.
FOD: Der fronto-occipitale Durchmesser ist der Abstand zwischen Stirn und Hinterkopf.
KU ist der Kopfumfang.
ATD ist der Abdomen-transversale Durchmesser, der Querdurchmesser des Bauches auf der Leberebene.

APD ist auf der gleichen Ebene der Abstand zwischen vorne und hinten.
AU ist der Bauchumfang.
FL steht für Femurlänge, die Länge des Oberschenkels.
HL steht für Humeruslänge, die Länge des Oberarmes.
Außerdem werden die Fruchtwassermenge, Bewegungen, Herzaktion und körperliche sowie Organstrukturen beurteilt.

• *Seite 15:* Auf dieser Seite werden die wichtigsten Daten von Schwangerschaft, Geburt und Wochenbett zusammengefasst. Die Spalte Schwangerschaft spricht für sich.
Bei der Geburt bedeutet *Geburtsmodus* wie die Geburt verlief: sp = Spontangeburt; S = Sectio (Kaiserschnitt); vag. Op. = vaginale Operation, d.h. Saugglocke oder Zange. ***Geburtsmodus***
Der *Apgar-Wert* ist die Beurteilung des Kindes fünf und zehn Minuten nach der Geburt. Mit dieser Beurteilung wird festgehalten, wie schnell sich das Kind den Lebensverhältnissen auf der Welt angepasst hat. Am häufigsten wird hier der Wert 10-10 zu lesen sein, wenn das Kind ohne Probleme geboren wurde. Über die Bedeutung und die Interpretation dieser Werte siehe S. 131. ***Apgar***
Der *pH-Wert* des Blutes der Nabelschnurarterie sagt etwas aus über den Säuregrad und damit indirekt über den Sauerstoffgehalt des kindlichen Blutes. Direkt nach der Geburt wird dazu Blut aus der Nabelschnurarterie abgenommen und sofort untersucht. Mehr über die Bedeutung dieser Untersuchung siehe S. 131 f. ***ph-Wert***
Die weiteren Eintragungen in der Spalte Geburt sprechen für sich. Bei den Eintragungen bezüglich des Wochenbetts sei hier nur die *Anti-D-Prophylaxe* erwähnt. Dies betrifft die Problematik rund um die Rhesus-Blutgruppe, siehe dazu S. 289. ***Anti-D-Prophylaxe***

• *Seite 16:* Hier werden die Ergebnisse der Nachsorgeuntersuchung sechs bis acht Wochen nach der Geburt eingetragen. Um diese Zeit ist der Wochenfluss normalerweise vorbei, möglicherweise hat sich die Regelblutung schon wieder eingestellt (vor allem bei Frauen, die nicht stillen) und eine Dammnaht ist gut abgeheilt. ***Nachsorge***

So weit die Erläuterungen zum Mutterpass, in der Hoffnung, dass jede Schwangere versteht, was in *ihrem* Heft eingetragen wird.

Geburtsvorbereitung

Geburtsvorbereitungskurse

Veränderungen verarbeiten

Informationen austauschen

Geburtsvorbereitung ist eine Begleitung während der Schwangerschaft, die helfen soll, die körperlichen, emotionalen, psychischen und die sozialen Veränderungen anzunehmen und zu verarbeiten. Sie vermittelt nicht nur eine bestimmte Methode, die wie ein Rezept zu benutzen ist. Neben dem Erlernen und Üben verschiedener Körper- und Atemwahrnehmungen dient die Vorbereitung auch dazu, Informationen auszutauschen, Gespräche zu führen und Fragen zu stellen. Dadurch und durch intensive Körperwahrnehmung soll sie helfen, Ängste zu reduzieren und Selbstvertrauen zu stabilisieren. So können die Eltern leichter zu einem positiven Geburtserlebnis kommen.

eine Geburt ist Arbeit

Ziel aller werdenden Eltern ist eine natürliche und sanfte Geburt. Aber auch das bedeutet Arbeit. Eine Geburt lässt sich durchaus mit Hochleistungssport oder Bergsteigen vergleichen: eine anstrengende, aber befriedigende Aufgabe, auf die sich niemand ohne Vorbereitung einlassen würde. Es ist sinnvoll, seine Kräfte einzuteilen und seinen Atem zu schulen, um nicht unnötige Energien zu verschwenden. Es gibt Frauen, die so viel Vertrauen zu sich selbst haben und so in sich ruhen, dass sie ganz gelassen an die Geburt herangehen und teilweise mit erstaunlicher Leichtigkeit »mal eben« ein Kind bekommen. Dies trifft allerdings nur auf eine kleinere Anzahl der Schwangeren zu. Gebären ist an sich ein völlig natürlicher Vorgang, den der Körper im Grunde allein macht. Doch wenn die Geburtsarbeit sich über Stunden hinzieht (was *auch* völlig normal ist) und die Frau auf die Heftigkeit der Arbeit nicht vorbereitet ist, kommt häufig Angst dazu. Angst aber führt zu Verspannungen, die letztendlich in Schmerz münden.

Dieses »Angst-Spannung-Schmerz«-Syndrom hat schon vor

sechzig Jahren Dick Read erkannt und beschrieben. Nach seinem Konzept ist der Schmerz bei dem physiologischen Vorgang der Geburt in erster Linie psychisch bedingt. Durch intensive Vorbereitung der Frauen in der Schwangerschaft mit dem Ziel einer natürlichen, angstfreien Geburt sollte diese Reaktionskette durchbrochen werden. Andererseits geht die Methode von Lamaze von einem neurophysiologischen Ansatz aus. Grundtenor dabei ist die positive Geburtsmotivation. Freude auf das Kind statt Angst vor der Geburt. Beide Methoden verfolgen dasselbe Ziel. Dieses Ziel zu erreichen ist der Sinn der Geburtsvorbereitung. Allerdings wird bei diesen beiden Methoden der werdende Vater nicht sonderlich mit einbezogen.

Angst-Spannung-Schmerz-Syndrom

positive Geburtsmotivation

Geburtsvorbereitung wird von unterschiedlichen Institutionen angeboten: in Kliniken und Familien-Bildungsstätten, von pro familia oder Mütterzentren. Die Kursleiter kommen aus verschiedenen Berufsgruppen, haben unterschiedliche Schwerpunkte und Inhalte. Manche, wie z.B. Psychologen oder Pädagogen, werden einen anderen Bezug zu den Inhalten haben als mehr praktisch orientiert arbeitende Menschen wie Hebammen und Geburtsvorbereiterinnen. Vor dem Hintergrund des Gesagten ist klar, dass reine Gymnastikkurse die Aufgabe der Geburtsvorbereitung nicht erfüllen. Es ist daher ratsam, sich beizeiten zu informieren, sich aber auch vorher schon zu überlegen, eventuell mit dem Partner, was von einem Kurs erwartet wird. Will ich ein rein körperliches Training oder ist mir die seelisch-geistige Begleitung für den Aufbau einer inneren Beziehung zur Schwangerschaft wichtig?

Anbieter von Kursen

Geburtsvorbereitung ist mehr als Gymnastik

Ein Teil des Kurses beschäftigt sich mit der Wahrnehmung und dem Trainieren des Körpers. Durch Entspannungs- und Auflockerungsarbeit wird ein Bewusstsein für Spannungen im Körper, besonders im Beckenbodenbereich, geschaffen. Konditionsstärkung wird durch Kreislaufanregung und Muskelaufbau gefördert. Atemübungen erleichtern die Entspannung und bereiten auf den Umgang mit den Wehen vor. Es sollte auch unbedingt ein Wissen über Körperfunktionen, Beckenaufbau, Schwangerschaftsverlauf und psychische Veränderungen vermittelt werden. Darüber hinaus werden Gespräche über Sinn und Zweck der Wehentätigkeit, die Bedeutung einer positiven Einstellung und über Veränderungen in der Partnerschaft zu dritt geführt. Auch praktische Hinweise für den Alltag der werdenden Eltern sind angebracht. Gute sachliche Informationen sind wichtig, um mutig und voller Zuversicht und Selbstvertrauen in die Geburt zu gehen und aus eigener Kraft mit eigenem Wollen das Kind zu gebären.

die Väter Schwangerschaft bedeutet nicht nur, dass Frauen Mütter werden. Männer werden auch zu Vätern. Aufgrund fehlender Vorbilder ist es für sie nicht immer einfach, sich in ihrer neuen Rolle zurechtzufinden. Es ist daher sinnvoll, wenn die Partner zumindest einen Teil der Geburtsvorbereitung mitmachen. Es ermöglicht ihnen, während dieser Zeit nicht außen vor zu stehen, sondern zeigt, wie sie mit Verständnis das Geschehen begleiten können. Es ist wichtig zu wissen, wann, wie und womit man sinnvolle Hilfe leisten kann. Der werdende Vater soll verstehen, worum es sich bei Schwangerschaft und Geburt handelt. So kann er Bedürfnisse und Veränderungen nachvollziehen. Bei der Geburt kann er auch tätig sein, sei es im Verändern und Unterstützen der verschiedenen Geburtspositionen als auch bei der Atmung. Für die Frauen ist es wichtig, sich dabei auf ihn verlassen zu können. Der Partner sollte deshalb den Atemrhythmus der Frau gut kennen. Er soll ihr helfen, in den Pausen zu entspannen, damit Pause wirklich Pause ist. Gemeinsames Üben im Kurs kann Unsicherheit im »Ernstfall« verringern.

Die Anwesenheit der Männer beim Vorbereitungskurs ist nicht immer nötig, manchmal auch gar nicht sinnvoll. Manche Gespräche werden leichter und offener unter Frauen ohne Männer geführt. Außerdem wird nicht jede Frau in ihrer Schwangerschaft von einem Mann begleitet. Dies ist nicht immer so gewollt, und solche Frauen müssen nicht ständig mit dieser Tatsache konfrontiert werden. Bei der Geburt kann die Rolle des Partners durchaus von einer anderen Frau übernommen werden.

Wahl des Geburtsortes

vor der Jahrhundertmitte Jedes Elternpaar muss sich darüber Gedanken machen, wo das Kind auf die Welt kommen soll. Noch bis zur Jahrhundertmitte war es selbstverständlich, dass die Kinder zu Hause geboren wur-

Entwicklungen seit der Jahrhundertmitte

den. Im Laufe der fünfziger Jahre entwickelte sich der Trend dahin, dass die Frauen zunehmend von ihren Ärzten zur Entbindung in die Klinik geschickt wurden. Aus praktischen Gründen wurde dabei die nächstliegende Entbindungsklinik gewählt. Dort wurde die Geburt als Routinevorgang im klinischen Betrieb betrachtet, das Kind als »Geburtsobjekt«. Es gab keine verschiedenen Geburtsmöglichkeiten oder -methoden. Es wurde aber auch nicht danach gefragt. Die Frauen kamen allein ins Krankenhaus oder wurden von ihren Männern bis an die Tür gebracht. Sie waren dem Geschehen allein überlassen. Die Betreuung beschränkte sich meistens auf die üblichen Routinevorbereitungen wie Fragen zur Person, Einlauf, Bad, Rasur, etc. Zur seelischen Begleitung machte man sich kaum Gedanken. Dafür war das Angebot an starken Schmerzmitteln groß und wurde von den Frauen aufgrund ihres Alleinseins, ihrer Ängste und Schmerzen auch gern angenommen. Die Überwachung durch die Hebammen unter der Geburt bestand aus regelmäßiger Herztonkontrolle mit dem Stethoskop und vaginalen oder rektalen Untersuchungen. In den siebziger Jahren wurde die Cardiotokographie (CTG) eingeführt, zur kontinuierlichen technischen Überwachung der kindlichen Herzfrequenz und der Wehentätigkeit. War die Geburt dann so weit fortgeschritten, dass das Kind geboren werden sollte, bekamen die Frauen einen so genannten Übergangsrausch. Entweder wurde ihnen Äther zum Einatmen vor die Nase gehalten, was sie kurzfristig benommen machte, oder sie bekamen eine Spritze mit einem Kurzzeitnarkosemittel, zusammen mit einem künstlichen Wehenmittel. Daraufhin schliefen sie augenblicklich ein und wurden nach ungefähr zwanzig Minuten langsam wieder wach. Häufig wurde ihnen im Halbbewusstsein mitgeteilt, dass sie ihr Kind geboren hatten. Richtig ansprechbar und klar bei Bewusstsein waren sie erst nach ein bis zwei Stunden. Durch diese Art von Geburtshilfe wurden die Mütter und Väter um vieles am Geburtserlebnis betrogen. Aber auch die Neugeborenen müssen gelitten haben: Statt als Menschen liebevoll und mit Freude in Empfang genommen zu werden, wurden sie meistens, getrennt von ihren Müttern, routinemäßig versorgt.

Es haben sich die Zeiten und auch das Bewusstsein geändert, so dass eine Geburtshilfe, wie sie zu Anfang der siebziger Jahre noch praktiziert wurde, heute kaum mehr denkbar ist. Die grundsätzlichen politischen und sozialen Unruhen in dieser Zeit haben viele Veränderungen mit sich gebracht. Das Wirtschaftswunder in Deutschland hatte einerseits zu einer Selbstzufriedenheit, andererseits aber auch zu einer kritischen Haltung gegenüber dem materiell Erreichten geführt. Unter anderem hat die Frauenbewegung in dieser Zeit einen Höhepunkt erlebt. Es wurde vieles in Frage gestellt, insbesondere in Bezug auf Familie und Erziehung. Es blieb dabei nicht aus, dass auch über die Art und Weise, wie wir unsere Kinder bekommen, nachgedacht und diskutiert wurde.

Veränderungen der letzten Jahrzehnte

Einer, der im Bereich der Menschwerdung vielen Eltern und Geburtshelfern völlig neue Wege gezeigt hat, ist Frederik Leboyer. In seinen Büchern tritt er für Ehrfurcht und Respekt vor dem kommenden Menschen ein. Kerngedanke bei Leboyer ist, dass wir es in der Schwangerschaft und während der Geburt mit einem vollwertigen Menschen zu tun haben, einem Menschen, der Freude und Leid, Glück und Schmerz erlebt. Insofern müssen wir mit entsprechendem Verständnis, entsprechender Rücksicht und Fürsorge diesen Menschen bei seinem oft schwierigen Weg der Geburt begleiten.

Frederik Leboyer

Mit seinen Gedanken hat Frederik Leboyer das Bewusstsein vieler Menschen erreicht und hat einiges getan, damit Veränderungen stattfinden konnten. Zusammen mit anderen hat er ein Umdenken sowohl bei Eltern als auch bei Ärzten und Hebammen mit eingeleitet. Es gibt keine Geburtsmethode nach Leboyer, es ist eine Frage des Bewusstseins. Es geht um das Schaffen eines Klimas und einer Atmosphäre, in der das Ereignis Geburt stattfinden kann. Geburtsarbeit leisten Mutter und Kind, Hebammen und Ärzte sind ihre Helfer, nicht die Hauptpersonen. Diese Ideen sind innerhalb der Anthroposophie schon immer zu finden gewesen. Die Geburt eines Kindes wird nicht als isoliertes Ereignis betrachtet, sondern als Schlüsselerlebnis innerhalb einer Biographie. Dabei spielen die vorgeburtliche Entwicklung und die familiäre Umgebung, in die das Kind hineingeboren wird, eine wesentliche Rolle. Das spiegelt sich unter anderem in der Geburtshilfe, wie sie in den anthroposophischen Kliniken praktiziert wird, wider. Gerade in der Zeit des

die Geburt als Schlüsselerlebnis der Biographie

Umdenkens waren diese Kliniken Vorreiter einer familienorientierten, natürlichen Geburtshilfe.

anthroposophische Geburtshilfe

Entsprechend steht das Kind im Mittelpunkt des Geschehens und wird von Mutter und Vater in Empfang genommen. Die Mutter wird, ohne auf die Sicherheit einer modernen medizinischen Überwachung zu verzichten, mit einer warmen Umgebung, seelischer Betreuung und keinerlei Überfluss an bewusstseinsbetäubenden Medikamenten versorgt. Die Gegenwart des Partners als werdender Vater sowie als Unterstützung für dic Mutter ist immer erwünscht gewesen. Im Vordergrund steht das Kind, sein Wohlsein und seine Gesundheit. Dies ist nicht nur in der Zeit unter der Geburt, sondern auch in den Stunden und Tagen danach wichtig. Mutter und Kind werden weitgehend im gleichen Raum untergebracht, und das Stillen ist selbstverständlich. Besuch von Geschwistern, Familie und Freunden ist nicht reglementiert. Die Betonung auf einer warmen, familiären Geburtsumgebung hat es in anthroposophischen Kreisen immer gegeben. Es ist daher nicht verwunderlich, dass viele dieser Familien lange Zeit fast die einzigen gewesen sind, die ihre Kinder mit großer Selbstverständlichkeit zu Hause bekommen haben.

Klinikgeburt

Obwohl Krankenhäuser, die wie die anthroposophischen Kliniken über eine sichere, medizinische Versorgung hinaus die Geburt in einen größeren Zusammenhang eingebettet gesehen haben, sicherlich lange Zeit eine Ausnahme darstellten, sind heute die Möglichkeiten groß, mit einer guten, menschenwürdigen Geburtshilfe betreut zu werden. Im Laufe der letzten Jahre haben sich viele Menschen, die in Kliniken arbeiten, Gedanken zur Art der Geburtshilfe gemacht und wesentliche Änderungen, zusammen mit neuen medizinischen und technischen Errungenschaften, eingeführt. Viele Kritiker haben ihre Ansichten geändert. Es sind Geburtskliniken und -häuser nach neuen Gesichtspunkten aufgebaut worden. So ist Rooming-in heute in fast allen Kliniken möglich. Dieser Wandel ist auch darauf zurückzuführen, dass viele Eltern verstärkt ihre Bedürfnisse äußern und kritisch nachfragen.

Veränderungen in vielen Kliniken

Die werdenden Eltern können sich informieren anhand eines enormen Angebots an Büchern, Zeitschriften, Broschüren und Kursen in verschiedenen Einrichtungen. Zudem bieten fast alle Kliniken ein- bis zweimal im Monat Info-Abende an.

sich rechtzeitig informieren

Es ist wichtig, dass die Eltern sich ein Bild über die Kliniken in ihrer Nähe machen. Es geht schließlich um ein ganz wesentliches Ereignis im Leben von Vater und Mutter, um Stunden und Minuten, die einmalig und unwiederbringlich sind. Da ist es schon angesagt, sich zu informieren und sich nicht aus Bequemlichkeit das Krankenhaus mit dem kürzesten Fahrtweg auszusuchen. Die Info-Abende und Selbstdarstellungen der Kliniken sollten dazu benutzt werden, seine persönlichen Fragen zu stellen. Inhalte, auf die geachtet werden kann, sind z.B.:

- Welche Geburtspositionen sind möglich?
- Muss die Frau im Bett liegend entbinden oder gibt es noch andere Möglichkeiten?
- Was wird zur Schmerzlinderung angeboten, allopathische oder homöopathische Mittel, Akupunktur?
- Wie oft wird Periduralanästhesie (PDA) (siehe S. 329) eingesetzt?
- Wie hoch ist die Kaiserschnitt-Rate? usw.

Bewährt hat es sich, *alle* Fragen, die einem wichtig sind, vorher zu sammeln und aufzuschreiben. Es ist auch keine Frage zu dumm, als dass sie nicht gestellt werden könnte, wenn es darum geht, aufgeklärter, mutiger, ruhiger dem Geburtserlebnis entgegengehen zu können.

Besichtigung von Entbindungsräumen

Es wird meistens die Möglichkeit angeboten, Entbindungsräume und Wochenstation zu besichtigen. Dies geht natürlich nicht an einem festen Termin, weil vorher nie klar ist, ob die Entbindungsräume frei sind. Man kann sich aber spontan telefonisch erkundigen und anmelden. Werdende Eltern sollten sich auf jeden Fall die Zeit nehmen, mehrere Kliniken zu besuchen, solange sie das Gefühl haben, das Richtige noch nicht gefunden zu haben. Erst wenn sie sicher sind, dass das, was in einer Klinik gesagt oder getan wird, dem entspricht, was ihnen wichtig ist, können sie diese auch bejahen. Einigen Menschen ist es wichtiger, dass es eine durchgehende technische Überwachung gibt mit Anästhesisten im Haus und angeschlossener Kinderklinik. Anderen ist es wichtig, dass der Geburtsraum nicht zu steril, sondern in warmen Tönen gehalten ist (keine Kacheln, dafür Tapeten, Gardinen, weiches Bett usw.).

Obwohl solche Äußerlichkeiten im ersten Moment vielleicht mehr Eindruck machen, ist die innere Einstellung des Personals von größerer Bedeutung. Wesentlich ist, dass die Menschen, die den werdenden Eltern in dieser Ausnahmesituation zur Seite stehen, fähig sind, sie sowohl seelisch als auch fachlich kompetent zu begleiten. Ungünstig ist es, wenn einem der Eindruck von starren Verhältnissen oder mangelnder Offenheit für Veränderungen entgegenkommt. Eltern müssen hinterfragen dürfen und können. Äußerungen wie: »Das haben wir schon immer so gemacht!« lassen auf keine Offenheit schließen. Auch ist es kein Zeichen für eine gegenseitige Wahrnehmung, wenn in herablassender oder bevormundender Weise auf manche Fragen nicht eingegangen wird. Dagegen wirkt es positiv, wenn die Bereitschaft, voneinander zu lernen, oder der Mut, auch etwas Neues auszuprobieren, spürbar ist. Ideal ist es, wenn auf beiden Seiten nicht zu starre Vorstellungen vorhanden sind, wenn die Bereitschaft da ist, sich auf den anderen Menschen einzulassen, sich die Zeit zu nehmen, wahrzunehmen, wer ist mein Gegenüber. Nur so kann Vertrauen wachsen. Vertrauen ist wichtig, weil die persönliche Vorstellung, die ein jeder von dem Geburtsverlauf hat, sich in Wirklichkeit nicht immer so ergibt. Was letztendlich passiert, ist nicht allein unsere Entscheidung. Es wirken wesentliche Kräfte mit, auf die wir keinen Einfluss haben. Wenn sich die Geburtssituation nicht so positiv entwickelt, ist es gut, wenn die Eltern das Vertrauen haben, dass das, was nun entschieden wird, richtig ist.

innere Einstellung des Personals

Flexibilität auf beiden Seiten

Ambulante Geburt

Seit einigen Jahren gibt es die Möglichkeit der ambulanten Geburt. Hierbei entbindet die Frau entweder im Krankenhaus, in der Hebammen- oder Arztpraxis oder im Geburtshaus, geht aber zwei bis sechs Stunden später wieder nach Hause. Das bietet auf der einen Seite eine klinische Umgebung für die Geburt, auf der anderen Seite ist diese mit einer persönlicheren Betreuung ver-

der Ort der Geburt

bunden. Die verschiedenen Möglichkeiten unterscheiden sich in diesen beiden Punkten nur graduell. Die Eltern, deren Kind im Krankenhaus geboren wurde, genießen den dort üblichen Standard an Technik und fachlichem Hintergrund (z.B. Kinderklinik). In der Praxis oder im Geburtshaus ist dies weniger ausgeprägt, und im Notfall muss eventuell auf das Krankenhaus zurückgegriffen werden. In der Praxis oder im Geburtshaus kennen sich die Eltern und die Hebamme bzw. der Arzt in der Regel schon vorher, während im Krankenhaus die Geburt von den dort Diensthabenden begleitet wird.

persönliche Wochenbettbetreuung

In beiden Fällen wird aber das Wochenbett zu Hause von der bekannten Hebamme betreut. Dies ermöglicht eine persönliche Gestaltung nach eigenen Vorstellungen, auch im Tagesrhythmus. Aber es ist wichtig, sich beizeiten um eine gute Alltagsversorgung zu kümmern. Es sollte nach Bedarf jemand da sein, der sich um den Haushalt und eventuell schon vorhandene Kinder kümmert, so dass die Frau sich gut erholen und ausruhen kann. In manchen Familien nehmen sich die Väter für diese Zeit frei, um diese Aufgaben zu übernehmen. Es ist jedoch zu überlegen, sich noch jemanden zu Hilfe zu holen, wie die Oma, eine Freundin, oder eventuell die Familienhilfe in Anspruch zu nehmen. Kosten hierfür werden häufig von der Krankenkasse erstattet. Durch die Hilfe bleibt genügend Zeit und Raum, um als Familie neu zusammenzuwachsen.

Hilfe im Haushalt

Eine ambulante Geburt in einem Krankenhaus ist auf Wunsch der Eltern überall möglich, obwohl dies in manchen Häusern aus verschiedenen Gründen (z.B. Bettenbelegung) nicht gern gesehen wird. Wichtig für die Eltern ist aber, dass sie eine informierte Entscheidung getroffen und sich vorher um eine Hebamme für das Wochenbett bemüht haben. Die Möglichkeit, das Kind in einer Praxis zu gebären, ist regional sehr unterschiedlich und abhängig von der Anzahl der Einrichtungen, die ambulante Geburten anbieten. Geburtshäuser gibt es noch nicht sehr lange und nicht sehr viele. Sie sind von Hebammen und Ärzten aufgebaut, die in der Regel auch die ganze Schwangerschaft betreuen. Dies umschließt die Vorsorge ebenso wie Geburtsvorbereitung, die Geburt und das Wochenbett.

Praxen und Geburtshäuser

Hausgeburt

Solange die gängige Meinung besteht, dass die Geburt der gefährlichste Abschnitt des menschlichen Lebens ist, ist es heute eine Gewissensfrage, ob ein Kind zu Hause geboren werden soll. In Fachkreisen gibt es wesentlich mehr Gegner als Befürworter. Es wird den Eltern weder unbedingt Mut gemacht noch irgendwelche Unterstützung angeboten bei ihrer Suche nach Menschen (Hebamme, Arzt), die Hausgeburten begleiten. Eltern, die danach fragen, werden eher als grob fahrlässig bis verantwortungslos bezeichnet. In vielen medizinischen Fachzeitschriften erscheinen immer wieder Artikel (meistens von Ärzten geschrieben, die noch nie eine Hausgeburt miterlebt haben) mit großen statistischen Ausführungen bezüglich der Todesrate! Ist aber heute eine Hausgeburt wirklich so gefährlich? Wer von den heute lebenden Menschen, die vor 1950 geboren worden sind, ist in einem Krankenhaus zur Welt gekommen? Einen Teil von ihnen dürfte es demnach gar nicht geben. Und es können nicht alle nur Glücksfälle sein. Die neuesten Erkenntnisse und Möglichkeiten der technischen Überwachung – haben sie nur Gültigkeit in den Kliniken? Welches Vertrauen haben Hebammenlehrer zu den von ihnen ausgebildeten Hebammen, zu ihrem eigenen Können, zu ihren Fähigkeiten, Wissen zu vermitteln?

kontroverse Diskussionen

Niemand kann und wird eine Garantie geben, dass alles gut geht bei einer Hausgeburt, aber diese Garantie wird es auch im Krankenhaus nicht geben – es wird alles in »unserer« Macht stehende getan, allerdings auch von den Fachleuten, die Hausgeburten unterstützen. Wenn zu Hause begonnene Geburten aufgrund sich anbahnender Komplikationen nicht mehr weiter betreut werden können und aus Erkenntnis und Verantwortlichkeit in die Klinik weitergegeben werden, dürfen diese Zahlen nicht gegen Hausgeburten benutzt werden. Es spricht vielmehr für die Verantwortlichkeit und die Erfahrung derjenigen, die sich bereit erklären, Hausgeburten zu begleiten.

Garantien gibt es nirgends

Eine wissenschaftliche Analyse zum Thema »Sicherheit der Hausgeburt« (Ole Olsen, Home Birth Conference, Stockholm, Okt. 1997), bei der in kontrollierten Studien die kindlichen und

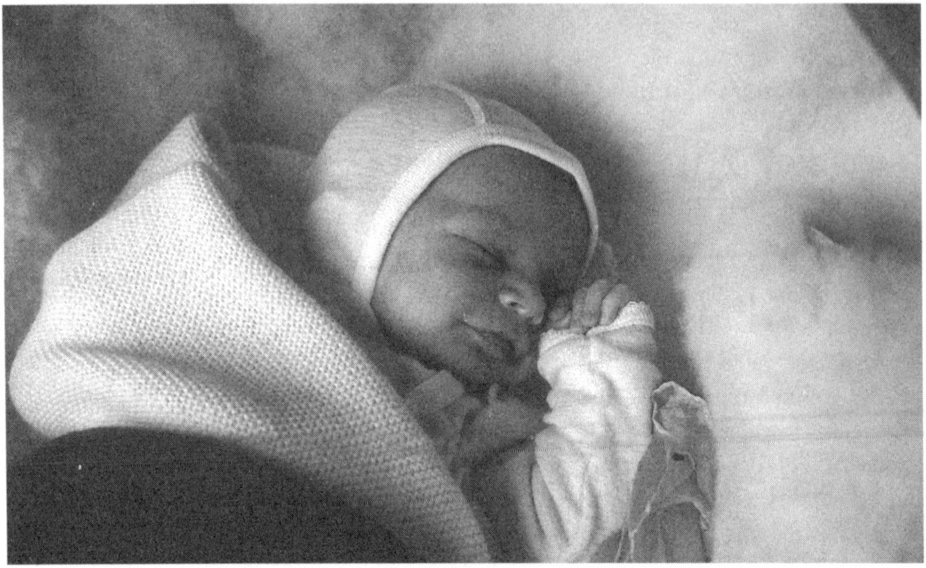

Ob eine Hausgeburt das Richtige ist, muss im Einzelfall mit allen Vor- und Nachteilen erwogen werden. Ganz sicher aber kann die vertraute Atmosphäre zu Hause die Ankunft des Neugeborenen zu einem besonders schönen Erlebnis werden lassen.

mütterlichen Erkrankungen sowie die Sterblichkeit bei insgesamt 24.000 Haus- und Klinikgeburten mit niedrigem Geburtsrisiko untersucht wurden, hat ergeben, dass es keine signifikanten Unterschiede gibt, was den Geburtsort betrifft. Die Babys, die bei einer Hausgeburt auf die Welt kamen, hatten bessere Apgar-Werte, und die Dammschnittsrate war deutlich niedriger. Dagegen war die Rate der geburtshilflichen Eingriffe wie vaginal-operative Entbindungen und Kaiserschnitte bei den Klinikgeburten erhöht. Keines dieser Ergebnisse stützt die These, dass eine Klinikgeburt sicherer sei als eine gut vorbereitete Hausgeburt bei sorgfältig ausgesuchten Frauen.

Ergebnisse einer Studie

Eltern, die sich für eine Hausgeburt entschieden haben, haben sich in der Regel sehr viele Gedanken gemacht, gerade weil es bei uns nicht selbstverständlich ist! Ihre Gründe sind nicht nur als sentimentales Getue zu verstehen. Sicher sind es aber keine Menschen mit der Überzeugung, dass die Natur unbedingt mit aller Technik zu kontrollieren ist oder dass ständig eingegriffen werden muss, um sie zu verbessern. Durch dieses Eingreifen und Verbessernwollen kommt es häufig zu einem Verzugszwang, es läuft nicht mehr natürlich, dadurch können Komplikationen künstlich hergestellt werden.

Gründe für eine Hausgeburt

Wenn sich eine Frau für eine Hausgeburt entscheidet, weiß sie oft genau, was sie nicht will. Viele solcher Frauen sind schon einmal in einem Krankenhaus von einem Kind entbunden worden und waren mit der Situation dort unzufrieden. Andere wiederum haben im Freundes- oder Bekanntenkreis eine Hausgeburt nahe miterlebt. Dies hat sie so bewegt und tief beeindruckt, dass sie sich selber für eine Hausgeburt entschieden. Viele Gründe sind individueller und persönlicher Art, aber für alle Frauen / Eltern sind folgende Argumente wesentlich:

- Sie lernen die Hebamme und den Arzt schon während der Schwangerschaft kennen. Dadurch kann sich eine Vertrautheit und Sympathie aufbauen, die für einen positiven Geburtsverlauf nur förderlich sein kann. Auch findet während der Geburt kein Dienstwechsel statt.
- Sie brauchen ihre vertraute Umgebung, in der sie sich wohl fühlen, nicht zu verlassen. Sie können ihr Kind in dem von ihnen vorbereiteten »Nest« bekommen. Sie können sich frei bewegen, müssen nicht am Tropf oder an der Dauerüberwachung des CTGs liegen.
- Unmittelbar nach der Geburt findet keine Trennung innerhalb der neuen Familie statt. Familienmitglieder, wie Geschwister, haben die Möglichkeit, das Neugeborene zu Hause zu begrüßen.

klärende Gespräche

Um zu einer für alle tragbaren Entscheidung zu kommen, bedarf es mehrerer klärender Gespräche mit allen Beteiligten. Dabei spielt die Frage nach den Räumlichkeiten eher eine untergeordnete Rolle, viel wichtiger ist die Frage nach Mutter und Kind, nach dem Schwangerschaftsverlauf, nach der normalen Entwicklung des Kindes, ob es richtig liegt und wie der Mutterkuchen arbeitet. Zu klären ist auch das Nachher: Ist der Partner bereit, Mutter und

Neugeborenes zu versorgen? Hat er häusliche Fähigkeiten, und – nicht zuletzt – ist auch er bereit, seine Verantwortung zu tragen und zu ertragen? Die Entscheidung für die Hausgeburt muss von beiden werdenden Eltern getragen werden. Dies ist wichtiger als nachträgliche Diskussionen mit Mitmenschen (die erstaunlich unsensibel Geburtsgeschichten, die sie irgendwann mal gehört haben, gerade jetzt erzählen). Eltern, die sich viele Gedanken gemacht haben bezüglich der Geburt ihres Kindes, sind anderen Menschen (Nachbarn, Bekannten und auch der restlichen Familie) keine Erklärungen schuldig.

beide Eltern müssen es wollen

Wenn es bei einer geplanten Hausgeburt doch zu einer Komplikation kommen sollte, ist auch dabei sehr schnell mit einer Hilfe zu rechnen. Wir leben in einer dicht besiedelten Welt, das nächste Krankenhaus ist innerhalb kurzer Zeit erreicht. In den vorsorglichen Gesprächen sollte auf jeden Fall die Situation besprochen werden, wenn die Geburt nicht zu Hause stattfinden kann. Wo ist das nächste Krankenhaus, wie kommt man am schnellsten dahin? Wie ist die Telefonnummer (am besten gleich vom Kreißsaal direkt)? So kann, bevor man losfährt, die Klinik schon informiert werden und eventuell können Ärzte sich bereithalten. Dabei kommt es sicherlich auf eine gute Zusammenarbeit zwischen den Helfern draußen und dem Klinikpersonal an, was nicht immer einfach ist. Es ist ganz offensichtlich, dass Hebammen und Ärzte, die in einer Klinik arbeiten, sich für ihre Art der Geburtshilfe entschieden haben, und es gehört sicherlich Toleranz dazu, die Entscheidung der anderen, nämlich die zur Hausgeburtshilfe, zu akzeptieren ohne große Diskussion. Die Bereitschaft, zu tolerieren, muss allerdings auch von der anderen Seite gefordert werden, denn sie bringen ja die Frau ins Krankenhaus mit der Bitte um Hilfe, weil es zu Hause nicht mehr geht.

Komplikationen

Es ist ein großer Vorteil für den gesamten Geburtsablauf, wenn die Atmosphäre, die Raumeinrichtung und die Menschen, die die werdenden Eltern begleiten, selbst bestimmt und ausgesucht sind. Es gibt viele Frauen, die schon ein Kind in einer Klinik bekommen haben und sich beim nächsten Kind für eine Hausgeburt entscheiden. Diese Frauen wissen genau, was sie nicht wollen. Um diese Erwartungen erfüllt zu bekommen, bedarf es wie gesagt einiger auf-

individuelle »Rahmenbedingungen«

richtiger Vorgespräche mit der betreuenden Hebamme. Dabei wird meistens schon für alle klar, ob dieser Wunsch nach einer Hausgeburt wirklich tief und ehrlich ist und nicht nur, »weil man sonst im Leben auch alternativ eingestellt ist« oder die Angst vor dem Krankenhaus so groß ist, dass ein wirkliches Nachdenken nicht möglich ist. In diesen Gesprächen muss den Eltern das Maß an Verantwortung und Arbeit klar werden. Sie müssen bereit sein, das zu tragen, wofür sie sich entschieden haben. Dann spricht nichts dagegen, dass eine gesunde schwangere Frau ihr Kind zu Hause gebären wird. Kommen aber immer wieder Zweifel auf (»... hören die Nachbarn auch nichts«, »... was ist, wenn ...«), ist es sicherlich besser, zum Entbinden ins Krankenhaus zu gehen, um z.B. nach einer ambulanten Geburt wieder nach Hause entlassen zu werden. ***Zweifel***

Klinikkoffer

Empfehlungen gehen dahin, den Koffer bis zum Ende der 28. Woche fertig gepackt zu haben. Falls das Kind früher kommen sollte und es ist noch nichts vorbereitet, ist dies auch nicht weiter schlimm. Nachträglich kann alles mitgebracht werden. Vorteilhaft allerdings ist es, wenn die Frau ihre Sachen selber zusammensucht, damit sie im Krankenhaus die Sachen hat, die sie bei sich haben möchte.

Anhaltspunkte für den Kofferinhalt sind:

- Baumwollnachthemden, möglichst vorne zum Knöpfen. Baumwolle ist wichtig, weil die Frauen im Wochenbett besonders nachts stark schwitzen und daher manchmal zwei bis drei frische Nachthemden in einer Nacht benötigen. Alternativ dazu können auch Herrenoberhemden aus Baumwolle benutzt werden.
- Baumwoll-Still-Büstenhalter (zwei Nummern größer als normal) oder Bustiers. Zu achten ist dabei auch auf den Baumwollanteil. Bustiers dehnen sich gut mit, engen nicht so sehr ein und schneiden auf den Schultern nicht so stark ein, wenn der Busen

beim Milcheinschuss groß und schwer wird. Sie sind später auch weiterhin noch gut zu verwenden.
- leichte Bettstrickjacke (als Wärmehülle, besonders über Arme und Schultern)
- Baumwollschlüpfer oder genügend große Einmalhöschen, in die gut zwei bis drei Binden passen (für die ersten Tage)
- Bademantel/Morgenrock
- Hausschuhe/feste Sandalen
- Wollsocken (dringend zu empfehlen, um während der Geburt kalte Füße zu vermeiden, und für die Wochenbettzeit: nicht barfuß herumlaufen)
- mehrere Waschlappen und Handtücher
- Pflege- und Kosmetikartikel
- Traubenzucker für die Zeit während der Geburt
- Mutterpass, Heiratsurkunde oder Geburtsurkunde für Ledige
- Lesestoff

leibliche Versorgung des Vaters

Man sollte sich auch einige Gedanken über die leibliche Versorgung des werdenden Vaters machen. Eine Geburt kann sich über Stunden hinziehen, und es kann nicht erwartet werden, dass der Vater in der Klinik mit Essen versorgt wird, außer vielleicht mit Kaffee und Tee. Das heißt, sich zu Hause noch ein paar Brote schmieren, eventuell Obst, Schokolade, Joghurt und Kekse einpacken. Denn wer hungrig und müde ist, kann nicht kraftvoll mithelfen und die Frau unterstützen.

Utensilien für das Kind

Eventuell werden in die Tasche auch schon die Sachen für das Kind mit eingepackt für den Entlassungstag (Hemdchen, Jäckchen, Windeln, Mütze, Jacke, eventuell Söckchen, Wolldecke / Kissen). Es ist auch wichtig darauf zu achten, dass im Auto ein vorgeschriebener Kindersitz als Transportmittel vorhanden ist.

Geburtsverlauf

Geburtspositionen

Gründe für die Rückenlage

Es ist erst seit ungefähr zweihundert Jahren mit Einführung der Zangengeburt üblich, dass Frauen in der Rückenlage entbunden werden. Dieser Ausdruck »entbunden werden« beinhaltet schon die aufgedrängte Passivität der Frau und die Macht der Geburtshelfer. Mit zunehmender Technisierung der Geburtshilfe wird diese Position ausschließlich angewandt. Die Begründung liegt darin, dass die Frau so eher »zugänglich« ist für die Geburtshelfer und die immer zahlreicher werdenden Geräte, wie den Cardiotokograph (CTG: Kindesherzfrequenz- und Wehenschreiber), intra-uterine Druckmesser, Infusionen, Periduralanästhesie (Rückenmarkbetäubung).

freie Beweglichkeit

Diese Geburtsposition ist sicherlich angebracht und sinnvoll bei problematischen Verläufen, bei denen ein Eingriff notwendig ist. Während einer normalen Geburt spricht überhaupt nichts dagegen, dass eine Frau sich frei bewegt. Es ist für den gesamten Geburtsverlauf sogar förderlich. Die Frauen kommen besser mit den Wehen zurecht, empfinden sie als nicht so schmerzhaft, atmen besser und die Geburtsverläufe sind kürzer. Dies kommt alles dem Kinde zugute. Es gibt eine ganze Reihe von Geburtspositionen, die sich in verschiedenen Phasen der Geburt bewährt haben. Frauen können sich in den Vorbereitungskursen darüber informieren lassen, sie kennen lernen und ausprobieren.

Eröffnungsphase

In der Eröffnungsphase eignen sich aufrechte Positionen und Herumlaufen, Becken kreisen oder in den Hüften wiegen. Letzteres kann gut auf einem großen Gymnastikball gemacht werden. Außerdem kann die Frau rittlings auf einem Stuhl sitzen mit den Armen auf der Lehne, eventuell auf einem Kissen. Diese Position eignet sich auch bei Rückenbeschwerden, weil dabei gut massiert werden kann. Zum Sitzen eignen sich der Ball oder der Gebärhocker, wobei naher Kontakt zum Partner und seine Wärme von Vorteil sind. Mit zunehmender Wehentätigkeit und Rückenschmerzen werden diese Positionen abwechselnd mit dem Vierfüßlerstand (Knie-Ellenbogenlage) oder Hockposition benutzt. Wenn es zur Austreibung kommt, sollte die Frau noch einmal gut in sich hineinhorchen und entscheiden, in welche Position sie sich begeben möchte. Dies kann wiederum der Vierfüßlerstand oder die Hocke sein; sie kann aber durchaus auch liegen. Auf jeden Fall sollte es die Entscheidung der Frau sein, in welcher Position sie gebären will.

zunehmende Wehentätigkeit

Austreibungsphase

Die Geburt

Die ersten Anzeichen

Die ersten Anzeichen für die beginnende Geburt sind von Frau zu Frau sehr unterschiedlich. Aber trotz der Individualität des Erlebens gibt es Veränderungen, die Hinweise auf das Kommen des Kindes geben. Zum Ende der Schwangerschaft baut sich eine innere seelische Spannung auf. Der lang erwartete Termin rückt jetzt näher, und es kommen Ängste und Sorgen noch mal ganz klar ins Bewusstsein. Viele Fragen können sich erneut stellen. Wie wird alles werden? Schaffe ich es? Dauert es nicht zu lange? Halte ich die Schmerzen aus? Habe ich genügend Kraft? Ist das Kind gesund? Bin ich innerlich genügend vorbereitet? Kann ich loslassen? Habe ich alles Notwendige bedacht und besorgt? So geraten bei manchen Frauen die Gefühle mächtig ins Schwanken. Eine gute Möglichkeit der Ablenkung kann der »Nesttrieb« sein: das ausgeprägte Bedürfnis, noch einmal alles durchzuputzen und herzurichten. Vielleicht stellt sich nun auch ein Gefühl der inneren Gelassenheit ein: Es ist gut so, wie es ist.

innere Spannung

Ablenkung

Diese Phase ist, wie immer sie sich auch äußern mag, noch einmal ganz wichtig, damit die Frau an den Punkt kommt, die Situation, in der sie sich befindet, zu bejahen. Das Ereignis, über das sie so lange nachgedacht und das sie sich immer wieder vorgestellt hat, wird nun bald Wirklichkeit. Es stärkt das eigene Vertrauen, wenn

Bejahung der Situation

sie sich in Ruhe klarmacht, dass alle körperlichen, seelischen und äußerlichen Vorbereitungen jetzt zum Tragen kommen.

der errechnete Termin

Ist dann der errechnete Termin erreicht, ohne dass etwas passiert, können sich durchaus noch einmal seelische Schwankungen wiederholen. Vielleicht ist es gut zu wissen, dass nur die wenigsten Kinder zum errechneten Termin geboren werden (5%). Die Kinder bestimmen sehr genau mit, wann für sie die Zeit richtig ist. Es ist häufig schwer, den Fragen und dem Drängen von außen standzuhalten: Familie und Freunde wollen wissen: »Was? Wie? Immer noch nichts??« Die Frau steht bei dieser Nachfrage stark unter Leistungsdruck. Ein Kind ist keine vorbestellte Ware, die zum abgemachten Termin geliefert wird! Im Einzelfall kann diesem Drängen von außen gut vorgebeugt werden, indem von vornherein der errechnete Termin um zehn Tage nach hinten verschoben wird. Für viele Frauen ist die letzte Zeit der Schwangerschaft sowieso schwer zu ertragen: Der Bauch ist so dick, die Beine schwer und müde, das Umdrehen im Bett wird eine richtige Anstrengung, die Nächte sind gestört durch häufiges Wasserlassen, und dann auch noch dieser psychische Druck. Für Eltern, die das erste Kind erwarten, ist es sicherlich schwieriger, all dies auszuhalten, als wenn schon Kinder da sind, durch die zum größten Teil der Alltag bestimmt wird. Allerdings können sie sich ganz bewusst noch einmal Zeit füreinander nehmen. In dieser letzten Zeit zu zweit können sie noch einmal ins Theater oder ins Kino gehen oder sich mit Freunden verabreden. Absagen kann man alles wieder. Nur sollte man möglichst nicht zu Hause sitzen und warten. Noch einmal gut vorschlafen und ausruhen – auch damit kann die Zeit sinnvoll genutzt werden.

ungeduldige Mitmenschen

die letzte Zeit zu zweit

Das fein abgestimmte seelische Zusammenwirken von Mutter und Kind lässt sich nicht nachweisen, weder im Blut noch in den Hormonen. Es sind Kräfte wirksam, die nicht messbar sind. Beide stimmen im Geheimen überein, dass sie bereit sind für das Erlebnis »Geburt«. Die messbaren auslösenden Faktoren für den Geburtsbeginn gehen von dem Kind aus, es scheint zu wissen, wann es »reif« ist für diese Welt. Es ist ein sehr differenziertes Zusammenspiel von kindlichen und mütterlichen Wirkstoffen. Ausgelöst durch ein vermehrtes Verlangen des Kindes nach Sauerstoff, Zu-

auslösende Faktoren der Geburt

cker, Vitaminen und Mineralien setzt der Hypothalamus (eine übergeordnete Hormondrüse) Hormone frei, und wenn dann der Spiegel eines Stresshormons einen bestimmten Grenzwert übersteigt, aktiviert es in der Plazenta die Produktion von Oxytozin. Dies führt letztendlich zur Wehenauslösung, wobei sich zuerst die so genannten Übwehen verstärken. Sie kommen häufiger, werden anhaltender und vor allem intensiver. Passiert das während der Nacht, kommt oft eine große Unsicherheit hinzu: Geht es wirklich richtig los? Soll ich alle wecken? Sollen wir schon ins Krankenhaus fahren? Die Angst und die Aufregung sind erst einmal größer als die Freude. Dabei kann ein warmes Bad eine große Entscheidungshilfe sein. Durch die Wärme entspannt sich die Frau, und entweder beruhigen sich die Wehen noch einmal, oder aber sie kommen deutlich kräftiger und häufiger.

erste Wehen

Beginnt diese erste Phase der Geburt, die so genannte Eröffnungsphase, während des Tages, ist es zwar auch wirksam, ein Bad zu nehmen, aber in der Regel gibt es dann genügend Ablenkung. Es sind noch häusliche Dinge zu erledigen, man kann spazieren gehen. Da das aktive Leben tagsüber stattfindet, ist die Unsicherheit nicht so groß wie nachts, wenn alles schläft und die Frau das Gefühl hat, der einzige Mensch zu sein, der wach ist und das alles aushalten muss.

Die Eröffnungsphase kann sich über Stunden hinziehen. Ehe sich aber durch Unsicherheit Angst und Spannung aufbauen, ist es ratsam, die Hebamme oder aber in der Klinik anzurufen. Dort ist mit Sicherheit immer irgendjemand zu erreichen, mit dem man sprechen und der Ratschläge geben kann. In der Nacht werden manche Frauen wach, um auf die Toilette zu gehen, und merken dabei ganz deutlich, *das* ist jetzt eine Wehe. Häufig kommt dazu noch ein Schleimabgang. Dieser so genannte Zervikalschleim oder -pfropf ist klar bis etwas blutig durchzogen. Er ist ein Zeichen, dass der Muttermund weich wird und sich zu öffnen beginnt. Das Kind wird dann häufig innerhalb der nächsten 48 Stunden geboren. Die Wehen kommen in unregelmäßigen Abständen, halten vielleicht 30 bis 40 Sekunden an und sind meist noch nicht besonders schmerzhaft. Trotzdem wird die ganze Aufmerksamkeit der Frau nach innen gelenkt. Sie muss bei dem, was sie gerade tut, innehalten und

Schleimabgang

erste Reaktionen auf den Schmerz

hat das Bedürfnis, tief durchzuatmen. Wehen sind Urgewalten, die in uns Frauen arbeiten, sie kommen und gehen ungefragt und haben ihren eigenen Rhythmus. Wir müssen es mit uns geschehen lassen, dürfen uns nicht dagegen wehren. Wir müssen das, was in uns arbeitet, annehmen als eine Kraft, die wir brauchen, um das Kind auf die Welt zu bringen. Viele Frauen sind erst einmal erschrocken über die Intensität des »Arbeitsschmerzes« – sprich »Wehe«. Es können Ängste oder Zweifel aufkommen, ob diese Schmerzen über Stunden hinweg auszuhalten sind. Wenn es das erste Kind ist, kann dies noch intensiver erlebt werden.

Dauer der Geburt

Die Frage, wie lange die Geburt dauern wird, beschäftigt viele Frauen. Sie meinen, wenn sie dies wüssten, dann könnten sie besser damit umgehen und alles ertragen. Beim ersten Kind ist eine Geburtsdauer von zwölf bis sechzehn Stunden völlig normal, wenn davon ausgegangen wird, dass der Muttermund sich pro Stunde einen Zentimeter weit öffnet. Es kann aber auch vorkommen, dass die »Vorbereitung« ganz im Stillen stattfindet. Dann wird z.B. bei der normalen Schwangerschaftsvorsorge festgestellt, dass der Muttermund sich schon gut geöffnet hat, dass der Gebärmutterhals schon ganz verstrichen (verkürzt) ist und dass sich alles weich und geburtsbereit anfühlt. Andere Frauen wiederum müssen mit Wehen diese Arbeit der Geburtsvorbereitung leisten.

Hilfe vom Partner

Der Partner kann in dieser Zeit gute Hilfestellung geben, oft schon dadurch, dass er einfach nur da ist, oder in Form von Entspannungsmassagen oder kleinen Handreichungen. Er kann auch mitatmen oder die Frau seelisch stützen. Hier zahlt es sich aus, wenn er bei den Geburtsvorbereitungskursen mitgemacht hat. Statt hilflos und unsicher daneben zu stehen, kann er tatkräftige Unterstützung leisten.

Wann ist es Zeit, ins Krankenhaus zu fahren oder die Hebamme zu informieren?

Während in den ersten Stunden den Wehen vielleicht mit Staunen begegnet wird (»Oh, jetzt kommt wieder eine!«), bekommt die Frau im Laufe der Zeit fast unmerklich eine andere Wahrnehmung. Es wird ganz deutlich, dass diese Wehen Geburtsarbeit sind. Das Kind macht sich auf den Weg. Manche Eltern machen sich Notizen, schreiben auf, wie oft die Wehen kommen und wie lange sie andauern. Es ist dann Zeit, ins Krankenhaus zu fahren oder die Hebamme anzurufen, wenn die Wehen anhaltend alle fünf Minuten kommen, 40 bis 60 Sekunden dauern, und das seit gut ein, zwei Stunden.

Allerdings liegt es auch an der Frau, zu entscheiden, wann sie ins Krankenhaus gehen möchte. Solange sie für sich die Sicherheit hat, dass es ihr und dem Kind gut geht, dass sie gut mit sich zurechtkommt und keine Angst hat, solange kann sie beruhigt noch zu Hause bleiben. Sie sollte sich dann auch nicht durch die Nervosität des Mannes verunsichern lassen. Denn sind sie erst einmal im Krankenhaus, ist die Erwartung, dass es zur Geburt kommt, ziemlich groß. Gedanken, die den Leistungsdruck erhöhen, können dann aufkommen: »Jetzt sind wir schon vier Stunden hier, und nichts ist geschehen!« Oder: »Nach mir sind inzwischen zwei Frauen gekommen, und beide haben schon ihre Kinder!« (Ohne zu wissen, wie lange diese Frauen zu Hause schon Wehen hatten.) Noch einmal nach Hause zu gehen ist auch eine fragliche Sache. Erstens wird dem in vielen Kliniken ungern zugestimmt, und zweitens besteht die Unsicherheit, wann man wiederkommen soll, besonders beim ersten Kind.

zu früh im Krankenhaus

Andererseits soll auch Folgendes bedacht werden. Kommt die Frau zu früh ins Krankenhaus, entsteht häufig durch Ungeduld sowohl auf Seiten der Eltern als auch der Klinik ein Handlungszwang. Schwache Wehentätigkeit, d.h. wirkungslose Wehen, durch die der Muttermund sich nicht öffnet, führt leicht zu der Entscheidung, die Geburt medikamentös einzuleiten. Dadurch gerät die Gebärende in einen Kreislauf, den sie gar nicht gewollt hat: Die Wehen werden zu kräftig – sie fühlt sich dadurch früh erschöpft –, der Wunsch nach einem Schmerzmittel rückt stärker in den Vordergrund. Die Frau gibt sich selber auf und hat das Gefühl, nicht mehr zu können. Dann wünscht sie sich eine PDA (Periduralanästhesie, siehe S. 329). Hinterher entsteht oft das Gefühl, versagt zu haben, weil alles so anders gekommen ist, als sie es sich vorgestellt und gewünscht hatte.

die erste Zeit im Krankenhaus

Wenn die Frau ins Krankenhaus kommt, wird sie von der Hebamme im Kreißsaal begrüßt und, sofern es keinen besonderen Grund zur Eile gibt, werden Formalitäten erledigt und einige Untersuchungen durchgeführt. Es wird gefragt, seit wann sie Wehen hat, das wievielte Kind sie erwartet, wann der errechnete Termin ist, und die notwendigen Papiere werden ausgefüllt. Der Blutdruck wird gemessen, Urin untersucht, die Lage des Kindes bestimmt. Die Frau wird vaginal untersucht, um die Muttermundsweite festzustellen, und die Wehen werden mit der Aufnahme-CTG (Herzfrequenz- und Wehenschreibung) registriert. Anhand dieser Untersuchungsbefunde wird die weitere Vorgehensweise besprochen. Wenn die Frau nicht direkt in den Kreißsaal muss, kann sie noch baden oder spazieren gehen. Nach einer verabredeten Zeit meldet sie sich wieder im Kreißsaal. Sollten aber vorher die Wehen kräftiger werden oder das Fruchtwasser abgehen oder die Frau einfach das Bedürfnis haben, sich auszuruhen, sollte sie auf jeden Fall eher wiederkommen.

unregelmäßige und schwache Wehen

Sind die Wehen noch nicht regelmäßig und nicht kräftig genug, kann es vorkommen, dass die Eltern z.B. nachts zum Treppensteigen geschickt werden. Dies geht oft an den Bedürfnissen der Frau vorbei. Wehen, die nur beim Treppensteigen kommen, reichen nicht zum Gebären aus. Hier kann es eher helfen, ein heißes Bad zu nehmen oder sich mit Wärmflasche und Partner noch einmal ins Bett zu legen, um sich auszuruhen. Die Nähe des Partners ist wichtig, sie kann sehr beruhigend wirken, so dass die Frau zumindest noch ein bisschen entspannen kann, auch wenn sie nicht tief und fest schläft.

Die Eröffnungsphase

unterschiedliche Bedürfnisse der Frauen

Wenn die Wehen sich regelmäßig alle fünf Minuten wiederholen, 40 bis 60 Sekunden anhalten und der Muttermund zwei bis drei Zentimeter geöffnet ist, kann mit Sicherheit davon ausgegangen werden, dass die Geburt richtig begonnen hat. Auch in dieser Situation sind die Bedürfnisse der Frauen sehr unterschiedlich. Nur wenige möchten liegen und ganz in Ruhe gelassen werden. Dabei schließen sie meistens die Augen und bleiben ganz bei sich, haben Angst vor Bewegung, weil sie meinen, dass dadurch verstärkt Wehen ausgelöst werden. Andere wiederum bewegen sich gerne, laufen herum, probieren die verschiedensten Positionen aus, halten in der Bewegung inne und versuchen dabei ihren Atemrhythmus zu finden.

So unterschiedlich Frauen auch vorbereitet sein mögen, kommt eine Wehe, entsteht unwillkürlich das Bedürfnis nach Atmung.

Aufgabe der Wehen

Aufgabe der Wehen ist es, den Muttermund zu öffnen und das Kind dabei tiefer zu schieben und zu drücken. Es muss dabei immer bedacht werden, dass das Kind auch aktiv ist und mitarbeitet. Es reagiert auf den Druck der Gebärmutter und versucht, sich klein zu machen und sich dem gegebenen Platz anzupassen. Das Kind muss den Kopf ins Becken eindrehen.

regelmäßige Untersuchungen

Regelmäßig wird der Muttermund untersucht und dabei der Höhenstand und die Position des kindlichen Kopfes festgestellt. So weiß die Hebamme, wie tief der Kopf schon ins Becken gerutscht ist. Mit zwei Fingern wird durch die Scheide in den Muttermund getastet. Dabei stößt sie auf den Kopf, tastet die Mittelnaht des Schädels und die große und kleine Fontanelle. Je nachdem, in welcher Position sich der Kopf befindet, ist feststellbar, wie das Kind sich durch das Becken schiebt. Bei dieser Untersuchung wird auch getastet, ob die Fruchtblase noch »steht«.

Rückenschmerzen

Bei einer Muttermundsweite von drei bis vier Zentimetern klagen viele Frauen über Rückenschmerzen. Hierbei kann ein warmes Bad eine gute Entspannungshilfe bieten. Es ist auch möglich, die verschiedensten Positionen auszuprobieren. Besonders der Vierfüßlerstand oder die Knie-Ellenbogenlage sind gute Positionen für Rückenmassagen. Bewährt hat sich auch der große Gymnastikball, auf dem die Frauen sitzen können, und ebenso eine Wärmflasche. Sie können so mühelos ihr Becken schaukeln oder bewegen, und das lockert auf und lindert die Rückenschmerzen.

Sind erst einmal fünf Zentimeter Öffnung geschafft – das ist schon die Hälfte –, ist schon ein großer Weg zurückgelegt. Das gilt besonders für das erste Kind. Das muss immer den Weg vorbahnen. Bei nachfolgenden Geburten geht es in der Regel deutlich schneller und leichter. Es ist sehr wichtig für alle Beteiligten, zu wissen, ob alles gut vorangeht: für die Eltern (wir haben die erste Hälfte schon hinter uns) und für die Geburtshelfer (sie sehen, die Frau arbeitet gut mit, die Wehen erfüllen ihre Aufgabe). Mut und Zuversicht umgeben sie, es gibt keinen Grund für Ungeduld oder Angst.

Die Übergangsphase

In der so genannten Übergangsphase – wenn der Muttermund acht Zentimeter bis nahezu vollständig eröffnet ist – kommt bei fast allen Frauen für kurze Zeit eine Paniksituation auf. Sie haben das Gefühl, überhaupt nicht mehr zu können und zu wollen. Selbst Mehrgebärende, die bis dahin leicht und schnell eröffnet haben, sagen ganz unvermittelt: »Ich kann nicht mehr!« Als aufmerksame und erfahrene Begleitung der Gebärenden weiß man ganz genau, dass das Kind *jetzt* kommt. Es ist eine Urgewalt, die in den Frauen arbeitet. Alle noch vorhandenen Kräfte sammeln sich, die Grenze des Erträglichen ist erreicht. Es erfordert noch einmal allen Mut, das Geschehen ganz aus dem Inneren heraus zu bejahen. Es wird ernst. Das, was die ganzen Monate hindurch im Verborgenen gewachsen ist, was auch sehnlichst erwartet wird, kommt jetzt. Es wird be-greif-bar. Die Frau braucht in dieser Situation viel Zuspruch und Wärme. Ihre eigene Hülle ist sehr dünn, ihre Grenzen sind erreicht. Für sie ist es wichtig zu wissen, dass sie getragen wird von Menschen, denen sie vertraut. Diese Übergangsphase dauert teilweise zwei bis vier Wehen, manchmal allerdings auch eine gute Stunde. Es ist Millimeterarbeit, trotz des enormen Kraftaufwandes.

Panik- und Erschöpfungsgefühle

Die Geburt des Kindes

Ist der Muttermund ganz offen und hat das Köpfchen schon mehr als die Beckenmitte, fast den Beckenausgang erreicht und ist es eventuell schon sichtbar, verspürt die Frau unwillkürlich einen Druck nach unten auf den Darm. Die Bauchpresse fängt an, das Kind ganz entschieden herauszudrücken. Manche Frauen werden durch ein Gefühl des Stuhldrangs etwas unsicher und versuchen zuzukneifen. Dabei ist dieser Drang völlig normal, denn das Kind rutscht mit seinem Köpfchen ganz eng über den Darm, um dann aus der Scheide herauszukommen. Das Gefühl des Mitdrücken- oder Mitpressenwollens wird oft als Erleichterung empfunden. Der Impuls, den das Kind aussendet, dass es jetzt bereit ist zu kommen, stärkt ganz enorm den Willen der Mutter. Sie wird mutig und kraftvoll, während sie kurze Zeit vorher noch dachte, nicht mehr

erste Presswehen

zu können, keine Kraft mehr zu haben. Die Möglichkeit des Mitarbeitens wird oft als Wohltat empfunden. Statt die Wehen zu erdulden, kann die Frau jetzt aktiv mittun. Ungeahnte Kräfte werden frei und schieben, drücken, pressen das Kind auf die Welt. Die über Stunden aufgebaute Spannung erreicht ihren Höhepunkt, wenn das Köpfchen des Kindes sichtbar wird und dann innerhalb weniger Minuten aus der Mutter heraustritt. Ist erst einmal der Kopf geboren, dauert es nur noch einen Augenblick, und der ganze Körper schiebt sich hinterher. Das Kind ist geboren!

neue Kräfte

Dieser Moment – das Kind liegt warm eingehüllt auf dem Bauch der Mutter –, dieser Moment ist etwas Einmaliges, ein unfassbares, tiefes Erlebnis, für jeden Menschen. Ein Kind – erträumt, erhofft, voll Sehnsucht erwartet – verlässt seine Welt der Wärme und Schwerelosigkeit. Ein nie gesehenes, noch unbekanntes »Wesen« kommt aus dem Dunkel an das Licht der Welt. Das Wesen, das sich während der letzten Monate in der Hülle der Mutter entwickelt hat, tritt in Erscheinung. In eine Welt des Lichtes, der Kälte, der Geräusche, des Schmerzes und des Mangels. Es selbst macht dabei eine tiefgreifende Verwandlung durch, es wird ein selbständiges Erdenwesen. Der erste Schrei, die erste Äußerung – mit diesem ersten Atemzug ist ein Innen und Außen entstanden. Etwas, das es nicht gab, als das Kind noch im Mutterleib war. Der erste Schrei, der erste Atemzug löst bei den Anwesenden eine tiefe Empfindung aus. Die Gefühle und Reaktionen lassen sich kaum beschreiben. Die Spannung hat sich verwandelt in eine ehrfurchtsvolle Bewunderung, und alle Beteiligten verharren im Staunen. Jeder Mensch, der dabei sein darf, wenn ein neuer Mensch auf die Welt kommt, der die ersten Atemzüge hört, manchmal auch ein lautes Weinen, der die Freude, die Dankbarkeit, das Glücksgefühl und auch die Liebe der Eltern zueinander und zu ihrem Kind miterlebt, wird eine tiefe Dankbarkeit dafür empfinden.

ein unvergessliches Erlebnis

Von den Helfern würde man sich wünschen, dass sie nicht gleich anfangen aufzuräumen, sondern für kurze Zeit zumindest innerlich einen Schritt zurücktreten, sich öffnen und Platz machen für diesen Menschen, für die Empfindungen und Gefühle, die sie umgeben. Dazu gehört auch die Wahrnehmung für das Bedürfnis der Frau, wann sie das Kind annehmen möchte. Früher wurde das

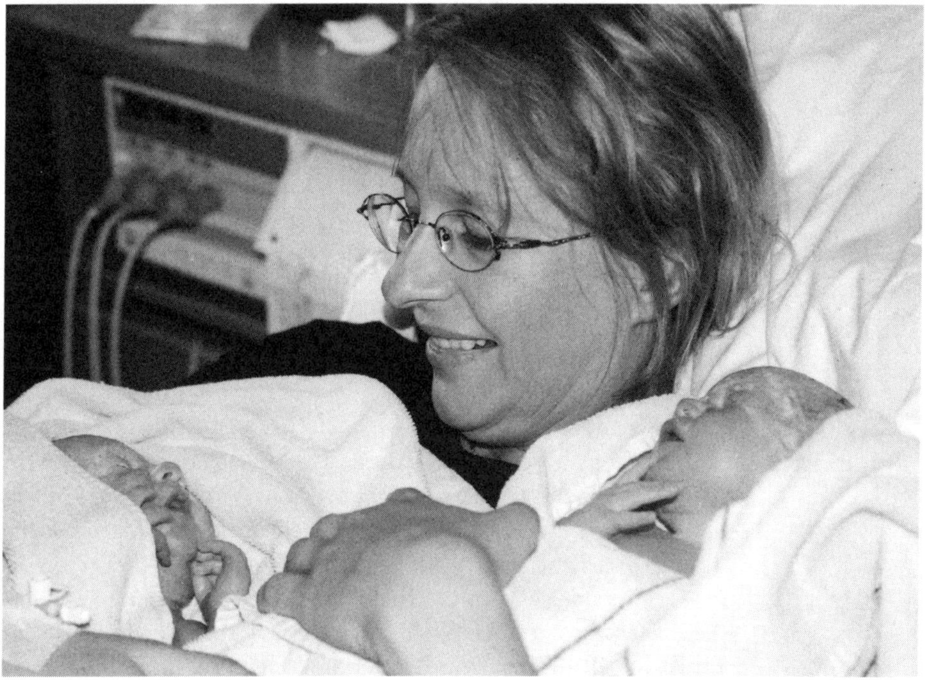

Ein lang ersehnter Augenblick: endlich sein(e) Kind(er) im Arm halten zu können.

Kind sofort nach der Geburt abgenabelt und zur weiteren Versorgung von der Mutter entfernt. Heute ist es üblich, das Neugeborene erst einmal auf den Bauch der Mutter zu legen. Somit wird die Einheit von Mutter und Kind nicht zu schnell unterbrochen: Das Kind spürt die Wärme, den vertrauten Herzschlag und den beruhigenden Atemrhythmus der Mutter. Doch nicht alle Frauen sind in der Lage, das Kind sofort in Empfang zu nehmen. Es ist richtig, die Frau diesen Zeitpunkt selbst bestimmen zu lassen. Die Gebärde des Annehmens soll von Herzen kommen. Für manche Frauen wäre es gut, sich schon vorher hierüber Gedanken zu machen und die Bedürfnisse zu gegebener Zeit klar zu äußern.

das Kind in Empfang nehmen

Nach der Geburt des Kindes wird (meistens innerhalb der

Nachgeburt nächsten halben Stunde) die Plazenta geboren. Dafür muss sich die Gebärmutter noch einmal kräftig zusammenziehen, um die weiche, oftmals zwei Hände große Plazenta nach außen zu befördern. Die Frau wird dabei noch einmal zum Mitpressen aufgefordert, und eventuell zieht die Hebamme gleichzeitig vorsichtig an der Nabelschnur. Die Plazenta wird auch Mutterkuchen genannt, und wenn sie den Körper der Mutter verlassen hat, bezeichnet man sie, zusammen mit der Nabelschnur, als Nachgeburt.

Die Plazenta war während der Schwangerschaft für das Ungeborene das wichtigste Organ, das alle Funktionen übernommen hat, die seine eigenen unreifen Organe noch nicht selber leisten konnten. Sie hat die Aufgaben der Lunge, der Niere, der Leber, des Darmes sowie der Hormondrüsen ausgeführt.

die Plazenta Es ist sehr interessant, sich dieses Organ nach der Geburt anzusehen und einmal zu betrachten, in welcher Hülle das Kind gelebt hat, wie die Innenseite aussieht, wo der Stoffaustausch zwischen Mutter und Kind stattgefunden hat, und auch die Verästelungen der Gefäße sind sehenswert. Viele Eltern haben eine gewisse Scheu, die Plazenta anzusehen, weil sie blutig ist. Aber sie verdient sehr wohl eine ehrfurchtsvolle Betrachtung, denn sie hat ihre überaus wichtige Aufgabe gut erfüllt.

was geschieht mit der Nachgeburt? Es ist auch durchaus überlegenswert, was mit der Nachgeburt anschließend geschehen soll. In Kliniken wird sie üblicherweise verbrannt. Es gibt aber auch Eltern, die sie mit nach Hause nehmen, um sie zu beerdigen, so wie es in vielen anderen Ländern und alten Kulturen auch üblich ist und war. Die Hopi-Indianer z.B. beerdigen sie, um ihre Verbundenheit mit Mutter Erde zum Ausdruck zu bringen. In anderen Kontinenten wird die Nabelschnur oder die gesamte Nachgeburt als ein lebendiges Wesen betrachtet, als Bruder oder Schwester, Schutzgeist oder Schutzengel des Kindes. Natürlich steht immer die Geburt des Kindes im Mittelpunkt der Aufmerksamkeit, aber das Wissen um die Gebräuche anderer Kulturen und Epochen kann dazu anregen, sich über den Umgang mit der Nachgeburt Gedanken zu machen.

Das Neugeborene

Die ersten Minuten

Sobald das Kind geboren ist, wird es nicht mehr über die Nabelschnur durch die Mutter versorgt. Es muss selbst atmen und etwas später auch selber trinken. Auch wenn die Nabelschnur noch nicht durchtrennt ist und noch pulsiert, reicht die Sauerstoffversorgung damit nicht mehr aus. Das Kind macht den ersten Atemzug, die Lungen entfalten sich, und der Blutkreislauf stellt sich um.

selbständiges Atmen

In den ersten Minuten sind die meisten Kinder noch etwas benommen von der Anstrengung der Geburt. Sie sind häufig etwas bläulich in der Hautfarbe, bewegen sich nicht gleich so rege und atmen vielleicht auch noch etwas unregelmäßig. Diese Phase dauert jedoch nicht länger als ein bis drei Minuten, dann hat es sich schon den neuen Verhältnissen angepasst.

Wenn das Kind »Anpassungsschwierigkeiten« hat

Wenn ein Kind Probleme hat und länger braucht, um lebhaft und rosig zu werden, kann es nötig sein, ihm zu helfen. Diese Hilfe kann variieren vom Absaugen des Rachens, Kitzeln an den Füßen bis hin zu einer Beatmung mit Sauerstoff oder einer medikamentösen Behandlung.

Anreize zum Atmen

In manchen Kliniken werden die Kinder noch direkt nach der Geburt abgesaugt, um zähen Schleim und Fruchtwasser aus dem Rachenbereich zu entfernen und einen Anreiz zum Atmen zu geben. Auch andere Reize fördern die erste Atmung, wie Kälte, Klopfen, Massage an den Füßen oder am Rücken.

Diese aktiven Maßnahmen sind meistens nicht nötig, und es reicht, wenn das Kind auf den Bauch der Mutter gelegt, etwas abgetrocknet und gut warm zugedeckt wird. Es muss nicht direkt nach fünf Sekunden laut losschreien und darf in Ruhe und ohne unnötige Reize »ankommen«. Die Wärme und die Nähe der Mutter helfen ihm dabei.

Wenn der erste Eindruck vom Kind nicht gut ist, muss natürlich rechtzeitig mit unterstützenden Maßnahmen eingegriffen werden.

Die erste Untersuchung des Kindes

Wann das Kind abgenabelt und auf den Bauch der Mutter gelegt wird, wird in den Kliniken unterschiedlich gehandhabt. Mal wird *das Abnabeln* die Nabelschnur gleich durchtrennt, woanders wird gewartet, bis sie nicht mehr pulsiert und somit kein Blut mehr fließt. Wenn es dem Kind gut geht und es keine schnelle unterstützende Hilfe braucht, spricht nichts für ein frühes Abnabeln.

In manchen Kliniken und in den meisten Geburtshäusern wird das Kind direkt, wenn es da ist, auf Mutters Bauch gelegt, etwas abgetrocknet (wenn das nicht passiert, kann es schnell auskühlen) und zugedeckt. In anderen Kliniken wird es leider zuerst abgenabelt und gleich anschließend untersucht, noch bevor die Mutter es zu sich nehmen kann.

Wenn die Hebamme oder der Arzt sich davon überzeugt haben, dass es dem Kind gut geht, und auch weiter im Auge behalten, wie es sich in den ersten 10 bis 20 Minuten verhält, dann tut es Mutter *ein Moment der Ruhe* und Kind sicher gut, zuerst einige Zeit in Ruhe zusammen zu sein, bevor das Kind untersucht, etwas gewaschen (baden ist oft nicht nötig) und angezogen wird. Es sollten von den Eltern auch ruhig Wünsche in dieser Richtung geäußert werden.

Gleich nach der Geburt werden die Lebensäußerungen des Kin- *Lebensäußerungen des Kindes* des bewertet mittels der Apgar-Bewertung (siehe S. 131); der Sauerstoffgehalt des Blutes wird indirekt durch die pH-Bestimmung (siehe S. 131) aus der Nabelschnurarterie festgestellt, und etwas später wird das Kind körperlich untersucht.

Diese erste körperliche Untersuchung findet in der Regel in den ersten vier Stunden nach der Geburt statt. Meistens wird dies vor dem ersten Anziehen gemacht. Wenn alles in Ordnung ist, verläuft das schnell und fast unbemerkt. Der Arzt oder die Hebamme untersucht das Kind auf Fehlbildungen. Mit dem Stethoskop werden Herz und Lunge abgehört, um eventuelle Herzfehlbildungen oder Lungenprobleme frühzeitig zu entdecken. Bewegungen und Reflexe werden beurteilt sowie die Farbe und Beschaffenheit der Haut. Natürlich wird auch auf eventuelle Geburtsverletzungen (z.B. durch die Saugglocke oder die Geburtszange) geachtet.

Untersuchung auf Fehlbildungen und Verletzungen

Kinder, deren Geburt etwas länger dauerte, haben oft auf dem Kopf eine kleine Beule, eine so genannte Geburtsgeschwulst. Wenn der Kopf lange auf den Muttermund gedrückt hat und die Fruchtblase schon offen war, entsteht leicht etwas seitlich vom Hinterkopf, dort wo der Muttermund schon geöffnet war, eine weiche Beule durch Wasseransammlung. Dies ist nichts Schlimmes und ist meistens innerhalb von 24 bis 48 Stunden wieder verschwunden.

Geburtsgeschwulst

Apgar

Frau Dr. Virginia *Apgar* hat im Jahre 1952 eine Beurteilung des Neugeborenen nach Lebensäußerungen eingeführt, den Apgar-Wert. Herzfrequenz, Atmung, Hautfarbe (blass-blau, blau-rosig, rosig), Reflexe und Bewegungen werden mit 0, 1 oder 2 Punkten bewertet, und zwar fünf und zehn Minuten nach der Geburt. Werden diese fünf Bewertungen zusammengezählt, bekommt man eine Zahl zwischen 0 und 10. So besteht die vollständige Apgar-Bewertung aus zwei Zahlen für die zwei Zeitpunkte. Bei einem völlig lebensfrischen Neugeborenen ist der Apgar meistens 10-10.

Beurteilung nach Lebensäußerungen

Hat ein Kind eine schwere Geburt hinter sich und muss es sich noch umstellen und eingewöhnen, dann kann es zu Anfang noch etwas schlapp sein, noch nicht direkt kräftig durchschreien und noch etwas bläulich sein. Wenn es sich danach schnell erholt, eventuell mit Hilfe, kann der Apgar z.B. 8-10 sein.

pH-Wert

Die Bestimmung des pH-Wertes aus dem Blut der Nabelarterie sagt indirekt etwas über die Sauerstoffversorgung des Kindes in der letzten Phase der Geburt aus und wird in den meisten Kliniken

Beurteilung der Sauerstoffversorgung

routinemäßig bestimmt. Bei einer Sauerstoffunterversorgung wird das Blut etwas saurer, d.h. der pH-Wert wird niedriger. Bei der Geburt kann es kurze oder auch längere Phasen der Sauerstoffmangelversorgung geben (siehe hierzu auch S. 309 f.). Wenn direkt nach der Geburt aus der Nabelschnurarterie Blut abgenommen und dessen pH-Wert bestimmt wird, ist es möglich, eine Sauerstoffmangelversorgung während der letzten Phase der Geburt festzustellen oder zu vermuten. Bei einer längeren Sauerstoffunterversorgung kann der pH-Wert des Blutes z.B. unter 7,10 fallen. Bei höheren Werten wird die Sauerstoffversorgung in Ordnung gewesen sein. Ausgeprägter Sauerstoffmangel und »saures« Blut (Acidose) können unter Umständen eine Schädigung des Gewebes, z.B. des Gehirns, verursachen.

Der Aussagewert von Apgar und pH

In der Regel wird man eine gute Apgar-Zahl und einen guten pH-Wert finden. Beide Werte wollen also etwas darüber aussagen, wie schwer die Belastung der Geburt für das Kind war. Welche Bedeutung und welche Konsequenzen diese Bewertung für das Kind hat, ist zur Zeit nicht so klar und auch umstritten. Der Beweis für einen eventuellen »Geburtsschaden« durch Sauerstoffmangel im Gehirn kann mit diesen Bewertungen (Apgar und pH) keineswegs sicher geführt werden. Es gibt viele Kinder, die mit einem schlechten Apgar und niedrigem pH-Wert geboren wurden und eine völlig normale Entwicklung durchgemacht haben, andererseits ist auch das Gegenteil möglich.

umstrittene Bewertung

Man kommt heute mehr und mehr zu der Einsicht, dass nur ein geringer Teil von Entwicklungsstörungen auf so genannte »Geburtsschäden« zurückzuführen ist.

Wenn ein Kind eine schwere Geburt hatte und deshalb vorübergehend etwas »mitgenommen« und schwach war, wird dies noch nichts für den weiteren Verlauf des Lebens aussagen.

Im Grunde ist es gut, dass es nicht möglich ist, direkt nach der Geburt anhand von zwei Zahlen etwas über die Lebenschancen eines Kindes zu sagen.

Die ersten Behandlungen des Kindes

Wenn das Kind die anstrengende und nicht risikofreie Hürde in das Erdenleben gut überstanden hat, wird aus ärztlicher Sicht die Sorge um sein Wohlergehen von dem Frauenarzt auf den Kinderarzt übergehen. Nicht nur das Ungeborene, auch das Neugeborene ist einigen Risiken ausgesetzt. Das ist der Grund, warum ein Vorsorgeprogramm mit regelmäßigen Untersuchungen angeboten wird. Dazu gehören auch einige vorbeugende Maßnahmen direkt nach der Geburt wie die Credé'schen Augentropfen, die Gabe von Vitamin K, die Kontrolle und eventuelle Behandlung eines »gelben Kindes«, Vitamin D und etwas später die Impfungen.

regelmäßige Vorsorgeuntersuchungen

Diese ersten drei Themen werden hier behandelt, für die letzten beiden verweisen wir u.a. auf die »Kindersprechstunde« von Wolfgang Goebel und Michaela Glöckler (siehe Literatur im Anhang).

Augentropfen

Die Silbernitrat-Augentropfen oder Credé'sche Prophylaxe bekam bis vor kurzem fast jedes Neugeborene direkt nach der Geburt in beide Augen getröpfelt. Auch heute wird es noch in vielen Kliniken angeboten. Durch diese Behandlung soll einer Erblindung durch eine Augeninfektion mit Gonokokken vorgebeugt werden. Gonokokken sind die Verursacher der Geschlechtskrankheit Gonorrhoe, siehe S. 245 (»Tripper«). Wenn schwangere Frauen diese Bakterien in der Scheide haben, können diese während der Entbindung in die Augen des Kindes kommen.

Schutz vor Gonokokken-Infektion

Gonorrhoe war am Anfang des letzten Jahrhunderts noch weit verbreitet und konnte nicht befriedigend behandelt werden, da es noch keine Antibiotika gab. Aus dieser Zeit stammt auch die (bis vor kurzem gesetzliche) Empfehlung, jedem Neugeborenen diese Tropfen zu verabreichen.

Heute gibt es kaum Frauen mit einer unentdeckten und damit unbehandelten Gonokokkeninfektion. Nach Schätzungen haben ca. 15 von 100.000 Einwohnern Deutschlands eine Gonorrhoe, dabei waren Männer zweimal so oft infiziert wie Frauen. Wenn diese Diagnose bei einer Frau gestellt wird, kann sie auch während der Schwangerschaft antibiotisch behandelt werden. Eine rechtzeitig entdeckte Augeninfektion kann heute aber ebenfalls erfolgreich antibiotisch behandelt werden.

ist eine Routinebehandlung nötig?

Bei jedem zehnten Kind entsteht als Reaktion auf die Credé'schen Tropfen eine schmerzhafte Reizung der Augen, die mehrere Tage anhält. Aus diesen Gründen mehren sich auch in Fachkreisen die Stimmen gegen eine Routinebehandlung. Wenn beide Partner sich sicher sind, keine Gonorrhoe zu haben (eine Gonorrhoe-Infektion verursacht bei Männern fast immer Beschwerden – Brennen beim Wasserlassen und eitrige Absonderung aus der Harnröhre –, bei der Frau kann sie unbemerkt bleiben), oder wenn die Frau dies gegen Ende der Schwangerschaft hat untersuchen lassen, kann mit gutem Gewissen auf diese Tropfen verzichtet werden.

Die Gonorrhoe wird häufig von einer Chlamydieninfektion begleitet (siehe S. 242). Auch dieser Keim kann während der Geburt in die Augen des Kindes geraten und da eine eitrige Entzündung verursachen. Chlamydien werden *nicht* von den Silbernitrattropfen getötet, sind aber gut mit Antibiotika zu behandeln.

Vitamin K

Vitamin K ist eine Substanz, die bei der Blutgerinnung eine wichtige Rolle spielt. Bei Mangel kann es zu einer Blutungsneigung führen, die vor allem bei Blutungen im Gehirn fatale Folgen haben kann. Statistisch gesehen tritt bei etwa 10.000 Neugeborenen einmal eine solche Hirnblutung auf, wenn diese Kinder nicht mit Vitamin K behandelt werden.

»natürlicher« Vitamin K-Mangel

Alle Neugeborenen haben im Grunde genommen einen »natürlichen« Vitamin K-Mangel und eine entsprechend herabgesetzte Gerinnung. Nach einigen Wochen »normalisiert« sich das in der Regel spontan. Warum hat das Neugeborene die Neigung, das Blut länger als »normal« im Fluss zu halten und weniger schnell fest werden (gerinnen) zu lassen? Welchen Sinn diese Tatsache haben könnte, kann nur als unbeantwortete Frage stehen bleiben. Wenn der Sinn nicht verstanden wird, muss dies aber noch nicht als »Irrtum der Natur« interpretiert werden!

Es scheinen vor allem die gestillten Kinder zu sein, die eher zu einem Vitamin K-Mangel neigen. Der »echte« ausgeprägte Vitamin K-Mangel entsteht bei Störungen der Vitamin K-Aufnahme durch Darmerkrankungen.

Da die Neigung zu (Gehirn-)Blutungen durch Gerinnungsstörungen nicht gut festzustellen ist und solche Blutungen sich nicht ankündigen, ist die offizielle Empfehlung, allen Neugeborenen vorbeugend Vitamin K zu verabreichen. Hierzu werden dem Kind dreimal zwei Tropfen (= 2 mg) Vitamin K in den Mund gegeben, und zwar bei den ersten drei Vorsorgeuntersuchungen. Die erste Untersuchung findet meistens noch im Kreißsaal statt, die zweite zwischen dem 3. und 10. Lebenstag und die dritte zwischen der 4. und 6. Lebenswoche.

vorbeugende Vitamin K-Gabe

Es handelt sich hierbei um eine vorsorgliche Behandlung, wobei die Kinder Vitamin K dreimal als Stoß-Dosis bekommen. Dieser Stoß ist 10.000 mal höher als der normale Tagesbedarf! Schädliche Nebenwirkungen dieser Überdosierung sind bis jetzt noch nicht festgestellt worden, trotzdem sollte dies zumindest nachdenklich stimmen.

extrem hohe Dosis

Die Frage ist, ob es möglich wäre und dem Kind gut täte, wenn diese pauschale Therapie individuell differenziert werden könnte. Es ist auch möglich, die Konzentration des Vitamin K in der Muttermilch geringfügig zu erhöhen, indem ausreichend Gemüse wie Spinat, Broccoli, Blumenkohl, Tomaten und Sojabohnensprossen gegessen wird (siehe auch S. 74). Ob im Einzelfall durch diese Maßnahmen ganz oder teilweise auf die Vitamin K-Gabe verzichtet werden kann, muss mit dem behandelnden Kinderarzt besprochen werden. Eine Alternative zu der üblichen Dosierung ist die tägliche Gabe einer stark verdünnten Lösung über zwölf Wochen. Siehe dazu Rezept und Gebrauchsinformation im Anhang (S. 361).

individuelle Maßnahmen

Neugeborenen-Gelbsucht

Das so genannte »gelbe Neugeborene« oder die Neugeborenen-Gelbsucht hat nichts mit der infektiösen Gelbsucht, einer Entzündung der Leber (Hepatitis, siehe S. 245), zu tun. Nur das Erscheinungsbild, das Gelbwerden der Haut und des Augenweißes, ist bei beiden gleich.

Viele Kinder werden zwischen dem 2. und 6. Lebenstag etwas gelblich.

meist eine normale Erscheinung

Dies ist eine normale Erscheinung, die auch nichts mit der Rhesus-Unverträglichkeit zu tun hat (siehe dazu S. 289) und bei Säuglingen mehr oder weniger ausgeprägt vorkommen kann, bei Frühgeborenen aber mehr als bei Reifgeborenen. Bei allen gesunden Kindern wird, auch schon vor der Geburt, in geringem Ausmaß dauernd Blut gebildet und auch wieder abgebaut. Ein Abbaustoff des Blutes ist das *gelbe* Bilirubin. Vor der Geburt gelangt dieser Gelbfarbstoff über den Mutterkuchen zur Mutter, die ihn dann ausscheidet. Nach der Geburt muss die kindliche Leber die Verarbeitung und Ausscheidung selber übernehmen. In den ersten Lebenstagen ist die Leber oft noch nicht genug auf ihre neuen Aufgaben eingestellt und die Bilirubin-Verarbeitung gelingt manchmal nicht schnell genug. Dann kommt es zu einer Anhäufung dieses Gelbfarbstoffes unter anderem in der Haut. Nach einigen Tagen ist die Leber ausgereift und kann ihrer Aufgabe gerecht werden.

zu hohe Bilirubin-Konzentrationen

Wenn aber in dieser Übergangsphase (2. bis 4. Tag) zu hohe Konzentrationen des Bilirubins entstehen und das Kind eine gelb-orangene Farbe bekommt, kann dies unter Umständen zu einer Schädigung des kindlichen Gehirns mit bleibenden Folgen führen, wenn nicht entsprechend und rechtzeitig behandelt wird. Das ist der Grund, warum so konsequent auf die Hautfarbe und auch auf andere Zeichen einer zu hohen Bilirubin-Konzentration (unter anderem Trinkschwäche und Trägheit) geachtet wird. Bei Verdacht wird der Bilirubinwert im Blut bestimmt. Ab einem bestimmten Wert muss eine Behandlung begonnen werden. Diese besteht bei

Lichttherapie

mäßig hohen Werten aus einer Lichttherapie. Das Bilirubin wird nämlich nicht nur in der Leber, sondern auch in der Haut unter Einfluss von Sonnenlicht abgebaut. Um diese Lichtwirkung intensiv einsetzen zu können, wird das Kind meist stundenweise nackt unter eine UV-Lampe gelegt, bis die Blutwerte wieder besser werden. Dies dauert selten länger als ein bis drei Tage.

reichlich trinken

Wichtig ist auch, dass diese Kinder reichlich trinken. Bei beginnender Gelbsucht, wenn die Werte (noch) nicht zu hoch sind, kann es helfen, diese Kinder mit ihrem Bettchen ans Fenster zu stellen.

Tritt dieses Gelbwerden innerhalb der ersten 24 Lebensstunden auf, liegt fast immer eine Rhesus-Unverträglichkeit vor, siehe dazu S. 289.

Rhesus-Unverträglichkeiten

Die zweite Untersuchung des Kindes

Zwischen dem 3. und 10. Lebenstag wird die so genannte U2, meistens vom Kinderarzt, durchgeführt. Bei den Klinikgeburten findet diese Untersuchung in der Regel am 4. oder 5. Tag nach der Geburt statt, vor der Entlassung aus dem Krankenhaus.

Bei dieser ausführlichen körperlichen Untersuchung werden alle Organsysteme sowie die Motorik und die Reflexe geprüft. Außerdem wird in manchen Geburtskliniken mit der U2 eine Ultraschalluntersuchung der Hüften vorgenommen. Hierbei wird schonend festgestellt, ob die Entwicklung der Hüftgelenke in Ordnung ist. Bei frühzeitig entdeckten Abweichungen ist die Behandlung (z.B. Spreizhose) weniger langwierig und sind die Erfolge deutlich besser. Bei der U3 ist das Hüft-Ultraschall-Screening generell vorgesehen.

Organe, Motorik und Reflexe

Bei allen Neugeborenen wird am 2. bis 5. Tag eine Blutuntersuchung gemacht, der so genannte »Guthrie-Test«. Hierzu werden einige Tropfen Blut aus der Ferse des Kindes entnommen. Mit dieser Untersuchung wird nach drei Stoffwechselerkrankungen (Phenylketonurie, der selteneren Galaktosämie und dem noch selteneren Biotinidasemangel) und nach einer eventuellen Schilddrüsenunterfunktion geschaut. Bei diesen Erkrankungen ist die Prognose und der Verlauf bei frühzeitigem Therapiebeginn wesentlich günstiger als bei einer verspäteten Entdeckung, deshalb ist dies eine sinnvolle Untersuchung.

Untersuchung auf Stoffwechselerkrankungen

Wochenbett und Stillen

Das Stillen

Ein Kind zu stillen bedeutet ein elementares Grundbedürfnis zu »stillen«. Der Anblick einer stillenden Frau ruft in uns spontan ein Gefühl von vollendeter Harmonie und Innigkeit hervor. Dieses Gefühl entspricht auch der natürlichen Vollkommenheit. Durch die stillende Mutter findet der leibliche Aufbau des Kindes seine Fortsetzung. In der Schwangerschaft wurde das Kind rundherum von der Mutter versorgt. Es brauchte sich nicht selber um Sauerstoff und Nahrung zu bemühen, die Wärmehülle umgab es gleichbleibend, die Verdauung war noch nicht angeregt. All dieses muss ein Kind, wenn es auf die Welt kommt, sofort lernen. Die annehmende Geste der Mutter, wenn sie das Kind zu sich an die Brust nimmt, hilft ihm, sich in dieser Zeit weiterhin geborgen zu fühlen. Seelisch erfährt es dabei die stärkste Form der Zuwendung, nicht nur Nahrung, sondern auch Nähe, Umhüllung, Wärme, Blickkontakt. Stillen ist zwischen Mutter und Kind ein intensives Gespräch, eine zarte Annäherung an den Zustand vor der Geburt. Keine noch so liebevoll vorbereitete und gefütterte Flasche kann dies ersetzen. Darum sollte jede Mutter, wenn keine Gründe (z.B. offene Tuberkulose oder HIV-positiv) dagegen sprechen, versuchen, wenigstens für einige Zeit das Kind zu stillen.

mehr als nur Nahrungsaufnahme

Es ist abzuwägen, ob die manchmal gegen das Stillen vorgebrachten »Gründe« wie »Dann bin ich nicht so angebunden«, »Der Vater kann das Kind dann auch mal füttern und beruhigen«, »Dann kann ich auch mal weggehen« so wichtig sind angesichts dieser

»Gründe« gegen das Stillen

Beim Stillen wird das Kind nicht nur mit besonders geeigneter Nahrung versorgt. Eine Mutter kann damit ihrem Schützling auch die Empfindung der Nähe, der Geborgenheit und der Wärme vermitteln.

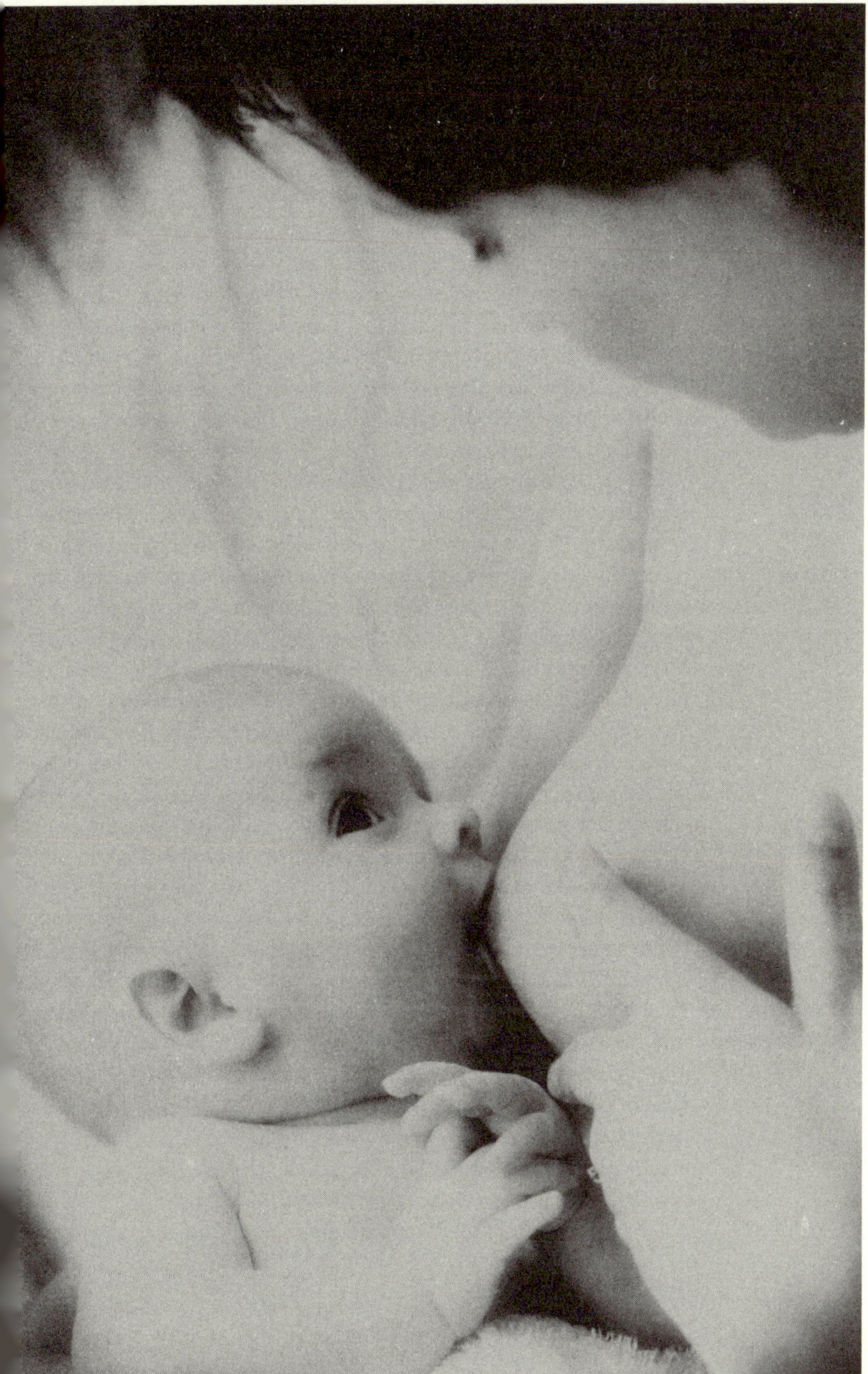

kurzen Zeit. Nie wieder ist ein Kind so klein, so hilflos und uns so nahe. Die Zeit des Zaubers, des Vertrauens und der Innigkeit gibt der Mutter die Möglichkeit, ihre Beziehung zum Kind ganz besonders zu entwickeln. Das Stillen ist auch für sie ein Gewinn, bedeutet eine Zunahme an Erfahrung und Lebensqualität. Hier empfindet sie intensiv die Liebe, die das Kind ausstrahlt. Dies kann als Ausgleich für die eventuellen Einschränkungen im praktischen Leben gesehen werden. Bei dem, was die Mutter selbst erlebt, wird ihr ein »Verzicht« auf andere Aktivitäten gar nicht so schwerfallen. Die Zeit des Stillens ist eine Übergangszeit, die mehr oder weniger leicht zu leben ist. Sie ist schnell vorüber, und die Frau behält sie als besondere Zeit in Erinnerung.

ein wirkliches Erlebnis

Es gibt aber Frauen, die bei allem Wollen ihr Kind nicht stillen können. Trotz aller Bemühungen und auch tatkräftiger Unterstützung durch Hebamme und Partner reicht die produzierte Milchmenge nicht aus, das Kind satt zu bekommen. Es ist für einige dieser Frauen schwer, eine solche Tatsache ohne Schuldgefühle und Versagensdruck zu akzeptieren. Eine Möglichkeit, das Stillbedürfnis für Mutter und Kind zu befriedigen, wäre, das Kind trotzdem nuckeln zu lassen. Dadurch bekommt es den Körperkontakt und Zuwendung, eventuell auch ein wenig Muttermilch. Die restliche Nahrung kann nachgefüttert werden. Wir leben zum Glück in einer Zeit und in einer Welt, wo die Möglichkeit besteht, unter verschiedenen Ersatznahrungen auszuwählen. Sollte diese Situation sich also einstellen, so kann sie ruhigen Gewissens und ohne Schuldgefühle akzeptiert werden. Stillen ist ein Recht, keine Pflicht.

zu wenig Milch

Umso erstaunlicher ist es, dass in der heutigen Zeit so viel über den natürlichen Vorgang des Stillens geredet und geschrieben wird. Es wird über die »Kunst des Stillens« gesprochen. Das Können und die Selbstverständlichkeit sind offenbar verloren gegangen! Es gibt allerdings auch kaum noch Vorbilder für die jungen Mütter von heute, denn ihre eigenen Mütter haben größtenteils selber keine Erfahrungen mit dem Stillen. Es war zu deren Zeit eine Modeerscheinung, Flaschennahrung zu geben. Die Werbung versprach eine vollständige Ernährung (»... da ist alles drin, was Ihr Baby zu einer gesunden Entwicklung braucht«). Gerade für die Frauen, die

keine Selbstverständlichkeit mehr

ins Berufsleben eingestiegen waren, stellte dies eine Beruhigung dar, denn dadurch waren sie unabhängig und das Kind konnte getrost von anderen Personen versorgt werden. Dennoch spricht einiges für die Gabe von Muttermilch durch Stillen. Muttermilch ist und bleibt die beste Ernährung für das Kind. Sie ist immer griffbereit, braucht keine Vorbereitung, hat immer die richtige Temperatur und die richtige Zusammensetzung, und auch die Menge stellt sich auf die Bedürfnisse des Kindes ein. Dazu kostet sie kein Geld, allerdings Kraft, um sie zu bilden. Muttermilch ist unumstritten das Beste, was das Kind bekommen kann, trotz aller Bemühungen der Industrie, Babynahrung durch hoch spezialisierte Verfahren ihrer Zusammensetzung anzunähern. Bei der Herstellung werden Nahrungsstoffe verschiedenen Ursprungs mit raffinierten technischen Methoden isoliert, wieder neu zusammengesetzt und mit Substanzen, die die Haltbarkeit erhöhen und Geschmacksstoffen versehen. Als Produkt ist Flaschennahrung ein hochwertiger Ersatz für die Fälle, in denen das Kind nicht von der Mutter gestillt werden kann. Aber sie ist eben nur ein Ersatz. Alternativ kann auch Stutenmilch, Mandelmilch oder auch Ziegenmilch gegeben werden (siehe auch Glöckler / Goebel, »Kindersprechstunde«).

die beste Ernährung für das Kind

Das Kind kann sofort nach der Geburt schon an die Brust gelegt werden. Da der Saugreflex in der ersten halben Stunde am intensivsten ist, fördert ein frühes Anlegen die gesamte Stillzeit. Manche Kinder brauchen dabei Hilfe, indem ihnen die Brust angeboten wird, andere Kinder robben, kaum dass sie auf dem Bauch der Mutter liegen, in Richtung Brust, finden die Brustwarze sogar von allein und fangen an zu saugen. Andere wiederum sind von den Anstrengungen der Geburt so erschöpft, dass sie sich erst einmal erholen müssen. In solchen Fällen wird das Kind erst später trinken wollen.

Anlegen gleich nach der Geburt

In der ersten Zeit ist ein schonendes Anlegen, besonders bei Frauen mit sehr hellen Brustwarzen, angesagt. Es ist darauf zu achten, dass das Kind den Mund weit genug aufmacht, also richtig sucht. Dann wird die Brustwarze mit einem Teil des Warzenvorhofes richtig in den Mund geschoben. Die Brust noch etwas anbieten und warten, bis das Kind fünf- bis sechsmal fest gezogen hat, und sich dann bequem in die vorbereiteten Kissen zurücklegen. An-

schonendes Anlegen

fangs einen Blick auf die Uhr werfen, um ein zu langes Stillen zu vermeiden. Denn stundenlanges Nuckelnlassen hat häufig wunde Warzen zur Folge, was das Stillen dann zum schmerzhaften Akt werden lassen kann.

geeignete Stellungen

Zum Anlegen möglichst eine bequeme Stellung an einem ruhigen Ort finden. Hat die Frau eine Dammnaht, empfiehlt es sich, lieber im Liegen zu stillen. Viele Frauen stützen dabei den Kopf auf den Arm, was dann zu Verkrampfungen im Nackenbereich führt. Dies kann umgangen werden, wenn genügend Kissen zum Abpolstern bereitgehalten werden.

Schonung der Brustwarze

An der ersten Brust trinkt das Kind fünf bis sieben Minuten. Wenn es dabei wieder einschläft, kann es durch sanften Druck gegen den Rücken, Streicheln der Wange oder Massieren seiner Hände zum Weitertrinken angeregt werden. Um die Brustwarze zu schonen, ist es beim Abnehmen des Kindes wichtig, dass sein Mund geöffnet ist und es nicht mehr saugt. Wenn das Kind nicht von sich aus loslässt, kann nachgeholfen werden, indem leicht auf das Kinn gedrückt wird oder die Mutter ihren kleinen Finger in den Mund des Kindes steckt und sanft auf den Unterkiefer drückt. Gleichzeitig mit dem Oberkörper etwas zurückgehen und so die Brustwarze herauslösen. Um die Warze zu pflegen, empfiehlt es sich, nach dem Stillen noch einen Tropfen Muttermilch auf der Warze und dem Vorhof zu verteilen und gut antrocknen zu lassen. Gleichzeitig kann man auf das »Bäuerchen« warten.

»zwischendrin« wickeln

Wenn das Kind an der ersten Brust getrunken hat, wird es hochgenommen, damit es sein Bäuerchen machen kann, und kann gewickelt werden. Dadurch wird es wieder wach und merkt, dass es noch nicht satt ist. So nimmt es mit Appetit die zweite Seite, an der es dann meistens einschläft. Anschließend wird es noch etwas hochgehalten und das Köpfchen auf Mutters Schultern gelegt für den Fall, dass es noch einmal aufstoßen muss. Das Wickeln zwischen der Gabe beider Brüste empfiehlt sich nicht bei Kindern, die leicht die Nahrung wieder ausspucken. Solche »Spuckkinder« werden am besten vor dem Anlegen gewickelt.

Rhythmus

der Abstand zwischen zwei Mahlzeiten

Ein Kind, das so gestillt wird, schläft in der Regel zwei bis vier Stunden. Ist die Milchproduktion eher spärlich, kann es nur förderlich sein, wenn es sich nach zwei Stunden wieder meldet. Die Nachfrage regelt das Angebot, d.h. wenn der Säugling häufiger trinkt, wird die Milchproduktion steigen. Dadurch wird das Kind mit jeder folgenden Mahlzeit zunehmend satter und schläft immer länger. Insofern sollten Eltern am Anfang nicht mit Frustration auf ein frühes Wiedermelden des Kindes reagieren (»nicht schon wieder!!«), sondern Sorge tragen, dass die Brüste leer getrunken werden, um die Milchproduktion anzuregen. Es ist auch darauf zu achten, dass das Kind dann richtig trinkt und nicht nur nuckelt, sonst wird der kürzere Zwei-Stunden-Rhythmus zur Gewohnheit.

zu häufiges Stillen

Handelt es sich um ein reifes, normalgewichtiges Neugeborenes, braucht es nicht häufiger als alle zwei Stunden trinken. Stillt die Mutter häufiger, kann das Kind nur schwer einen Rhythmus finden. Ständig ist es mit der Verdauung »beschäftigt«. Wenn die frische auf die angedaute Milch im Magen kommt, hat das leicht einen unruhigen Bauch (Blähungen) zur Folge. Hat das Kind aber mindestens zwei Stunden Ruhe, geht es das nächste Mal beim Stillen mit Appetit an die Brust und wird sich satt trinken. Das ist die bessere Voraussetzung, um einen Rhythmus zu finden.

den eigenen Rhythmus finden

Mütter von mehreren Kindern haben sicherlich ein größeres Interesse daran, dass der Alltag wieder einen Rhythmus bekommt. In der ersten Zeit ist häufig noch der Partner zu Hause. Er oder aber auch eine Freundin, die Großmutter oder eine Familienhelferin kann die Mutter hier wesentlich entlasten. Dabei ist es wichtig, dass eine Begleitung und Unterstützung für diese Zeit frühzeitig geplant wird. Einige Neugeborene finden schnell von selbst einen Rhythmus. Sie sind allerdings häufiger nachts aktiv, besonders die Kinder, die nachts geboren wurden. Umso wichtiger ist es für die Mutter, die Möglichkeit zu haben, tagsüber Pausen zu machen und etwas schlafen zu können.

Für viele Frauen ist es ein Problem, allein für die Ernährung des Kindes zuständig zu sein. Die Vorstellung, nur sie können oder müssen das Kind beruhigen bzw. stillen, macht ihnen zu schaffen.

Dem ist aber nicht so, denn nicht jedes Schmatzen und Räkeln bedeutet Hunger. Mutter und Kind lernen voneinander. Nach einigen Tagen aufmerksamer Zuwendung wird eine Mutter sehr schnell heraushören, ob der Grund, warum das Kind sich meldet, Hunger oder aber Unwohlsein ist. Es darf ruhig gewartet werden, bis das Kind richtig wach ist und sein Bedürfnis z.B. nach Nahrung laut kundtut. Dafür muss es allerdings nicht stundenlang laut brüllen.

verstehen lernen, was das Kind will

Ruhe

Folgen von Unruhe beim Stillen

Wenn beim Stillen zu viel Unruhe herrscht, sei es durch Besuch oder etwa, weil die Frau währenddessen telefoniert oder fernsieht, wird dem Kind nicht genügend Aufmerksamkeit geschenkt, sondern »nur die Brust«. Dann haben Kinder es anschließend schwer, die Ruhe zum Einschlafen zu finden. Werden sie trotzdem so weggelegt, rufen sie nach kurzer Zeit noch einmal. Das wird dann fälschlicherweise als Hunger interpretiert. Wird das Kind dann wieder angelegt, nuckelt es auch an der Brust, trinkt aber nicht. Setzt sich dieses Spiel fort, zwischenzeitlich immer wieder angelegt, hier zwei Schluck, da fünf Schluck, nimmt es nie eine richtige Mahlzeit zu sich, die ausreichen würde, ihm zwei bis vier Stunden Schlaf zu gönnen und der Mutter eine Ruhephase.

Ruhepausen zwischen den Stillmahlzeiten

Die Frau braucht grundsätzlich, zumindest in der ersten Zeit, viel Ruhe für das Stillen. Dazu zählen auch die Ruhepausen zwischen den Stillmahlzeiten. Gibt das Kind keine Ruhe, sollte der Vater sich auf jeden Fall auch zuständig fühlen. Er kann das Kind tragen, kann es wiegen und dabei singen, kann ihm auch mal einen ungesüßten, warmen Fencheltee geben (durchaus aus der Flasche). Dabei ist zu bedenken, dass wir als Eltern die Verantwortung für das Maß haben. Es ist wichtig, es sich nicht zu schnell zu bequem zu machen und dem Kind ständig etwas in den Mund zu stopfen. Kinder wollen und sollen sich mitteilen. Das gilt besonders für den Beruhigungsschnuller.

Ruhe und Wärme

Ruhe und Wärme sind wichtige Faktoren für ein gutes Gelingen des Stillens. Eine Frau, die statt der Wochenbettzeit (Zeit der Ruhe und Erholung nach einer schweren, aber befriedigenden Arbeit) Stress, Aufregung und Unruhe hat, bekommt sicherlich mehr Probleme als eine Frau, die dem Bedürfnis nach Entspannung nachgibt und sich hin und wieder auch einmal etwas Gutes gönnt. Das fördert die Milchbildung, und sie wird ein merklich zufriedeneres und ruhiges Kind haben, was letztendlich wieder allen zugute kommt.

Entspanntheit fördert die Milchbildung

Ernährung der stillenden Mutter

Appetitlosigkeit

viel trinken

Manche Frauen haben aufgrund von Stress und Erschöpfung in den ersten Tagen nach der Geburt wenig Hunger. Dann ist es wichtig, gehaltvoll zu trinken. Zwei bis drei Liter am Tag sind empfehlenswert. Kräutertee und Wasser sind zwar gute Durstlöscher, aber vielen Frauen fällt es leichter, mehr zu trinken, wenn es nach etwas schmeckt. Hier eignen sich Milch, Butter- oder Schwedenmilch, Malzkaffee, verschiedene Kräutertees, aber auch Säfte wie Pfirsich- oder Aprikosensaft und Apfelschorle. Wenn auf Kaffee oder Schwarztee nicht verzichtet werden kann, dann sollte dieser möglichst in kleinen Mengen nur morgens getrunken werden. Später genommen kann es zu unruhigen Nächten beim Kind führen. Das häufig empfohlene alkoholfreie Malzbier (Ammenbier) hat Vor- und Nachteile. Auf der einen Seite kann es für die Mutter ein gutes Kalorienangebot sein, besonders für die Nacht, auf der anderen kann es aufgrund des hohen Zuckeranteils aber auch zu Blähungen beim Kind führen.

erhöhter Kalzium- und Eisenbedarf

Der Kalzium- und Eisenbedarf steigt in der Stillzeit erheblich an. Größter Kalziumträger im täglichen Gebrauch sind alle Milchprodukte. Dieser Bedarf kann durch täglich einen halben Liter Milch gedeckt werden (100 g Milch = 120 mg Kalzium). Auch Hartkäse enthält reichlich Kalzium (100 g Gouda = 820 mg Kalzium), Joghurt und Quark dagegen deutlich weniger (100 g Speisequark = 76 mg Kalzium). Getreide mit hohem Eisenanteil sind Hirse (auf 100 g kommen 9 mg Eisen), Grünkern (4,2 mg) und Speisekleie (8,1 mg). Außerdem enthält Knäckebrot 5 mg Eisen pro 100 g.

unbedenkliche Nahrungsmittel

Trotz fehlenden Hungers können reichlich Joghurt, Müsli, Quark, Obst, Studentenfutter, Mandeln, Sesam-Samen sowie getrocknete, ungeschwefelte Aprikosen und Datteln gegessen werden. Erdnüsse dagegen sind eigentlich Bohnen und sollten wegen möglicher Blähungen gemieden werden. Es ist sicherlich richtig, in den ersten drei Wochen vorsichtiger zu essen, d.h. nicht unbedingt Lebensmittel, die einem Erwachsenen Verdauungsprobleme bereiten können. Dazu gehören viele Kohlsorten, grüne Paprika, Porree, Schwarzwurzeln, frisches Vollkornbrot und frische Hefewaren. Es gibt erstaunlich viele Kinder, die auf frische Kuhmilch mit Blähungen reagieren. Da Milch unser größter Kalziumträger ist, kann in solchen Fällen auf H-Milch oder Sauermilchprodukte wie Joghurt, Quark, Käse usw. ausgewichen werden. Nach einiger Zeit kann es dann wieder mit Milch versucht werden. Allerdings haben nicht alle unruhigen Kinder Blähungen! Dann brauchen sich die Mütter auch nicht ausschließlich von Fencheltee und Knäckebrot zu ernähren. Im Gegenteil, ein herzhaftes Käsebrot kann eine gute Nervennahrung sein. Auch in der Stillzeit ist von einer rein veganen Kost abzuraten, weil sonst ein Vitamin B_{12}-Mangel entstehen kann (siehe S. 75).

problematische Nahrungsmittel

Blähungen durch Kuhmilch

vegane Kost

Junge Mütter sollten darauf achten, dass sie in der Stillzeit nicht zu viel abnehmen. Besser als eine schnelle Rückkehr zum Gewicht vor der Schwangerschaft ist ein langsames Abnehmen von Monat zu Monat. Der tägliche Kalorienbedarf beträgt bei vollem Stillen etwa 2850 und reduziert sich langsam auf 2200 bei einer Stillmahlzeit. Nach dem Abstillen reichen 1500 Kalorien pro Tag aus, um schnell wieder sein Idealgewicht zu erreichen.

Gewichtsabnahme

Ein weiterer Grund, langsames Abnehmen zu empfehlen, ist die Schadstoffbelastung der Muttermilch durch viele unserer heutigen Nahrungsmittel. Durch den Einsatz von Insektenvernichtungsmitteln und andere Chemikalien erhalten gestillte Kinder, bedingt durch die Nahrungskette Pflanze, Tier, Mensch, immer mehr Pestizide und Insektizide, die bei der Mutter im Körperfett gespeichert sind. Je mehr Fett abgebaut wird, umso höher kann die Belastung der Muttermilch sein.

Brustpflege

Sollten durch zu langes Anlegen oder zu viel Nuckeln oder auch durch falsches Abnehmen des Kindes von der Brust Schrunden oder blutige Quereinrisse genau am Übergang zwischen der Warze und dem Warzenhof entstehen, bedarf es einer besonderen

Schrunden oder blutige Risse

Aufmerksamkeit und Pflege. Ist das Kind satt und zufrieden in seinem Körbchen, tut es gut, die Brustwarzen je fünf Minuten lang mit Rotlicht zu bestrahlen. Sie können auch trockengeföhnt werden. Vorher kann ein Tropfen Salbeitinktur auf die Brustwarzen verteilt werden. Dies kann ein vorübergehendes Brennen verursachen, welches aber schnell wieder abklingt. Anschließend kann eine spezielle Brustwarzensalbe behutsam aufgetragen werden. Empfehlungen, welche Salben zu nehmen sind, geben hier die Hebamme, der Arzt oder das Personal im Krankenhaus. Die Heilung der Wunden wird gefördert, wenn die Brüste hin und wieder frei von Kleidungsstücken an die Luft kommen. Dabei ist großer Wärmeverlust unbedingt zu vermeiden. Auch ein kurzes Sonnenbad trägt zur rascheren Abheilung bei. Eine gute Erfindung sind auch Stilleinlagen aus Wolle oder Seide. Sie halten die Brust zusätzlich gut warm und verschließen sie nicht zu luftdicht, wie dies z.B. bei Zellstoffeinlagen der Fall ist. Seide als Wundauflage spricht für sich. Zwei bis drei Paar sind empfehlenswert. Da sie in der Anschaffung etwas teurer sind, können sie auch ein gutes Geschenk sein.

Stilleinlagen

Milcheinschuss

Der Milcheinschuss erfolgt zwischen dem zweiten und vierten Wochenbettstag. Durch das sofortige Anlegen und das Stillen nach Bedarf erhalten die Kinder nicht nur die hochwertige Vormilch, sondern der Übergang zum vollen Stillen verläuft sanfter. Früher wurden die Kinder häufig von ihren Müttern getrennt und in den ersten 24 Stunden nach der Geburt nicht angelegt. Das hatte zur Folge, dass der Milcheinschuss stärker, andauernder und schmerzhafter empfunden wurde. Im Gegensatz dazu werden durch das sofortige Stillen von Geburt an die körperlichen Veränderungen beim Milcheinschuss besser aufgefangen, nicht zuletzt dadurch, dass die Milch leichter ins Fließen kommt. Die vermehrte Durchblutung und Ausdehnung der Milchdrüsen beim Milcheinschuss führt dazu, dass die Brüste prall und schwer werden. Dies verliert sich nach einigen Tagen meistens von alleine.

»sanfterer« Milcheinschuss

Wenn es zu unangenehm oder schmerzhaft wird, kann Linde-

Linderungs-möglichkeiten

rung erreicht werden durch Kälte. Häufig helfen kühle Quarkumschläge. Man kann auch ein kleines Handtuch oder eine Windel feucht für kurze Zeit ins Gefrierfach und dann auf die Brust legen. Dabei muss unbedingt Bettruhe eingehalten werden! Auch darf auf keinen Fall Eis auf die Brust kommen. Die Gefahr von Erfrierungen ist gegeben. Kälte ist aber nicht immer das Richtige. Es gibt auch Frauen, besonders blasse und übermüdete, die für Wärme wesentlich empfänglicher sind. Ihnen tut es gut, vor dem Anlegen heiße Umschläge zu machen oder eine Wärmflasche an die Brust oder zwischen die Schulterblätter zu legen. Gute Erfahrungen sind auch mit sanften Ausstreich-Massagen der Brust mit Oleum Lactagogum® oder Mercurialis Heilsalbe® gemacht worden. Frauen merken häufig selber, wonach ihnen ist. Eine kurzweilige Einschränkung der Flüssigkeitsaufnahme kann auch helfen. Es ist auch besser, jetzt auf Milchbildungstee zu verzichten. Allerdings bedeutet das Prallwerden der Brust in dieser Zeit nicht einen Überschuss an Milch. Insofern ist ein Abpumpen der Milch nicht unbedingt angesagt, ist aber oft hilfreich. Es ist gut zu wissen, dass der Milcheinschuss maximal für zwei Tage unangenehm oder schmerzhaft ist und dass dies ganz normal ist. Manche Frauen reagieren sogar mit einem Temperaturanstieg, der von allein zurückgeht. Allerdings kann das auch als ein Zeichen für einen größeren Bedarf an Ruhe aufgefasst werden, die dem Körper dann dringend gewährt werden sollte.

Stillhilfen

Hohl- oder Flachwarzen

Stillhindernisse können von Seiten der Mutter so genannte Hohl- oder Flachwarzen sein. Eine gute (Übergangs-) Hilfe können dabei Stillhütchen sein, die, über den Warzenhof gesetzt, dem Kind einen Sauger bieten. Somit kann es trinken, und durch den Sog kommt nicht nur die Milch ins Fließen, sondern es besteht auch die Möglichkeit, dass die Brustwarze nach vorn gezogen wird. So könnte das Hütchen mit der Zeit überflüssig werden. Stillhütchen gibt es in der Regel in der Klinik. Sie sind auch in jeder Apotheke erhältlich. Die Größe des Hütchens richtet sich nach der Größe des Mundes des Kindes. Es sollte unbedingt immer wieder versucht werden, das Kind ohne Hütchen anzulegen. Dies ist eher erfolgreich, wenn der größte Hunger gestillt ist. Dann ist das Kind geduldiger und kooperativer. Nach ein paar Tagen macht es seinen Mund auch weiter auf und kann so einen größeren Teil des Warzenhofes in den Mund nehmen. Dabei kann es sich einen Teil der nach innen gezogenen Warze hervorholen. Die wichtigsten Begleiter bei diesem Problem sind Geduld und Zuversicht. Angespannt und in Schweiß gebadet klappt es nicht. Dann lieber noch ein paar Tage warten und es erneut versuchen.

Stillhindernisse beim Kind

Stillhindernisse von Seiten des Kindes sind selten. Hier sind Kinder mit Fehlbildungen im Nasen-, Mund- und Rachenraum zu nennen sowie Frühgeborene, die noch zu schwach sind, um selbst an der Brust zu saugen. In beiden Fällen gibt es eigentlich keinen Grund, den Kindern die Muttermilch zu verweigern. Sie kann abgepumpt und mit der Flasche oder Sonde gefüttert werden.

Wie lange stillen?

Die Dauer der Stillzeit wird individuell sicherlich unterschiedlich sein. Jede Frau muss sich Gedanken machen, wie lange sie stillen will. Und jede Frau wird ihre persönlichen Gründe haben, warum sie wann abstillt. Betrachten wir das Stillen nur als Ernährung und nicht auch als psychischen Vorgang, bei dem das Kind Zärtlichkeit und Aufmerksamkeit bekommt, dann ist die Frage nach dem Wann gar nicht so wesentlich. Empfohlen wird, fünf Monate voll zu stillen und dann innerhalb der nächsten vier Monate zunehmend auf Breikost überzugehen (siehe auch Glöckler / Goebel, »Kindersprechstunde«).

Abstillen

Wenn eine Frau entscheidet, das Kind langsam abzustillen, wird sie bei einer Mahlzeit am Tag nicht mehr die Brust geben. Viele fangen mit der abendlichen Mahlzeit an, weil die Möglichkeit dann ziemlich groß ist, dass das Kind gut satt und zufrieden ein- und durchschläft. Manchmal sind es auch die Kinder, die entscheiden, dass sie nicht mehr gestillt werden wollen. Sie nehmen die Brust nicht mehr an. Es ist für die Mutter nicht immer leicht, dies zu respektieren und zu akzeptieren. Ist die Entscheidung zum Abstillen von der Mutter getroffen, wird langsam über die nächsten Wochen bis Monate eine Mahlzeit nach der anderen ersetzt.

Gründe für sofortiges Abstillen

Es gibt manchmal Gründe, die ein sofortiges Abstillen erforderlich machen. Ursachen können mütterlicherseits oder kindlicherseits bestehen. Eine Möglichkeit ist, dies mit ärztlich verordneten Medikamenten zu tun. Sie müssen über Tage hinweg eingenommen werden und sind nicht immer ohne Nebenwirkungen wie z.B. Kreislaufstörungen oder Gemütsveränderungen. Eine alternative, konservative Methode ist die Einschränkung der Flüssigkeitsaufnahme der Mutter: Sie trinkt deutlich weniger als sonst. Zudem muss die Brust hochgebunden werden, oder aber es muss ein sehr gut sitzender BH getragen werden. Das Kind wird nicht mehr angelegt. Aufkommender Druck oder Spannung in der Brust wird durch vorsichtiges Anpumpen oder sanftes Ausstreichen gelindert. Diese Art des Abstillens kann durch eine bis zwei Tassen Salbeitee oder auch durch homöopathische Medikamente gut unterstützt werden. Es dauert eventuell etwas länger, bis die Brust ihre Produktion einstellt. Nach etwa sechs Tagen ist der Prozess normalerweise abgeschlossen, zumindest so, dass keine Gefahr eines Milchstaus mehr besteht.

Wickelmethoden

Das Angebot an verschiedenen Wickelmöglichkeiten und -methoden ist groß und mit Sicherheit einige Gedanken wert. Die Aspekte der Anschaffungskosten, des Arbeitsaufwandes und der Umweltbelastung müssen auf jeden Fall mit beachtet werden.

Umweltbelastungen

Alle sind mit unterschiedlichen Kosten und Umweltbelastungen verbunden. Bei Stoffwindeln werden Wasser, Waschmittel und Strom benötigt, Plastikhöschenwindeln belasten die Umwelt durch die erforderlichen Rohstoffe und den erzeugten Müll (im gesamten Haushaltsmüll machen Stoffwindeln 0,01%, Plastikhöschen 2,8% aus). In der Anschaffung erscheinen Stoffwindeln und

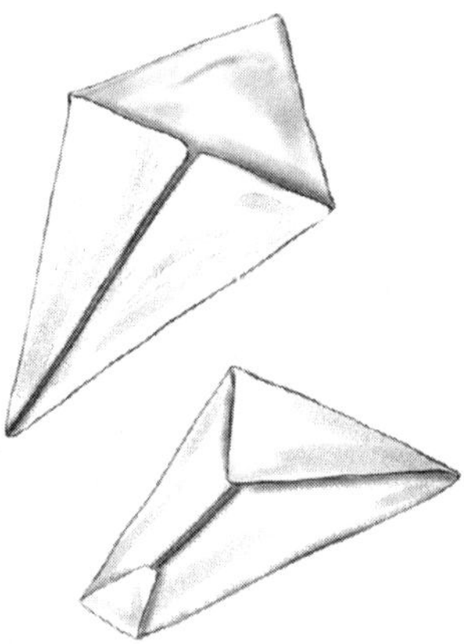

1. Zuerst eine Mullwindel wie einen Drachen falten, dann den oberen Zipfel darüberlegen und auch den unteren noch so weit umschlagen, dass die Windel nicht zu lang ist.

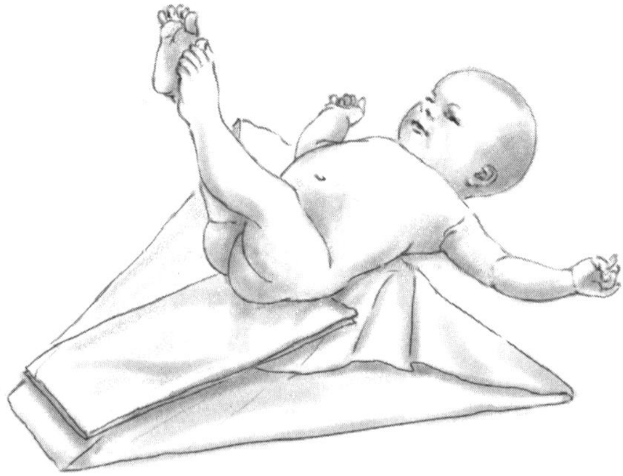

2. Als Einlage eine zusammengelegte Mull-Flocken- oder Vlieswindel nehmen.

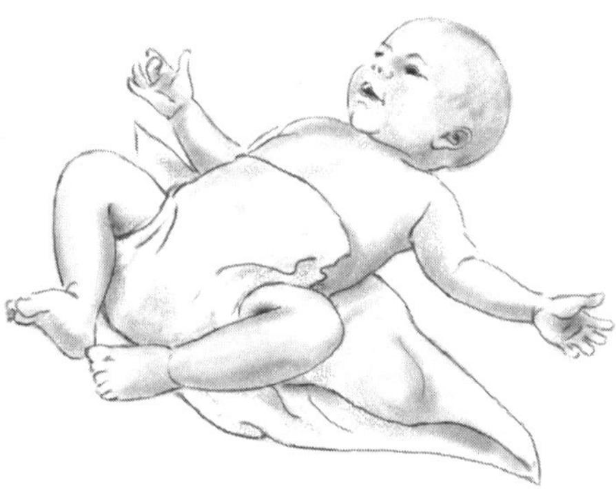

3. Windel zwischen den Beinen hindurch auf den Bauch legen.

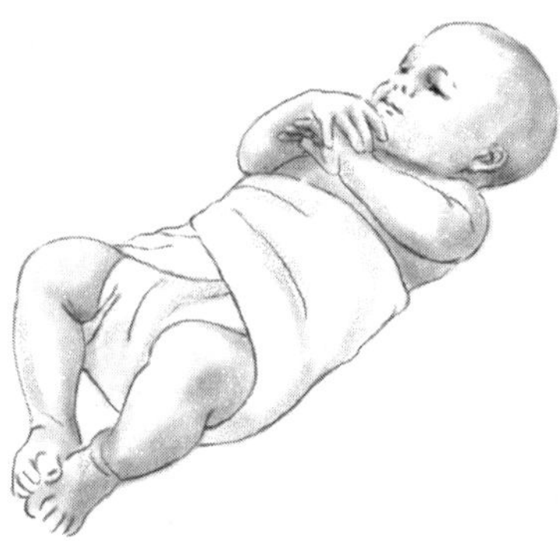

4. Die Seitenteile von hinten nach vorn übereinander schlagen, zusammenstecken oder festkleben.

(aus: Rudolf Bind / Tilman Feuchtinger, Was Babys wirklich brauchen, Stuttgart 2000)

Anschaffungskosten

Wollhöschen auf den ersten Blick teurer (etwa 200 €), ein Paket Einmalwindeln mit etwa 70 Stück kostet dagegen etwa 15 €. Ein Neugeborenes wird am Tag mindestens sechsmal gewickelt. Ein Kind wird bis zu 4000 mal gewickelt, das sind 4000 Wegwerfwindeln, Naturwickelprodukte dagegen halten durchaus für zwei bis drei Babyleben (Geschwisterkinder).

natürliche Wickelmethode

Wir empfehlen die natürliche Wickelmethode, d.h. das Kind wird mit Mull- oder Köperwindeln gewickelt, darüber wird eine Baumwollbindewindel und darüber eine naturbelassene Wollwindelhose gezogen. In den ersten Wochen wird das Kind »gepackt«. Es wird noch in ein 80 x 80 cm großes Moltontuch eingeschlagen oder in eine dünne, weiche Wolldecke. Ein Aspekt dieser Wickelmethode kann sein, dass sich die Geste des Umhüllens bei jedem Wickeln wiederholt.

Wollhosen gibt es inzwischen auch als Wollwickelhosen. Sie bestehen aus naturbelassener, gewalkter Schafwolle und sind mit einem Klettverschluss zu verschließen (teilweise in der Waschmaschine waschbar). Sie werden wie die anderen Wollhosen auch bei Feuchtigkeit nur gelüftet. Seit einiger Zeit sind auch Baumwollwickelhosen aus Naturbaumwolle (Flanell) im Handel. Sie sind kochfest und auch Trockner-geeignet. Sie werden alternativ zu Mull- und Bindewindeln benutzt.

Einige Paar kleine Wollsocken sollten auf jeden Fall auch mit angeschafft werden, denn kalte Füße lassen die Kinder oft nicht ruhig schlafen. Man denke nur an sich selber, wie schwierig es ist einzuschlafen, wenn die Füße kalt sind.

Eine Wärmflasche sollte spätestens jetzt, wenn ein Kind geboren ist, angeschafft werden.

Benötigt werden für eine Erstausstattung:

Erstausstattung

- 2 Wollhemdchen in einer Größe, die im Wechsel getragen und gelüftet werden (nur für den Sommer mit kurzen Ärmeln)
- 2 - 4 Wolljäckchen zum Überziehen, eventuell Wollfrottee
- Seiden- oder Baumwollmützchen für innen, denn das Köpfchen bietet eine große Hautfläche, besonders bei wenig Haaren, durch die ein großer Wärmeverlust entstehen kann
- 1 Wollmütze für draußen
- 30 Mullwindeln (80 x 80 cm) oder

- 30 Köperwindeln, diese saugen mehr auf, besonders für nachts zu empfehlen
- etwa 20 Baumwollbindewindeln (auch italienische oder Strickwindeln genannt)
- dazu können unter anderem schmale Moltonwindeln (40 x 40 cm), dreifach gelegt, benutzt werden; hat sich gut beim Breitwickeln bewährt
- 3 bis 4 Wollhosen (unterschiedliche Größen), diese werden über die Windeln gezogen. Nach mehrfachem Gebrauch verfilzen die Hosen leicht von innen und halten somit noch mehr Feuchtigkeit zurück.

naturbelassene Materialien

Der Unterwäsche kommt eine besondere Bedeutung zu. Da sie direkt auf der Haut liegt, sollte möglichst nur Wäsche aus naturbelassenen Materialien (Wolle/Seide) benutzt werden. Nur diese Fasern erhalten dem kindlichen Organismus die Wärme, die das Kind zu einer gesunden Entwicklung benötigt. Es ist wichtig, darauf zu achten, dass das Kind nicht auskühlt. Kinder, die nur ein kurzärmliges Baumwollflügelhemdchen, locker gewirktes Baumwolljäckchen, eine Plastikwindel und darüber einen Baumwollstrampelanzug tragen, zeigen häufig eine marmorierte Haut als Anzeichen für eine Unterkühlung. Tragen sie dagegen ein langärmliges, fein gesponnenes Wollunterhemd, darüber ein Wollfrotteejäckchen, gewickelt wie vorgeschlagen und eventuell noch zusätzlich eingehüllt in eine dünne Wolldecke, sind sie rosig und warm und friedlicher. Die so gekleideten Kinder werden in der Regel auch nicht so gelb. Sie nehmen schneller zu und gedeihen wesentlich besser. Oft übertragen Erwachsene ihre Wollempfindlichkeit auf die Kinder. Hier gilt Ausprobieren. Es gibt Wollwäsche in genügend feiner Qualität. Eine gute Alternative ist ein Gemisch aus Wolle und Seide oder Baumwolle und Seide. Dieses wird auch von empfindlichen Kindern vertragen.

Ein Lammfell gibt dem Kind ein Gefühl von Geborgenheit. Es kann in die Wiege, in die Tragetasche und ins Bett gelegt werden. Außerdem kann es problemlos überallhin mitgenommen werden, auch in fremder Umgebung fühlt sich das Kind auf dem Fell zu Hause. Es gibt waschbare und nicht waschbare Felle. Bei den waschbaren ist auf die Qualität zu achten. Viele von ihnen sind chromgegerbt. In der Regel reicht regelmäßiges Bürsten und Lüften zur Pflege aus.

Vor- und Nachteile der einzelnen Materialien

- Wolle schützt das Schaf gegen Kälte, Hitze und Regen. Die Qualität von Wollkleidung ist sowohl vom Alter und der Gesundheit des Tieres als auch von der Verarbeitungsweise abhängig. Wolle hat die Fähigkeit, viel Feuchtigkeit zu absorbieren, ohne nass zu werden (eine Qualität, die sie – wie auch die Seide – gerade für Unterwäsche so geeignet macht), Schmutz dagegen wird kaum von der Wolle aufgenommen, so dass sie wenig gewaschen werden muss.
- Seide wird von Raupen gesponnen, sie machen daraus ihre umhüllende Puppe, in der sie zum Schmetterling werden. Die Raupe kann nur tagsüber, wenn die Sonne scheint, Seide spinnen. Seide kann wie Wolle sehr gut Feuchtigkeit aufnehmen, ohne nass zu werden.
- Baumwolle kommt von der Baumwollpflanze, wobei leider viele Chemikalien beim Anbau sowie bei der Verarbeitung eingesetzt werden. Bei ökologischen oder Demeter-Marken wird eine strenge Qualitätskontrolle (Anbau, Tierhaltung, Schadstoffe) durchgeführt. Wolle ist also nicht gleich Wolle, deshalb ist auf kbA (kontrolliert biologischer Anbau) zu achten. Baumwolle wird relativ schnell nass (nimmt wenig Feuchtigkeit auf) und muss oft gewaschen werden, da sie viel Schmutz anzieht.

Das Wochenbett

Dauer der Wochenbettzeit

Die Wochenbettzeit beginnt nach der Geburt der Plazenta und endet vier bis sechs Wochen später. Es ist eine Zeit, die der Ruhe und Erholung dienen sollte. Heute wird vielfach die Meinung vertreten, dass nach fünf bis sechs Tagen Klinikaufenthalt das Wochenbett zu Ende ist. Dann ist der Zauberschleier schon ganz verflogen, und der Alltag bestimmt wieder das Leben. Vielleicht ist es Gedankenlosigkeit, vielleicht aber auch einfach die gesellschaftliche Erwartung. Es wird ja auch immer wieder betont, dass »Kinderkriegen keine Krankheit ist«, sondern etwas ganz Normales. Es wird erwartet, dass die Frau sofort wieder leistungsfähig ist in unserer leistungsorientierten Zeit. Dabei *leisten* die jungen Mütter etwas, sie leisten Unglaubliches! Dass das heute häufig nicht anerkannt wird, liegt an der Verkennung der Mutterrolle.

Erwartungen der Umwelt

Während der Schwangerschaft wird es allgemein akzeptiert, dass die Frau in ihrer Leistung eingeschränkt ist, und sie selbst akzeptiert ihrerseits die Schwangerschaftsbeschwerden wie Müdigkeit, Übelkeit, Unkonzentriertheit usw. Kurze Zeit nach der Geburt wird ihr auch noch zugestanden, erholungsbedürftig zu sein. Nach zwei Wochen aber soll sie wieder fit sein (to fit (engl.) bedeutet »ins Leben passen«). Dabei ist es durchaus bekannt, dass Frauen bis zu sechs Monaten nach der Geburt unter Beschwerden unterschiedlichster Art leiden, für die es häufig keine medizinische Erklärung gibt. Die Tatsache, dass solche Beschwerden nicht mit üblichen Krankheiten in Verbindung gebracht werden können, verunsichert viele Frauen. Sie haben Kopfschmerzen, sind ständig müde, unterliegen Stimmungsschwankungen, sind unkonzentriert, haben Schwindelgefühle und Rückenschmerzen, fühlen sich überfordert und einsam. Sie trauen sich nicht, mit ihrem Partner und Freunden darüber zu reden. Dabei wäre es bestimmt hilfreich, sich mitzuteilen, auf Verständnis zu stoßen, sich auszutauschen und zu erfahren, dass andere Frauen die gleichen Probleme haben oder hatten. Dies gilt auch für die Veränderungen, die mit dem Aufgeben der Berufstätigkeit und mit dem isolierteren Leben in der Kleinfamilie zusammenhängen.

Beeinträchtigungen des Wohlbefindens

Im Gegensatz zu der bei uns üblich gewordenen Ansicht über das Wochenbett gibt es heute noch Kulturen, z.B. in Afrika, in denen die Wöchnerin und das Neugeborene vierzig Tage lang nicht am »normalen Leben« teilhaben, keine Aufgaben in der Gemeinschaft übernehmen und rund um die Uhr versorgt werden. Die junge Mutter bekommt diese Zeit, um sich an ihr Kind zu gewöhnen und sich langsam wieder auf das nicht-schwangere Leben einzustellen. Sie wird geschont und gepflegt und kann in Ruhe diese Zeit durchleben.

das Wochenbett in anderen Kulturen

Nicht nur in anderen Kulturen, sondern auch in unserer Kultur

das Wochenbett in früheren Zeiten

war früher ein ausgedehntes Wochenbett normal. Betrachtet man Bilder von Künstlern vergangener Jahrhunderte, gibt es reichlich Darstellungen von so genannten Wochenstuben; nicht von der Geburt, sondern von der Zeit danach. Die Gebärstube wurde zur Wochenstube, in der die Frau und das Kind von helfenden Frauen umgeben waren. Diese bereiteten das wärmende Bad für das Kind und versorgten die junge Mutter mit Speisen und Getränken, während sie wohlgepolstert im Bett lag. Um sie herum fand ein reges Leben statt, bei dem es oft einen Wochenbettschmaus gab. Besucher bewunderten das Kind und beglückwünschten die Mutter. Viele Bilder vermitteln eine familiäre Beschaulichkeit mit vollkommener Harmonie der Beteiligten.

Rückbildung

In unserer heutigen schnelllebigen Zeit müssen die Menschen sich wieder bewusst machen, was Wochenbett eigentlich bedeutet und wie wichtig diese Zeit für die Erholung, für das Kennenlernen und für das Hineinwachsen in die neue Aufgabe ist. Ein Hauptmerkmal dieser Zeit ist die Rückbildung. Viele der durch Schwangerschaft und Geburt entstandenen Veränderungen am und im Körper der Frau bilden sich wieder in ihren Ursprungszustand zurück. Es findet ein Wiederherstellungsprozess statt. Diese Rückbildung kostet Kraft. Zum Ende der Schwangerschaft hatte sich z.B. die Gebärmutter so weit ausgedehnt, dass in ihr ein sieben Pfund schweres, fünfzig Zentimeter langes Kind sowie ein Liter Fruchtwasser und noch die Plazenta von fünf- bis siebenhundert Gramm Platz hatten. Nach der Geburt muss sie sich auf ihre ursprüngliche (Faust-)Größe zurückbilden. Ihr Gewicht beträgt bei der Geburt achthundert bis tausend Gramm, eine Woche später fünfhundert und nach sechs Wochen fünfzig bis sechzig Gramm. Dieser Rückbildungsprozess ist gut von außen zu beobachten. Steht der obere Rand der Gebärmutter (der Fundus) unmittelbar nach der Geburt in Nabelhöhe, ist er schon nach etwa einer Woche hart und kugelig kurz oberhalb des Schambeins (der Symphyse) zu tasten. Für Frauen, die schon mehrere Kinder geboren haben, ist diese Rückbildung in den ersten vier Tagen deutlich spürbar, manchmal mit

Nachwehen

sehr schmerzhaften Nachwehen, während Frauen nach der Geburt des ersten Kindes selten solche Nachwehen haben. Diese Nachwehen haben ihren Sinn und Zweck. Sie komprimieren die Blutgefäße im Bereich der Plazentahaftstelle. Diese kann man sich als große Wundfläche vorstellen, an welcher der Wochenfluss (die Lochien) entsteht. Der Wochenfluss ist in den ersten Tagen kräftig blutig (wie eine starke Periodenblutung), in der zweiten Woche nimmt er ab und wird bräunlich, danach allmählich gelblich, in der dritten Woche gräulich-weißlich. Nach vier bis sechs Wochen, wenn die Stelle, an der die Plazenta gesessen hat, wieder glatt mit Schleimhaut überzogen ist, versiegen die Lochien. Mit dieser Flüssigkeit, die bei der Wundheilung entsteht, muss, wie bei jeder Wundheilung, sorgfältig umgegangen werden. Dies gilt besonders, wenn eine Dammnaht gemacht wurde. Bei kleineren Nähten reichen zur Wundversorgung täglich mehrfache Spülungen, eventuell mit Calendula-Tinktur. Die Heilung verläuft meist komplikationslos. Größere Nähte brauchen entsprechend mehr Aufmerksamkeit. Die mit Wochenfluss behafteten Binden müssen gewissenhaft entsorgt und die Hände anschließend gut mit Seife gewaschen werden. Der Wochenfluss hat einen Eigengeruch. Wenn er anfängt, übel zu riechen, ist dies ein Zeichen dafür, dass der Fluss staut (siehe S. 342).

Wochenfluss

Versorgung der Dammnaht

Im Krankenhaus ist die Rundumversorgung von Mutter und Kind für die ersten sechs Tage gegeben. Bei der Mutter werden die Rückbildung und der Wochenfluss kontrolliert. Falls eine Dammnaht gemacht wurde, wird auf eine gute Wundheilung geachtet. Wichtig ist auch die Beobachtung der Körperausscheidungen (Urin, Stuhlgang). In den ersten Tagen ist eine Verstopfung bis zu einem gewissen Grad normal. Das hängt damit zusammen, dass der Tonus (Muskelspannung) des Darmes von der Schwangerschaft her noch vermindert ist. Außerdem sind die Bauchdecken und der Beckenboden noch erschlafft. Aufgrund ihrer Naht trauen sich manche Frauen nicht, beim Stuhlgang zu drücken. Spätestens am dritten Tag sollte es aber zu einer Entleerung kommen. Ist dies nicht der Fall, kann zu einem sanften Abführmittel oder einem kleinen Klistier gegriffen werden. Eine Alternative ist Joghurt vermengt mit Leinsamen, dazu reichlich Flüssigkeitsaufnahme.

Rückbildungsgymnastik

Rückbildung ist nicht nur auf die Gebärmutter beschränkt und dort sichtbar, sondern alle mütterlichen Organe, die während Schwangerschaft und Geburt Veränderungen durchgemacht haben, bekommen wieder ihre ursprüngliche Lage, Größe, Form und Beschaffenheit. Dies gilt z.B. für die Scheide (nach der Geburt weit und schlaff), für den Beckenboden (geschwollen und überdehnt) sowie die Bauchdecke (weich und faltig). Vieles arbeitet von allein und im Verborgenen. Es ist aber zu empfehlen, diese Wiederherstellungsprozesse mit Rückbildungsgymnastik zu unterstützen. Dies führt zu einer rascheren und vollständigeren Rückkehr in den früheren körperlichen Zustand. In den Kliniken wird während der Wochenbettzeit oft Gymnastik angeboten. Das Ganze ist aber eine Pseudo-Aktion, wenn es nur dort und nur während dieser Zeit gemacht und nicht zu Hause fortgesetzt wird. Es gibt viele in den Geburtsvorbereitungskursen gelernte Beckenbodenübungen, die problemlos in den Alltag nach dem Klinikaufenthalt mit eingebaut werden können. Ohne dass dafür irgendwelche Vorbereitungen getroffen werden müssen, ist es möglich, solche Übungen beim Zähneputzen, beim Essenkochen oder Abwaschen durchzuführen. Die Gymnastik sollte aber nicht in Stress ausarten, indem man sich zu viel vornimmt. Lieber weniger, das aber konsequent ein- oder zweimal täglich für fünf bis zehn Minuten. Nach vier bis sechs Wochen kann man vielleicht auch an einem Rückbildungsgymnastikkurs teilnehmen. Dann ist das Leben mit dem Kind schon etwas geregelt. Solche Kurse werden von Kliniken, Familien-Bildungsstätten, Hebammen oder Krankengymnastinnen angeboten. Die Kosten werden teilweise von den Krankenkassen zurückerstattet.

Gymnastik nach der Klinikzeit fortsetzen!

Gymnastikkurse

Veränderungen in der Brust

Bei der Rückbildung der Organe ist die Brust eine Ausnahme. Sie bildet sich trotz der Veränderung während der Schwangerschaft nicht zurück, im Gegenteil, sie verändert sich weiter. Nach der Geburt der Plazenta findet eine Hormonumstellung statt, der »andere Umstand« ist beendet. Durch diese Umstellung wird das im mütterlichen Organismus während der Schwangerschaft eingelagerte Wasser wieder frei. So kommt es zu vermehrtem Schwitzen, besonders nachts, und zu häufigem Wasserlassen. Zusätzlich wird das

Milch bildende Hormon (Prolactin) freigesetzt, so dass die Brustdrüsen ihre Arbeit aufnehmen können. Außerdem wird beim Anlegen des Kindes das Hormon Oxytozin ausgeschüttet. Dadurch wird der Milchfluss gefördert und beschleunigt, aber auch die Gebärmutter wird zur Kontraktion angeregt. Am dritten Wochenbettstag kommt es dann meistens zu dem Milcheinschuss (siehe S. 147). Dabei kann die Brust, die sich in der Schwangerschaft um einiges vergrößert hat, noch einmal deutlich an Größe und Schwere zunehmen (Stillbüstenhalter oft drei Nummern größer als normal). Es sollte versucht werden, die vorübergehenden Beschwernisse des Milcheinschusses positiv zu sehen: Bei mir klappt es gut, ich werde genügend Milch für mein Kind haben. Das harte, schwere Gefühl lässt spätestens nach zwei Tagen nach, und die Milch fließt.

Milcheinschuss

Die Umstellung der »Umstände«

Es sind nicht nur die körperlichen Veränderungen und Umstellungen, die Kräfte kosten, es ist die gesamte Verfassung bzw. seelische Situation. Die »anderen Umstände« werden zu *anderen* Umständen. Viele eingreifende Veränderungen finden in kurzer Zeit statt. Jetzt gibt es ein wirkliches Gegenüber: einen kleinen, eigenständigen, vollständig abhängigen Menschen mit seinen Bedürfnissen. Das Kind weiß nichts von Tag und Nacht und hält sich nicht an unsere Zeiten. Insbesondere Kinder, die nachts geboren wurden, sind dann auch nachts aktiver. Das Wochenbett beginnt für die Mutter schon gleich mit einem enormen Schlafdefizit. Aufgrund der Euphorie und des großen Glücksgefühls ist dies in den ersten zwei Tagen nach der Geburt nicht unbedingt spürbar. Aber spätestens dann wird sie davon eingeholt. Und dann kommt noch der Milcheinschuss dazu! Dabei entsteht häufig eine Krisensituation, die leicht zu einem seelischen Tief führt und sich in einem Weinausbruch äußert. Ursache ist sicherlich kein Unglücklichsein oder Traurigkeit, sondern Erschöpfung, Ermüdung und die Hormonumstellung. Die widerstreitendsten Gefühle kommen in der Brust der Mutter auf. Hin- und hergerissen zu sein zwischen Glück, Stolz und Dankbarkeit, gleichzeitig gequält zu sein von Versagensängsten, Zweifeln oder Sorge, auch ja alles richtig zu machen, dem

seelische Umstellungen

Schlafdefizit

Krisensituationen

Kind gerecht zu werden, Sorgen, überfordert zu sein oder zu werden, hat sie doch viel von sich gegeben. Ganz besonders unter der Geburt ist sie oft bis an die Grenzen des Leistbaren gekommen. Und jetzt sind die Anforderungen noch wesentlich größer und nicht nur auf neun Monate begrenzt.

neue Anforderungen

All diese Gedanken und Sorgen haben ihre Berechtigung. Sie dürfen durchdacht und auch durchlebt werden. Die Wöchnerin soll sich auf keinen Fall schuldig fühlen, weil die Umgebung von ihr erwartet, dankbar und glücklich zu sein. Manchmal kann ein ausgiebiges Weinen ganz wohltuend und befreiend sein. Es muss der Umwelt gegenüber auch nicht gerechtfertigt werden. Es ist eben einfach so, und es ist bekannt, dass viele Frauen dies so erleben. Vom Partner wird gewünscht, dass er dies wohl ernst, aber nicht persönlich nimmt. Wenn Frauen sich ausgeweint haben, fühlen sie sich hinterher befreiter, und meistens fließt die Milch dann auch deutlich leichter, denn »es drückt nichts mehr auf der Brust«.

Die Partnerschaft

Ein wesentlich größeres und anhaltenderes Problem ist, dass die Partner sich oft keine genauere Vorstellung über das Hinterher, nach der Geburt, gemacht haben. Junge Paare denken oft nur bis zur Geburt, dazu kommen vielleicht noch einige praktische Überlegungen wie Anschaffungen, Einrichtungen und die Arbeitssituation. Aber über die aufkommenden Alltagsprobleme wird nicht gesprochen. Sie müssen sich nicht nur auf die praktischen Dinge wie die Babypflege einstellen, sondern auch über ihren Lebensstil und ihre Partnerschaft nachdenken. Das kann die Beziehung stärken, es kann aber auch ein Prüfstein sein, da beide mit neuen Aufgaben konfrontiert werden und sich noch nicht in der Rolle von Vater und Mutter gesehen haben. Die Erwartungen, die man

eine völlig neue Sitaution

In den ersten Wochen nach der Geburt muss sich die frisch gebackene Familie erst einmal auf die neue Situation einstellen. Wenn sich auch der Vater an der Versorgung des Kindes beteiligt, stellt dies eine ungeheure Entlastung der Mutter dar.

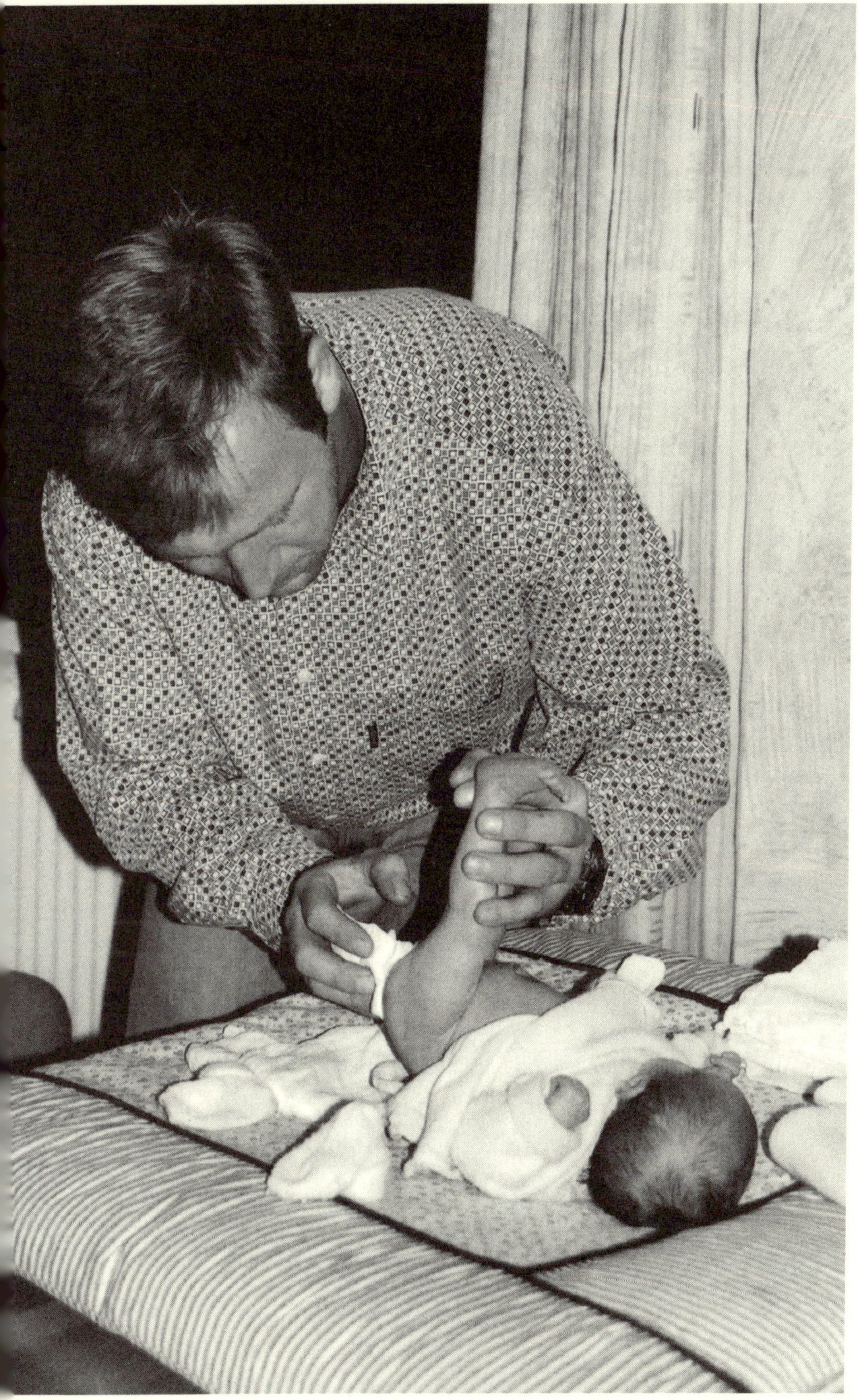

aneinander hat, können durch den vielleicht nicht einfachen Alltag enttäuscht werden. Es ist wichtig, miteinander zu reden, sich über Gefühle, Empfindungen und Bedürfnisse auszutauschen. Die werdenden Eltern sehen zunächst vielleicht keinen besonderen Anlass, es sei denn, sie haben diese neue Situation im nahen Freundes- oder Bekanntenkreis schon einmal miterlebt. Aus den Medien strahlen ihnen Hochglanzbilder entgegen: gut aussehende, gepflegte Frauen in schönen Kleidern mit friedlich schlafenden oder glücklich lächelnden Babys auf dem Arm; stolze Väter umarmen beide. Man sieht nicht das sich türmende Geschirr, keinen Berg von Wäsche, die noch zu waschen oder zu legen ist. Von den Problemen des isolierten Lebens oder von der Überforderung der jungen Mutter ist nicht die Rede. Es fehlt oft auch der Mut oder die Gelegenheit, mit jemandem darüber zu sprechen. Frauen fühlen sich plötzlich überfordert, wenn sie sehen, dass sie nicht schaffen, was sie sich vorgenommen haben, überfordert durch die Erwartungen von außen, auch vom Partner, der vielleicht sagt: »Wieso? Andere Frauen schaffen es doch auch!« Es ist noch einmal eine Zeit des Kennenlernens, in der die Partnerschaft zu dritt erstmals er- und gelebt werden muss. Bei all den Veränderungen, die so ein kleiner Mensch durch seine Ankunft verursacht, ist es ganz wichtig, sich immer wieder klarzumachen, dass nicht nur die Frauen zu Müttern, sondern dass auch die Männer zu Vätern werden. Vielen Paaren ist und kann es vorher nicht klar sein, welche einschneidenden Veränderungen geschehen werden. Seit einem Jahrhundert leben die Menschen nicht mehr in den herkömmlichen familiären Bindungen. Es fand und findet zunehmend eine Vereinzelung statt. Tradiertes Wissen über Schwangerschaft und Geburt wird nicht mehr innerhalb der Verwandtschaft weitergegeben. Dieser Zeit wird heute vorwiegend medizinische Beachtung und Bedeutsamkeit beigemessen. Die damals bestehenden Grundsätze und Prinzipien bezüglich des Rollenverhaltens und die damit verbundene Arbeitsaufteilung haben heute keine Gültigkeit mehr. Die Vorstellungen davon, was es heißt, Mann oder Vater, Frau oder Mutter zu sein, wie sich die Beziehung zueinander oder zu den Kindern gestaltet, hat sich verändert. Die Familienwerdung darf nicht als eine Selbstverständlichkeit angesehen werden. Vielfach brauchen junge El-

miteinander reden

der Einfluss der Medien

das Gefühl, überfordert zu sein

Nachlassen der familiären Bindungen

tern heute teilweise professionelle Unterstützung und Hilfe bei den vielen Anforderungen, welche die neue Situation mit dem Kind an sie persönlich und an die Beziehung stellt, damit sie sie erfolgreich gestalten und leben können. Die Partner werden zu Eltern mit aller Verantwortlichkeit und mit allen Sorgen, die dazugehören.

Väter fühlen sich manchmal ausgeschlossen

Junge Väter fühlen sich häufig nach der Geburt wie abgeschnitten, wie getrennt von ihrer Partnerin. Sie müssen die Tiefe der Beziehung ihrer Frau zu dem Kind akzeptieren, und es fällt ihnen manchmal schwer, dies nicht als Ablehnung zu empfinden. Die Frau muss respektieren, dass es auch für ihn eine verwirrende und schwierige Zeit ist, was nicht so sehr körperlich, sondern mehr im Seelischen zu spüren ist. Auf keinen Fall ist sie nur für die Versorgung und das Wohl des Kindes zuständig und er nur der Ernährer. Frisch gebackene Väter sollten nicht unbedingt warten, bis sie gebeten werden, sich an der Versorgung des Babys zu beteiligen. Sie haben die Erlaubnis, »Fehler« zu machen und sich ungeschickter anzustellen. Mütter haben häufig das Gefühl, alles besser zu können. Der Vater darf aber seine eigenen Erfahrungen machen. Eltern zu werden und zu sein bedeutet, »emotionale« Wachstumsschmerzen durchzumachen.

Entlastung durch den Partner

Der Vater kann einen Teil seines Urlaubs für die Zeit einplanen, wenn die Frau aus dem Krankenhaus kommt. Er kann dann einkaufen, waschen, kochen und hat Zeit für Mutter und Kind. Ist er mit dem Haushalt überfordert, können vielleicht Freunde oder Verwandte in den ersten Tagen helfen. Ist das Kind in den ersten Nächten zu Hause sehr unruhig, eventuell durch die Unsicherheit der Eltern, sollte sich der Vater auf jeden Fall auch zuständig fühlen. Wenn die Mutter sehr erschöpft ist und dringend einmal durchgehend vier bis sechs Stunden Schlaf benötigt, kann er schon vorher abgepumpte Milch mit dem Fläschchen füttern. In den ersten Wochen werden häufig von der Familie, von Freunden und Bekannten Hilfsangebote gemacht: eventuell einzukaufen, Wäsche zu waschen oder aber die Betreuung schon vorhandener Kinder zu übernehmen. Solche Angebote kommen meistens nur für eine begrenzte Zeit und können also ohne große Peinlichkeit als eine wirkliche Hilfe angenommen werden. Den Anspruch auf einen

Hilfsangebote von Freunden und Verwandten

perfekten Haushalt kann man ruhig für einige Zeit beiseite schieben. Diese erste Zeit, in der das Kind so klein, so zart, so hilflos, aber so zauberhaft ist, ist einmalig und hält nicht lange an. Deshalb können die Staubfusseln ruhig unter dem Schrank liegen gelassen werden, denn sie sind in zwei Wochen auch noch da. Dafür kann man sich lieber Zeit füreinander nehmen, Zeit, um sich kennen zu lernen, Zeit für einen ausgiebigen Mittagsschlaf.

Der Besuch

Ein anderer Stressfaktor kann sicherlich der Besuch sein. Im Krankenhaus bleibt er meistens nicht lange. Sind Mutter und Kind aber wieder zu Hause, ist es für manche Freunde und Bekannte wie eine unausgesprochene Einladung, ständig – und zwar dann, wenn es *ihnen* passt – zu Besuch zu kommen. Ist der Besucher jemand, der mit Ehrfurcht staunend kommt und sich mitfreuen will, dann aber gleich wieder geht, ist es sicherlich nicht so kräftezehrend, als wenn ganze Besucherhorden sich verabredet haben und dann mit der Erwartung dasitzen, bewirtet zu werden. So gern und so stolz man auch von der Geburt und von dem Kind usw. berichten möchte, es ist anstrengend. Der Vater ist mit der Gastgeberrolle noch um ein Zusätzliches gefordert. Die Freunde können ruhig darum gebeten werden, sich vorher anzumelden. Falls sich »gute Bekannte« nicht daran halten, wurden gute Erfahrungen gemacht mit einem Zettel an der Tür. Darauf kann z.B. stehen: »Mutter und Kind brauchen Ruhe. PS.: Vater auch.« Die ungebetenen Gäste überlegen dann schon, ob sie klingeln sollen oder nicht.

Bitte um Voranmeldung

Hilfe im Haushalt

Bei einer ambulanten oder Hausgeburt muss die Rundumversorgung organisiert werden, denn sie ist nicht so selbstverständlich gegeben wie im Krankenhaus. Ein immer wieder auftauchendes Problem ist, dass die werdenden Eltern sich zu spät um Hilfe kümmern. Dann sind sie überrascht, wenn es nicht so klappt, wie sie es sich vorstellen. Ein Kind kommt in der Regel nicht unerwartet, sondern man weiß es Monate im Voraus. Fällt die Entscheidung für

sich rechtzeitig um Hilfe kümmern

eine ambulante oder Hausgeburt, muss eine Haushaltshilfe für das Wochenbett organisiert werden. Das kann eine Freundin oder Verwandte sein, die in der Lage ist, einen Haushalt zu führen. Es ist aber wichtig, dass sie richtig zupacken kann und dass auf der anderen Seite keine Hemmungen bestehen, ihr Aufgaben aufzutragen. Diese Arbeit kann auch von einer Mitarbeiterin von Organisationen wie der Familienhilfe oder der Diakonie übernommen werden. Aber auch hier muss beizeiten ein Antrag gestellt werden. Außerdem muss bedacht werden, dass solche Hilfen an feste Arbeitszeiten gebunden sind, während bei privat organisierter Hilfe flexiblere Absprachen möglich sind. Die Kosten werden zum Teil von den Krankenkassen getragen. Es ist allerdings eine Kann- und keine Muss-Bestimmung, obwohl die Kassen in der Regel sehr kulant und hilfsbereit sind.

Kosten

Hat der junge Vater sich freigenommen, muss schon vorher darüber gesprochen werden, was er wirklich im Haushalt kann. Bei vielen Männern scheitert es später nicht am guten Willen, sondern an mangelnder Erfahrung. Wird die Schwangerschaftszeit nicht zur Einarbeitung genützt, ist es ratsam, sich um eine zusätzliche Hilfe zu kümmern. Es gibt hilfsbereite Menschen, es gibt Hilfsorganisationen, man muss sie nur suchen. Bei Gesprächen mit Frauen über ihre Wochenbettzeit wird häufig von Enttäuschungen berichtet, weil ihre Partner die Wünsche und Erwartungen wenig erfüllten. Dann bleibt immer ein Rest von Traurigkeit. Dem kann vorgebeugt werden, indem man vorher ruhig und sachlich die Möglichkeiten, die Fähigkeiten und die Bedürfnisse beider Partner bespricht und die Wochenbettzeit entsprechend organisiert. Das, was die Männer in dieser Zeit leisten, muss auch anerkannt werden, gerade wenn sie ihren Jahresurlaub dazu benutzen. Eine Erholung ist es für sie auch nicht gerade. Für viele ist es eine ganz neue Situation, und sie müssen sich in ihre Vater- und Versorgerrolle erst einmal hineinfinden. Dieses Erlebnis stärkt aber das Zusammengehörigkeitsgefühl und bildet den Keim für das kommende Familienleben. Insofern ist das Wochenbett eine wichtige Zeit, nicht nur für Mutter und Kind, sondern für die ganze Familie.

der Vater

der Keim für das Familienleben

Hebammennachsorge zu Hause

Anspruch auf Hebammen-betreuung

Jede Frau hat in den ersten zehn Tagen nach der Geburt ihres Kindes gesetzlichen Anspruch auf Hebammenbetreuung, egal ob sie in der Klinik oder zu Hause entbunden hat. Eine Hebamme, die eine Nachsorge übernimmt, kommt in der Regel einmal täglich ins Haus, um Mutter und Kind zu betreuen. Sie wird sich genau wie im Krankenhaus auch um die Rückbildung der Gebärmutter und um den Wochenfluss kümmern, die Nahtabheilung beobachten, Stillhilfen anbieten, die Ernährung im Wochenbett besprechen und beim Kind den Nabel versorgen und Körperpflege und Wickeltechniken zeigen. Ferner achtet sie beim Kind auf die Neugeborenen-Gelbsucht und kontrolliert sein Gewicht. Sie ist grundsätzlich Ansprechpartnerin für alle Fragen in dieser ersten aufregenden Zeit. Sie übernimmt die Nachsorge genauso verantwortlich wie das Klinikpersonal, nur wesentlich persönlicher, denn meistens kennen sich die Frau und ihre Hebamme schon vor der Geburt. In den Arztpraxen und Krankenhäusern werden die Namen und Adressen von Hebammen weitergegeben, so dass es kein Problem sein sollte, schon rechtzeitig vor der Geburt jemanden zu finden.

Ansprechpartnerin für alle Fragen

Die Eltern, die eine ambulante oder Hausgeburt wollen, müssen sich selber um einen Kinderarzt bemühen, der innerhalb der ersten zehn Tage die U2 übernimmt. Es empfiehlt sich, schon in der Schwangerschaft Kontakt zu einem Kinderarzt aufzunehmen. Bei der Suche kann es hilfreich sein, sich im Bekanntenkreis umzuhören, sich aber auch schon zu überlegen, welche Art von medizinischer Betreuung für das Kind gewünscht wird. Manche Kinderärzte machen das Angebot, zu dieser Untersuchung ins Haus zu kommen, sozusagen als Geschenk für den neuen Erdenbürger.

Kontakt zu einem Kinderarzt

Sexualität und Verhütung im Wochenbett

Sexualität im Wochenbett ist lange ein tabuisiertes Thema gewesen und ist es häufig noch. Die medizinische Lehrmeinung hat dazu viel beigetragen. Oft ist zu hören, dass Geschlechtsverkehr im Wochenbett aufgrund des vorhandenen Wochenflusses nicht erlaubt sei. Es würde ein erhöhtes Infektionsrisiko für die Frau bedeuten und die Heilungsprozesse eines eventuellen Dammschnittes stören.

Ob beide Partner während der Zeit des Wochenbettes sexuelle Bedürfnisse bis hin zum Geschlechtsverkehr haben, ist sehr unterschiedlich. Manche Frauen haben in dieser Zeit ein großes Verlangen nach körperlicher Nähe und Intimität, den meisten steht das zuerst noch fern. Vieles hängt von der Art der Geburt ab, von der Einstellung der beiden Partner, von der Beanspruchung durch das Kind. Bei einem Dammschnitt oder -riss oder auch sonst ist der Dammbereich selbstverständlich empfindlicher als sonst.

Verlangen nach Nähe und Intimität

Bei manchen Frauen kann es mehrere Monate dauern, bis sie wieder mit ihrem Mann schlafen möchten. Es ist nichts Ungewöhnliches und kein Grund für Sorgen. Zu hoffen ist, dass der Partner gut damit umgehen kann und er sich nicht vernachlässigt fühlt. Durch den Umgang mit dem Kind und auch durch das Stillen kann das Zärtlichkeitsbedürfnis der Frau zum Teil schon erfüllt sein. Auch die Müdigkeit und die gestörten Nächte spielen hier eine Rolle.

Wenn bei beiden das Bedürfnis nach sexueller Intimität besteht und bei rücksichtsvollem Probieren keine Schmerzen auftreten, dann ist aus medizinischer Sicht nichts gegen Geschlechtsverkehr im Wochenbett einzuwenden.

Verhütung

Aber auch im Wochenbett kann eine Frau schwanger werden. Durch das Stillen findet meistens kein Eisprung statt, und es kommt nicht oder unregelmäßig zu einer Monatsblutung, wobei dies individuell sehr verschieden ist. Manche stillenden Frauen haben schon ab der vierten bis sechsten Woche nach der Geburt einen regelmäßigen Zyklus, bei anderen setzt dieser erst nach der Stillzeit wieder ein. Deshalb ist das Stillen keine sichere Verhütung. Bei häufigem Stillen (alle vier Stunden) kommt es seltener zum Eisprung und zur Menstruation, als wenn längere Pausen (nachts) eingelegt werden. Auch bei stillenden Frauen kann gelegentlich schon in den ersten Wochen nach der Entbindung, also vor der ersten Monatsblutung, ein Eisprung stattfinden und somit eine Befruchtung.

Stillen ist keine sichere Verhütung

Temperaturmethode

• Die *Temperaturmethode* ist im Wochenbett und in der Stillzeit nicht zuverlässig, da der Zyklus noch sehr unregelmäßig ist und auch aus anderen Gründen Temperaturschwankungen auftreten können (z.B. bei Milchstau). Auch wenn nicht gestillt wird, ist die erste Zeit mit einem Neugeborenen durch unruhige Nächte nicht für diese Methode geeignet.

Kondome

• *Kondome* eignen sich für die Zeit des Wochenbetts und der Stillzeit am besten. Manche Frauen klagen dabei aber über ein brennendes Gefühl in der Scheide. Durch die hormonelle Veränderung nach der Geburt und während der Stillzeit ist die Schleimhaut der Scheide empfindlicher und trockener als sonst. Hierdurch kann es leichter zu solchen Missempfindungen kommen. Gleitgel kann Linderung bringen.

Diaphragma

• Das *Diaphragma* ist die Barriere-Methode für die Frau. Eine Gummikappe mit einer spermientötenden Creme wird kurz vor dem Geschlechtsverkehr in die Scheide vor den Muttermund eingeführt und etwa acht Stunden später wieder entfernt. Manche Apotheken stellen eine Diaphragma-Creme auf der Basis von natürlichen Substanzen her. Diese sind in der Sicherheit vergleichbar zuverlässig. Ein Diaphragma kann ungefähr ein Jahr benutzt werden. Die Größe muss vom Arzt ausgemessen werden. Nach einer Entbindung kann es sein, dass ein größeres benötigt wird. Es kann erst sechs Wochen nach der Entbindung benutzt werden, da dann erst die Rückbildung im Scheiden- und Dammbereich abgeschlossen ist.

Weder die Frau noch der Partner spüren das Diaphragma. Die Sicherheit dieser Methode ist bei korrekter Anwendung fast vergleichbar mit der des Kondoms.

Spirale

• Die *Spirale*: Wer sich nicht viel um das Thema Verhütung kümmern möchte, aber dennoch gut und nicht endgültig verhüten und außerdem den natürlichen Zyklus bewahren will, entscheidet sich oft für die Spirale. Neben der üblichen Kupferspirale gibt es auch die Hormonspirale. Beide können etwa sechs Wochen nach der Entbindung eingesetzt werden. Auch die Hormonspirale hat angeblich keine nachteiligen Auswirkungen auf die Stillzeit.

Bei der Kupferspirale kann die Monatsblutung manchmal stärker, länger oder auch schmerzhafter werden. Die Hormonspirale (sie gibt ständig geringe Mengen Gestagen an den Körper ab, die natürlich auch ein wenig ins Blut übergehen) bewirkt dagegen gerade ein Schwächerwerden der Blutungen, nicht selten bleibt diese auch über längere Zeit aus. Manche Frauen, die eine solche Hormonspirale tragen, klagen über Beschwerden ähnlich wie bei dem prämenstruellen Syndrom (die Tage vor den Tagen).

Pille

• Die *Pille* kann bei nicht stillenden Müttern ab der ersten Blutung eingenommen werden. Bei stillenden Müttern sind bei der Pille zwei Fragen zu klären:

Pille und Milchproduktion

1. Hat die Einnahme der Pille einen Einfluss auf die Milchproduktion? Bei den gängigen niedrig dosierten Pillen, die sowohl ein Östrogen als ein Gestagen enthalten, kann der Östrogen-Anteil die Milchproduktion vermindern, die Milchmengen können (aber müssen nicht) bis zu einem Drittel abnehmen. Präparate, die nur ein Gestagen enthalten, sowie die so genannte »Dreimonatsspritze« haben diesen Einfluss nicht.

Die Gestagen-Pille muss durchgehend genommen werden, also ohne eine Woche Pause. Somit werden keine regelmäßigen Abbruchblutungen verursacht, dafür aber manchmal Zwischenblutungen.

2. Gehen die Pillenhormone in die Milch über?

Pillenhormone in der Milch

Die Östrogene der niedrig dosierten Pillen (Mikro-Pillen) sind kaum in der Muttermilch nachweisbar. Ein Einfluss auf den Säugling wurde in größeren Studien nicht beobachtet. Die Gestagene gehen wohl in geringem Maße in die Milch über und werden so von dem Säugling aufgenommen. Bei diesen geringen Mengen sind jedoch kaum Auswirkungen auf die Kinder festgestellt worden.

Auch wenn die Einnahme von normal niedrig dosierten Pillen während der Stillzeit aus dieser Sicht »erlaubt« ist, zur eigenen Entscheidung bleibt die Frage, ob diese geringe Menge dem Kind zugemutet werden soll.

Im Vergleich zu den anderen Methoden greift die Pille am stärksten in den Rhythmus der Frau ein. Bei den anderen Methoden bleibt der eigene Zyklus-Rhythmus unangetastet, dagegen wird er durch die Pilleneinnahme festgelegt und fremdbestimmt.

Sterilisation der Frau

• Die *Sterilisation der Frau* ist eine endgültige Verhütung, wobei beide Eileiter durchtrennt werden. Hormonell verändert sich dadurch wenig, die Funktion der Eierstöcke, samt Eisprung, bleibt erhalten, so dass auch die Regelblutung meistens nicht oder kaum beeinträchtigt wird.

Dieser operative Eingriff kann während der ersten Tage nach der Entbindung durchgeführt werden, durch einen kleinen Schnitt unterhalb des Nabels.

Dieser Eingriff ist zwar nach der Entbindung medizinisch gesehen leicht durchführbar, die Seele der Frau aber ist in dieser Zeit meist auf andere Dinge eingestellt. Deshalb ist dies zumindest nicht der geeignete Moment, hierüber zu entscheiden. Wenn aber schon weit im Voraus die Sache geklärt war, spricht nicht viel gegen diesen Zeitpunkt des Eingriffs. Wenn vorher ausführlich besprochen, kann während eines Kaiserschnitts auch eine Sterilisation vorgenommen werden.

Samenleiterdurchtrennung

• Die *Samenleiterdurchtrennung:* Die Sterilisation kann natürlich genauso gut vom Mann getragen werden. Bei ihm ist der Eingriff kleiner und mit örtlicher Betäubung statt in Vollnarkose durchführbar. Die Durchtrennung der Samenleiter hat keine Folgen für das organische Funktionieren der Geschlechtsorgane.

Zusammenfassung: Für die ersten sechs Wochen nach der Entbindung ist eigentlich nur das Kondom als Verhütungsmittel geeignet. Danach kann man sich auch für eine andere Methode entscheiden.

II. Probleme, Komplikationen und Besonderheiten

In dem nun folgenden zweiten Teil wird auf Probleme, Komplikationen und Besonderheiten während Schwangerschaft, Geburt oder Wochenbett eingegangen. Dieser Teil ist zum Nachschlagen bei gezielten Fragestellungen gedacht und braucht nicht von A bis Z durchgelesen zu werden.

Schwierigkeiten am Anfang der Schwangerschaft

Einleitung

Grenzen der Planbarkeit

Manchmal will ein Kind einfach nicht kommen, obwohl wir es möchten; ein andermal will es kommen, wenn es uns überhaupt nicht passt, und manchmal will es ganz anders kommen, als wir es uns gewünscht haben.

Hieraus können Schwierigkeiten am Anfang oder vor dem Eintritt einer Schwangerschaft entstehen:

- Wenn trotz lange bestehenden Kinderwunsches kein Kind kommen will, können eventuell fruchtbarkeitsfördernde Therapien helfen.
- Wenn es kommen will, obwohl es nicht gewollt wird, finden manche im »§ 218« einen Ausweg.
- Wenn es »anders« kommen will als vorgestellt, z.B. mit einer Behinderung oder Fehlbildung, steht die vorgeburtliche Diagnostik und gegebenenfalls der Schwangerschaftsabbruch zur Verfügung.

Das sind die gängigsten Möglichkeiten, bei Problemen vor oder in der frühen Schwangerschaft einzugreifen.

der Natur »nachhelfen«?

Was wissen wir aber über diese Methoden, und was wissen wir nicht? Was bedeutet es für ein Kind, wenn es mittels einer Retortenbefruchtung zur Welt kommt?

Wissen wir, was wir tun, wenn wir einen Schwangerschaftsabbruch durchführen lassen; was bedeutet es für das Kind, was für die Frau und für die ausführende Ärztin bzw. den Arzt?

Warum wird ein Kind mit einer Behinderung geboren, und was passiert, wenn wir das verhindern wollen?

Sowohl bei der Behandlung des unerfüllten Kinderwunsches wie bei der pränatalen Diagnostik zeigt sich, dass das Thema Fort-

dem Schicksal aus der Hand genommen

pflanzung immer weniger dem »Schicksal« oder der »Natur« überlassen und zunehmend selber in die Hand genommen wird. Die modernen technischen Möglichkeiten fordern damit aber von den jungen Paaren schwerwiegende Entscheidungen. Nur dann, wenn dieser Entscheidungsprozess bewusst ergriffen wird, erwächst daraus die Chance, ins Nachdenken zu kommen über das Wesen der Empfängnis, über das Wesen von Krankheit und Behinderung sowie natürlich über das Wesen, das geboren werden will. Bei diesen Entscheidungen sollten die Paare es sich nicht zu leicht machen. Wer sich auf solche Angebote der Medizin einlassen will, sollte als moderner Mensch auch wissen, was er damit eigentlich tut. Das naive »Das habe ich nicht gewusst« oder »Das habe ich nicht gewollt« zieht unangenehme Folgen nach sich.

bewusster Entscheidungsprozess

Verantwortung liegt auch bei den Eltern

Verantwortungsvoll mit den medizinischen Errungenschaften umzugehen ist nicht nur die Aufgabe der Ärzte. Die Verantwortung für die Anwendung der genannten Maßnahmen liegt genauso bei den Eltern. Dieses Kapitel möchte helfen, Denkanstöße zu geben, um dieser Verantwortung besser gerecht werden zu können.

Warum werde ich nicht schwanger?

der Zeitpunkt liegt nicht ganz in unserer Hand

Es ist eher die Ausnahme, wenn eine Schwangerschaft nach »Planung« eintritt. Meistens liegt der Zeitpunkt, zu dem ein Kind kommen will, nicht ganz in unserer Hand. Manche Kinder kommen trotz Verhütung, andere lassen auf sich warten, obwohl sie sehnlichst erwünscht sind.

Manchmal ist es sogar ein langer Weg, bis eine Schwangerschaft eintritt. Dieser Weg kann mühsam sein und von Erwartungszwängen und Minderwertigkeitsgefühlen begleitet werden.

In den Zeiten, als die Medizin die Probleme der ungewollten Kinderlosigkeit nicht behandeln konnte, wurde diese eher als eine Fügung Gottes gesehen. Den Menschen blieb nur die Ergebenheit in das Schicksal übrig.

therapeutische Möglichkeiten

Heute wird eine Fülle von therapeutischen Maßnahmen angeboten, von Eisprungstimulation über künstliche Befruchtung bis zur Retortenbefruchtung und vielleicht bald das Klonen. Dadurch – und vielleicht auch durch ein bedeutungsloser werdendes religiöses Leben – ist diese Schicksalsergebenheit fast verschwunden. Jetzt steht es jedem offen, »selbst etwas zu tun«. Die Möglichkeiten der modernen Medizin wollen genutzt werden.

was ist der richtige Weg?

Wie lässt sich nun in dem Spannungsfeld zwischen Schicksalsverständnis und »Reproduktionsmedizin« ein Weg finden, um mit dem unerfüllten Kinderwunsch umzugehen?

Zweifel an der eigenen Person

Wenn ein Paar sich bewusst wird, dass der Kinderwunsch nicht einfach so in Erfüllung geht und der Vorgang der Fortpflanzung seiner natürlichen Selbstverständlichkeit entbehrt, entstehen Zweifel und kommen Fragen. Bei manchen entstehen Zweifel an der eigenen Person, an der eigenen Weiblichkeit oder Männlichkeit, bei anderen möglicherweise auch an der Beziehung. Rationelle oder auch irrationale Fragen drängen sich auf. Und es kommen zunehmende Erwartungen, eigene sowie aus der Umgebung oder aus der Verwandtschaft. So kann der Zweifel langsam zur Verzweiflung werden.

die Suche nach Hilfe

Diese Fragen führen in der Regel zur(m) Frauenärztin / -arzt, um die körperlichen Voraussetzungen für eine Empfängnis untersuchen zu lassen. Manchmal führen sie zu einem Freund oder vielleicht auch zu einem Pfarrer, um über die seelische Not des unerfüllten Kinderwunsches und die seelischen Voraussetzungen einer Empfängnis zu reden. Bevor wir darauf eingehen, sollen hier die Untersuchungsschritte und Behandlungsmöglichkeiten aus medizinischer Sicht kurz angesprochen werden. Natürlich bleibt dieses Kapitel unvollständig. Die Vielfalt an Störungsmöglichkeiten kann nicht in vollem Umfang zur Sprache kommen.

Häufigkeit

Über Fruchtbarkeitsstörungen wird wenig gesprochen. Dieses Thema unterliegt noch einem Tabu. Die folgenden Zahlen zeigen aber, dass sie absolut keine Seltenheit sind: Etwa 15% aller Paare warten vergebens auf ein Kind. Die Ursachen hierfür liegen ungefähr zu gleichen Teilen beim Mann und bei der Frau und oft auch bei beiden. Häufig aber kann überhaupt kein Grund festgestellt werden.

Die körperlichen Voraussetzungen

Untersuchungen nach Ursachen von unerfülltem Kinderwunsch sind erst sinnvoll, wenn dieser Kinderwunsch bei regelmäßigem Geschlechtsverkehr (ein- bis zweimal pro Woche) seit mindestens einem Jahr besteht.

Krankheiten und Operationen

Medikamente und Genussmittel

Rauchen

frühere Schwangerschaften

Zuerst erfolgt eine allgemeine Anamnese, wobei nach bestehenden oder durchgemachten Krankheiten gefragt wird (so können z.B. Zuckerkrankheit, Schilddrüsenerkrankungen oder durchgemachte Eileiterentzündungen die Fruchtbarkeit einschränken) sowie nach Operationen speziell im Unterleib. Des Weiteren kommt die Einnahme von Medikamenten und der Gebrauch von Alkohol, Nikotin und Drogen zur Sprache. Auch diese können fertilitätshemmend sein, wobei vor allem das Rauchen eine eindeutig ungünstige Auswirkung auf die Fruchtbarkeit der Frau hat. Rauchende Frauen werden weniger schnell schwanger, haben ein erhöhtes Fehlgeburtsrisiko und kommen früher in die Wechseljahre. Ferner ist es natürlich von Bedeutung, ob schon einmal eine Schwangerschaft (ausgetragen, Abtreibung oder Fehlgeburt) bestanden hat.

Nachweis des Eisprungs

Um das Vorhandensein eines Eisprungs nachzuweisen, sollte etwa drei Monate lang eine Temperaturkurve geführt werden, wobei jeden Morgen die Temperatur gemessen wird. Bei einem Zyklus mit Eisprung ist die Temperatur in der zweiten Zyklushälfte um etwa ein halbes Grad höher. Wenn der Temperaturanstieg in der Kurve nicht sichtbar wird, kann man sicher sein, dass in diesem Monat kein Eisprung stattgefunden hat. Mittels einer solchen Kurve werden auch die fruchtbaren Tage angezeigt, nämlich die letzten drei bis fünf Tage vor dem Eisprung. Nach dem Eisprung, also nachdem die Temperatur sich erhöht hat, ist in der Regel keine Befruchtung mehr möglich.

Hormonspiegelbestimmung

Eine Blutuntersuchung und Hormonspiegelbestimmung kann nähere Informationen über den Zyklus und die Eireifung bieten. Auch andere Hormone (z.B. von der Schilddrüse) werden normalerweise mit untersucht.

Untersuchungen des Mannes

Auch der Mann sollte sich vom Urologen untersuchen lassen. Für die Fruchtbarkeit des Mannes können, wie auch bei der Frau, allgemeine Erkrankungen (wie Zuckerkrankheit), Medikamentengebrauch, Alkohol, Nikotin und Drogen eine Rolle spielen. Neben der Untersuchung von Penis, Hoden und Vorsteherdrüse (Prostata) wird auf Infektionskrankheiten geachtet. Hauptbestandteil der Untersuchung ist das *Spermiogramm*, wobei unter anderem die Zahl, die Form und die Beweglichkeit der Spermien mikroskopisch beurteilt werden. Durch herabgesetzte Beweglichkeit, abweichende Form oder geringe Zahl der Spermien nimmt die Zeugungsfähigkeit des Mannes ab.

Spermiogramm

Eileiterdurchgängigkeit

Wenn die Ergebnisse der oben genannten Untersuchungen unauffällig sind, kann mittels einer Bauchspiegelung die Durchgängigkeit der Eileiter überprüft werden. Die Eileiter können durch Verwachsungen, entstanden z.B. nach Entzündungen oder Unterleibsoperationen, undurchlässig geworden sein und dadurch eine Schwangerschaft verhindern.

Gründe einer Undurchlässigkeit

Wenn bei einer Bauchspiegelung gesehen wird, dass ein oder beide Eileiter undurchlässig sind, können diese in manchen Fällen während des gleichen Eingriffs wieder eröffnet werden. Eine Bauchspiegelung wird in Vollnarkose und meistens ambulant durchgeführt.

Die seelischen Voraussetzungen

Bevor auf weitere Therapiemöglichkeiten eingegangen wird, soll zunächst einmal über die seelischen Voraussetzungen gesprochen werden.

Gibt es seelische Voraussetzungen für eine Schwangerschaft? Bei den vielen Frauen, die ungewollt schwanger werden, kann man doch unterstellen, dass sie sich überhaupt nicht um eine seelische Vorbereitung auf diese Schwangerschaft gekümmert haben. Weshalb sollte das dann bei anderen so wichtig sein?

der Einfluss von Stress

Dass die Seele etwas mit der Fruchtbarkeit zu tun hat, ist bekannt. Stresssituationen seelischer oder körperlicher Art können ausgeprägte Zyklusstörungen oder das Ausbleiben der Regelblutung verursachen. Jeder kennt auch die Beispiele von Paaren, die sich jahrelang vergebens um eine Schwangerschaft bemühen, dann schließlich aufgeben und ein Kind adoptieren. Nachdem der Erwartungsdruck weggefallen ist, tritt dann unerhofft eine Schwangerschaft ein.

die Häufigkeit psychischer Ursachen

Auch der »normalen« Wissenschaft ist es bekannt, dass ca. 20% der ungewollten Kinderlosigkeit auf psychischen Ursachen beruht, die unter Umständen mit einer Psychotherapie oder Vergleichbarem behandelbar sind.

Gesetzmäßigkeiten einer anderen Welt

Das Warum und Wann des Geborenwerdens und des Sterbens ist mit einem rationalistischen Denken nicht nachzuvollziehen und mit medizinischem Können im Grunde nur wenig zu beeinflussen. Wir haben es hier mit anderen Gesetzen und einer anderen Ordnung zu tun als jene, die wir aus dem alltäglichen Leben und aus der sichtbaren Welt kennen. Hier berühren wir die Grenze zu einer anderen Sphäre, die man die Welt der Ungeborenen nennen könnte, aber auch die der Verstorbenen (siehe auch S. 28). Wie viel Ehrfurcht und Achtung haben wir für diese andere Ordnung, für diese andere Welt? Oder anders gesagt, können wir die Welt der Ungeborenen in den Umgang mit einem Kinderwunsch einbeziehen?

»Botschaften« aus einer anderen Welt

Diese geistige Welt oder die vorgeburtliche Existenz müssen nicht bloß leere Begriffe sein. Sie können einem etwas sagen. Viele Frauen oder Paare beschreiben kurz vor oder nach der Befruchtung das Gefühl: »Es will jemand zu uns kommen.« Andere haben schon vor der Konzeption die Empfindung, nicht mehr zu zweit zu sein, so, als ob jemand Drittes in der Nähe ist. Manchmal entsteht ein Bild oder ein Eindruck von dem Kind, das kommen will, oder es wird ein Name im Traum oder im Wachzustand kundgetan. Berichte über solche und ähnliche Erfahrungen sind gesammelt und beschrieben worden (siehe Literaturverzeichnis).

Empfängnis

Das Wort Empfängnis bedeutet empfangen. Man kann nichts empfangen, was nicht vorher schon da war. Empfangen bedeutet auch: warten und sich gedulden, bis einem etwas gegeben wird. Wer »empfänglich« ist, verlässt sich darauf, dass ihm das Richtige im richtigen Moment zukommen wird.

»empfangen« und »nehmen«

Das ist der Unterschied zum Nehmen. Beim Nehmen bestimme ich, was und wann ich etwas haben will. In diesem Zusammenhang bekommt Nehmen etwas von einer Forderung. Beim Empfangen hängt es mehr von dem Gegenüber ab. Trotzdem kann ich für die Empfänglichkeit auch etwas tun. Die seelische Stimmung des Empfangens wirkt wie eine Einladung.

Abends, als Abschluss des Tages, kann man sich in stillen Minuten besinnen und versuchen, bewusst Platz für eine andere Welt zu machen. So kann die Seelenstimmung des Empfangens und der Einladung gepflegt werden.

Bei manchen Paaren, die alles medizinisch Mögliche unternommen haben, um ihren Kinderwunsch in Erfüllung gehen zu lassen, kann im Laufe der Zeit der Kinderwunsch fast zur Forderung werden. Der Unterschied zwischen Forderung und Einladung spricht für sich. Die Stimmung der Forderung lässt wenig Platz für Ehrfurcht vor der Welt der Ungeborenen.

das Motiv des Kinderwunsches

Zu den seelischen Voraussetzungen für eine Schwangerschaft gehört auch die Besinnung auf die Frage nach dem Motiv des Kinderwunsches. Warum wollen wir ein Kind? Wer will ein Kind? Welche Erwartungen liegen vor? Dieses Motiv kann sich im Laufe der Zeit auch ändern. Es ist nicht leicht, diese Fragen ehrlich zu beantworten.

Behandlungsmöglichkeiten

erweiterte Behandlungen

Die herkömmlichen körperlichen Behandlungsmöglichkeiten richten sich nach den gefundenen Störungen. Behandlungen im erweiterten Sinne versuchen darüber hinaus individuelle, konstitutionelle und ganzheitliche Aspekte des Problems zu berücksichtigen. Dabei können auch Lebensgewohnheiten, Ernährungsfragen und psychosoziale Zusammenhänge zur Sprache kommen.

hormonelle Therapie Vermutet man die Ursache der Unfruchtbarkeit auf hormoneller Ebene, wird üblicherweise eine hormonelle Therapie empfohlen, wobei medikamentös ein Eisprung ausgelöst wird. Ein Risiko dieser Therapie ist die Überstimulation, bei der es zu Mehrlingsschwangerschaften kommen kann.

künstliche Befruchtung Liegt eine reduzierte Fruchtbarkeit des Mannes durch zu wenige oder zu unbewegliche Spermien vor, kann diesen auf ihrem Weg zu den Eileitern »geholfen« werden. Hierzu dient die künstliche Befruchtung (Insemination). Der Befruchtungsvorgang wird aus dem normalen Zusammenhang isoliert und künstlich vollzogen. Der Frauenarzt führt die Spermien des Mannes mit einem speziellen Katheter bis in die Gebärmutter ein. So wird der Weg für die Spermien kürzer, und außerdem wird die Barriere des Gebärmutterhalssekrets überwunden.

Retortenbefruchtung (IVF)

In-vitro-Fertilisation Die Retortenbefruchtung (In-vitro-Fertilisation) wird von vielen Paaren als letzte Chance und Hoffnung gesehen, doch noch ein eigenes Kind zu bekommen. Die Eizelle wird außerhalb des Körpers mit den Samenzellen zusammengebracht und befruchtet. Diese Methode wird eingesetzt bei nicht behandelbaren verschlossenen Eileitern bei sonst intakter Gebärmutter und Eierstöcken oder auch bei Paaren, bei denen keine medizinische Ursache für die Unfruchtbarkeit gefunden wurde. Nach hormoneller Stimulation der Eierstöcke werden, kurz vor dem Eisprung, mehrere Eizellen mittels einer Punktion gewonnen. Diese werden in der »Retorte« von den Spermien des Ehemannes (oder, wenn dieser keine geeigneten Spermien hat, mit Spermien eines anonymen Spenders) befruchtet.

ICSI Eine besondere Form der In-vitro-Befruchtung ist die ICSI (Intra-cytoplasmatische Spermien-Injektion). Diese Methode wird angewandt, wenn zu schwache oder unbewegliche Spermien vorliegen, die nicht selber in der Lage sind, die Hülle der Eizelle zu durchdringen. Eine Samenzelle wird mit einer Mikro-Injektionsnadel in die Eizelle gespritzt. Hiermit wird also die letzte Wegstrecke zwischen Ei- und Samenzelle mechanisch überbrückt.

Um die belastende Prozedur der hormonellen Stimulation und

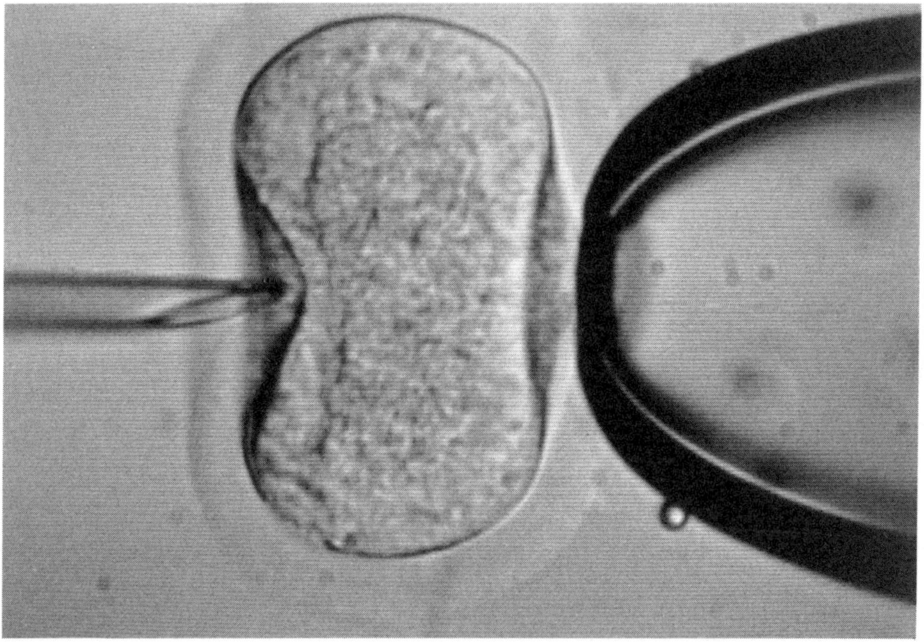

Mit der Intra-cytoplasmatischen Spermien-Injektion (ICSI) können sogar relativ schwache und unbewegliche Spermien dazu gebracht werden, eine Eizelle zu befruchten. Sie werden dabei in die Eizelle eingespritzt.

der anschließenden Punktion der Eizellen nicht bei jedem Versuch wiederholen zu müssen, werden heute mehr Eizellen abpunktiert, als bei einem Zyklus genutzt werden können. Die restlichen werden tiefgefroren, um bei Bedarf später eingesetzt zu werden.

Einpflanzung in die Gebärmutter

Nach der Verschmelzung von Ei- und Samenzelle und nach den ersten Zellteilungen werden in der Regel drei solcher Früh-Embryonen in die Gebärmutter eingeführt, in der Hoffnung, dass eine normale Einnistung und Schwangerschaft erfolgt. Auch hierbei ist anfänglich eine hormonelle Begleitbehandlung Routine. Da drei Embryonen eingesetzt werden, kommt es natürlich häufiger zu Mehrlingsschwangerschaften: Zwillinge 24% und Drillinge 5%.

die Chance, ein Kind zu bekommen

Wie groß ist die Chance, dass auf diese Weise eine Schwangerschaft eintritt, und wie groß die Chance, dass ein Kind geboren wird? Dies sind zwei verschiedene Fragen, da bei Schwangerschaften nach einer In-vitro-Befruchtung (IVF) viel häufiger Fehlgeburten auftreten. Im Jahr 1999 wurden in Deutschland ca. 4000 Kinder nach einer IVF (gegebenenfalls mit ICSI) geboren. Dies sind gut 0,5% der Gesamtgeburtenzahl. Hierzu wurden 37.000 Frauen behandelt und kamen ca. 6000 Schwangerschaften zustande. Die so genannte »Baby to take home-Rate« liegt demnach pro Zyklus knapp über 10%. Es wird deshalb immer in vier bis manchmal sechs Zyklen eine künstliche Befruchtung versucht, und auch dann bleibt noch mehr als die Hälfte der Paare kinderlos!

ein langer, schwerer Weg

Was hier kurz beschrieben wurde, ist in der Praxis für das Paar ein langer Weg mit großem seelischem und körperlichem Stress, begleitet von Erwartungen und immer wieder bitteren Enttäuschungen. Das Leben kann sich monate- oder sogar jahrelang nur noch um den unerfüllten Kinderwunsch drehen. Auch das Sexualleben wird stark beeinflusst.

Kosten

Bedingungen

Eine Retortenbefruchtung kostet pro Zyklus inklusive Medikamente ca. 2500 €. Die gesetzlichen Krankenkassen vergüten maximal vier Versuche, die privaten Versicherungen drei bis vier. Eine Voraussetzung für die IVF ist, dass das Paar verheiratet ist. Sonst muss ein Antrag bei der Ethik-Kommission der Ärztekammer eingereicht werden, dem aber nur selten stattgegeben wird. Eine Altersbegrenzung gibt es nicht mehr, entscheidend ist das biologische Alter, also die hormonelle Lage der Frau. Die meisten Frauen, die sich einer solchen Behandlung unterziehen, sind zwischen 30 und 36 Jahren.

die Bedeutung für das Kind

Unbeantwortet bleibt die wesentliche Frage, was solche »Ausgangsbedingungen« für die Weiterentwicklung eines Menschenkindes bedeuten. Aber wie sollte diese Frage beantwortet werden? Wir wissen eigentlich so wenig über die Bedeutung der ganz frühen Schwangerschaft für das spätere Leben.

Fest steht nur, dass die Befruchtung in der Retorte machbar ist. In der Behandlung der Fruchtbarkeitsstörungen ist die Retortenbefruchtung inzwischen zur Standardmethode geworden.

eigene Urteilsbildung

Wie schwer es auch ist, es ist nötig, selber zu einem Urteil zu kommen, bevor mit der Behandlung angefangen wird und dann unaufhaltsam auf den ersten Schritt der nächste folgt. Wenn man erst einmal in die Mühle hineingeraten ist, kann es schwer sein, sie anzuhalten.

Unabhängig von der Bedeutung dieses Vorgangs für den einzelnen Menschen darf die Frage gestellt werden, wie dieser Aufwand im Verhältnis zu den Nöten in der Welt steht.

Verhältnismäßigkeit

Ob ein Paar sich zu einer Fertilitätsbehandlung entschließen möchte, ist eine persönliche Angelegenheit. Was für die Mediziner meistens eine Selbstverständlichkeit ist, nämlich alle Möglichkeiten auszuschöpfen, muss jeder einzelne selbst prüfen und entscheiden.

Ich möchte ein Kind, aber nur wenn es ...

normalerweise geht alles gut

Es ist ein Wunder, dass die meisten Schwangerschaften komplikationslos verlaufen und die meisten Kinder gesund und ohne Behinderungen zur Welt kommen. Vor allem in den ersten Wochen der Schwangerschaft, wenn die Organe angelegt werden, können Fehlentwicklungen entstehen. Trotzdem geht es meistens gut. Das Normale ist, dass es gut geht, und das wird deshalb auch erwartet.

Angst vor Behinderungen

Da manche Kinder aber dennoch mit einer Fehlbildung oder Behinderung geboren werden, haben werdende Eltern natürlich immer mehr oder weniger mit Ängsten und Unsicherheiten zu kämpfen. Der Satz: »Ob Junge oder Mädchen, Hauptsache gesund« drückt aus, dass die Gesundheit nicht als selbstverständlich angenommen wird. Natürlich hofft jedes Elternpaar auf ein gesundes Kind. Kranke oder behinderte Kinder werden in unserer Gesellschaft bedauert oder auch als Last angesehen. Das Vollkommene, Gesunde wird höher gewertet. Woher kommen diese Probleme mit dem Unvollkommenen? Wer setzt eigentlich die Maßstäbe für »unvollkommen« oder »vollkommen«?

Probleme mit dem »Unvollkommenen«

In einer Zeit, in der medizinisch immer mehr machbar wird, ist auch eine Praxis der vorgeburtlichen Diagnostik entstanden, die dazu führt, dass Ungeborene mit einer unheilbaren Krankheit oder einer Behinderung abgetrieben werden können. Die Probleme, die wir mit dem »Unvollkommenen« haben, bringen uns dazu, Kindern mit einer Fehlbildung den Zugang zur Welt zu versagen. Die Möglichkeiten der pränatalen Medizin stellen uns vor große ethische Probleme, die jede Schwangere betreffen.

Pränatale Diagnostik (Früherkennung)

das Ziel der Früherkennung Die vorgeburtliche Diagnostik hat als Ziel, so früh wie möglich während der Schwangerschaft festzustellen, ob das ungeborene Kind gesund ist oder ob Krankheiten, Fehlbildungen oder Krankheitsveranlagungen vorhanden sind. Die meisten so gestellten Diagnosen führen nicht zu einer Therapie, erlauben jedoch unter Umständen eine Abtreibung. *feststellbare Erkrankungen und Fehlbildungen* Es können z.B. folgende Erkrankungen bzw. Fehlbildungen festgestellt werden: Chromosomen-Störungen (z.B. Trisomie 21 / Down-Syndrom, Turner-Syndrom, Klinefelter-Syndrom), offener Rücken (spina bifida), Fehlbildungen an inneren Organen (Herz, Niere, Gehirn) oder auch Stoffwechsel- und Muskelerkrankungen, die gegebenenfalls gentechnisch diagnostiziert werden können.

Methoden Die Methoden der vorgeburtlichen Diagnostik sind Ultraschall, Punktion (Fruchtwasser oder Mutterkuchen) und die Blutuntersuchung der schwangeren Frau (Triple-Test).

Grenzen Auf diese Weise kann aber nur ein relativ kleiner Teil der Behinderungen gefunden werden, entweder weil manche Behinderungen vorgeburtlich gar nicht feststellbar sind oder weil sie erst im späteren Schwangerschaftsverlauf, während der Geburt oder auch danach auftreten. Der Satz »Alles ist in Ordnung« ist zwar beruhigend gemeint, trifft aus diesen Gründen die Sache aber nicht ganz.

der gesetzliche Rahmen Der gesetzliche Rahmen für eine Abtreibung nach vorgeburtlicher Diagnostik ist in dem 1995 revidierten § 218 Abs. 2 StGB geregelt. Es wird dort zwischen der Fristenlösung und der medizinischen Indikation unterschieden. *Fristenlösung* Bei der Fristenlösung siegt das Selbstbestimmungsrecht der Frau über den Schutz des Ungeborenen. Bei Abtreibungen in diesem Rahmen geht es um Kinder, die ungewollt und wahrscheinlich gesund sind. Diese Kinder genießen einen gewissen gesetzlichen Schutz durch die Pflichtberatung, die zeitliche Begrenzung (bis zur 12. Woche) und die Selbstzahlung. *medizinische Indikation* Bei der medizinischen Indikation gibt es weder eine gesetzlich erwähnte Pflichtberatung noch eine Zeitbegrenzung, und außerdem zahlt die Krankenkasse die Kosten für Diagnostik und Abtreibung. So misst der Gesetzgeber mit zweierlei Maß: Die ungewollten Kinder werden in deutlich *ungleiches Maß* größerem Umfang geschützt als Kranke oder behinderte Kinder.

Mit der medizinischen Indikation soll eine »Gefahr für das Leben oder die Gefahr einer schwerwiegenden Beeinträchtigung des körperlichen oder seelischen Gesundheitszustandes der Schwangeren« (Zitat § 218) abgewendet werden, wenn diese Gefahr »nicht auf eine andere für sie zumutbare Weise abgewendet werden kann«. Bei einer solchen Abtreibungsindikation wird das behinderte ungeborene Kind so eingeschätzt, dass es eine Gefahr für den körperlichen oder seelischen Gesundheitszustand der werdenden Mutter darstellt, was durch die Abtreibung abgewendet werden kann. Formal gesprochen ist das Ziel der Abtreibung in diesem Fall nicht die Tötung des Kindes, sondern die »Rettung« der Mutter. Es ist im Übrigen nie nachgewiesen worden, dass Mütter von behinderten oder chronisch kranken Kindern durch diesen Umstand in ihrem seelischen Gesundheitszustand schwerwiegend beeinträchtigt sind. Wohl aber ist es klar, dass Frauen nach einem späten Schwangerschaftsabbruch aufgrund einer Behinderung oder Krankheit häufig mit schweren Verarbeitungsproblemen zu kämpfen haben. Trotzdem wird in der Praxis diese medizinische Indikation für die Abtreibung eines behinderten oder kranken Kindes oft gebraucht, weil ein solches Kind unerwünscht ist und als Bedrohung angesehen wird.

eine Gefahr für die Mutter?

Verarbeitungsprobleme

Die Methoden der vorgeburtlichen Diagnostik haben sowohl körperliche wie auch seelische Nebenwirkungen: Das Risiko, dass nach einer Fruchtwasserpunktion eine Fehlgeburt folgt (bei einem wahrscheinlich gesunden Kind), liegt bei 0,5 bis 1%. Die seelische Folge der vorgeburtlichen Diagnostik ist, dass die Beziehung zwischen der werdenden Mutter und dem ungeborenen Kind gestört werden kann, weil die Schwangerschaft durch sie zu einer »Schwangerschaft auf Probe« wird. Die Frau traut sich in den ersten drei bis vier Monaten, bis das Ergebnis »Alles ist in Ordnung« gekommen ist, nicht, einen richtigen Kontakt mit dem Kind aufzubauen aus Angst, diesen eventuell wieder abbrechen zu müssen. Wer etwas von vorgeburtlicher Psychologie versteht, kann ahnen, was für Auswirkungen eine solche distanzierte »Probe-Phase« haben kann. Außerdem führen Störungen in dieser Beziehung nicht selten zu psychosomatisch verursachten Komplikationen wie vorzeitige Wehen, übermäßiges Erbrechen und anderes.

Nebenwirkungen

»Schwangerschaft auf Probe«

Das Ziel einer modernen Schwangerenvorsorge könnte sinnvol-

das Ziel einer sinnvollen Vorsorge

lerweise wie folgt formuliert werden: Wie kann der Empfang eines neuen Erdenbürgers (ein Prozess, der Schwangerschaft, Geburt und Wochenbett umschließt) so würdig und sicher wie möglich gestaltet werden, sowohl für die Mutter wie auch für das Kind?

das Ziel der pränatalen Diagnostik

Die Frage, welche die vorgeburtliche Diagnostik dagegen aufwirft, ist: Wie kann bei (bzw. nach) dem Empfang eines neuen Erdenbürgers beurteilt werden, ob er wirklich willkommen ist und angenommen werden kann oder ob er wieder gewaltsam vor die Tür gesetzt wird? Diese beiden Ziele bzw. Denkweisen passen nicht zusammen, das ist eines der Probleme der heutigen Vorsorge.

Krankheit und Behinderung in unserer Gesellschaft

Wie kommt es, dass die heutige Gesellschaft einen so fruchtbaren Boden für die Verbreitung der vorgeburtlichen Diagnostik mit all ihren Konsequenzen bietet? Denn nicht nur die medizinisch-technischen Angebote, sondern auch das gesellschaftliche Klima hat die heutige Entwicklung möglich gemacht. Wie werden in unserer Gesellschaft Krankheit und Kranke akzeptiert, wie werden behinderte oder kranke Menschen erlebt: als unproduktiv, störend, kostspielig und belastend? Die moderne Medizin versucht zu vermitteln, dass es möglich sei, die Geburt vieler behinderter Kinder zu verhindern. Dadurch haben Schwangere jetzt die Wahl. Es ist nicht länger Schicksal, sondern die eigene Wahl, ob ein solches Kind geboren wird oder nicht.

schwerwiegende ethische Entscheidungen

Von einer schwangeren Frau wird nun verlangt, dass sie entscheidet über das Leben ihres ungeborenen Kindes, über lebenswert oder lebensunwert. In der Seelenverfassung einer Schwangeren, die meist sowieso nicht sehr entscheidungsfreudig ist, muss unter Zeitdruck eine der schwierigsten ethisch-philosophischen Fragen eindeutig beantwortet werden. Die Ärzte und Politiker drücken sich vor einer Stellungnahme und sagen tolerant, dass natürlich die Frau da selber entscheiden darf. Aber in Freiheit und

Einflussnahme von außen

ohne Druck kann sie sich nur selten entscheiden, da die Einflussnahme der Umgebung, der Gesellschaft, der Ärzte und oft auch des Partners meistens in die Richtung einer Abtreibung tendiert.

Zeit zur Entscheidung

Die Entscheidung für oder gegen diese Diagnostik muss reifen können. Eine unreife Entscheidung wäre: »Bei uns wird schon nichts passieren.« Naive Gutgläubigkeit, die zu einem Satz wie »Wenn ich geahnt hätte, dass es so ausgehen würde, hätte ich mich sicher anders entschieden« führt, passt nicht mehr in unsere Zeit.

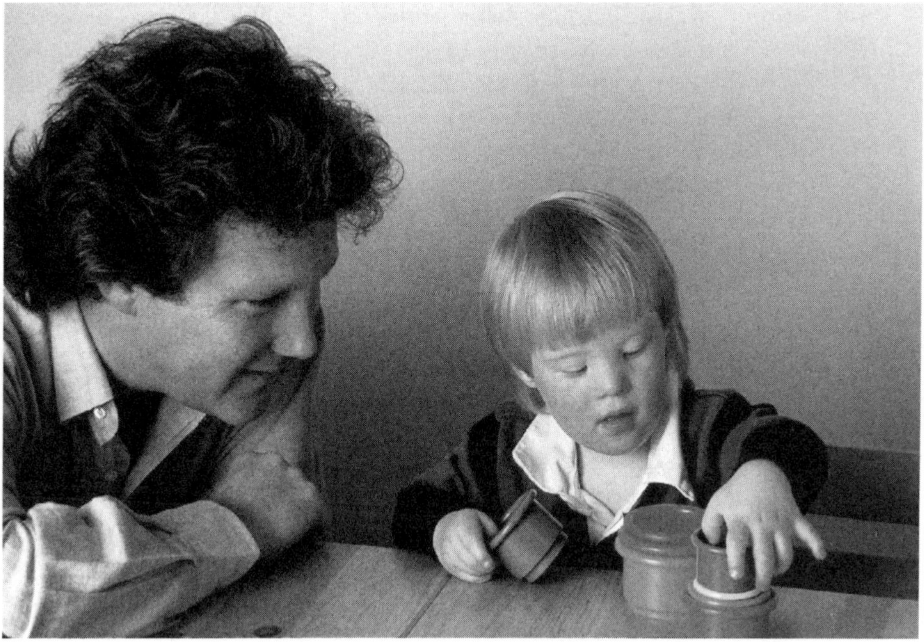

Wird durch vorgeburtliche Diagnostik festgestellt, dass das Kind eine Behinderung aufweist, sind die Eltern heute vor die Wahl gestellt, ob sie dieses Kind bekommen wollen oder nicht. Doch damit sind die meisten überfordert, und eine wirklich freie Entscheidung, ohne Beeinflussung durch gesellschaftlichen oder familiären Druck, kann nur selten getroffen werden.

Eine Abtreibung nach vorgeburtlicher Diagnostik wird meistens nach der 18. Woche vorgenommen und dauert viele Stunden.

die Perspektive des Kindes

Wie sieht dieser Vorgang aus der Perspektive des Kindes aus? Das ungeborene Kind hat sich gerade auf den Weg zu einem neuen Erdenleben gemacht und sich womöglich absichtlich für das Leben mit einer Behinderung entschieden. Ihm wird nun gewaltsam der weitere Zugang zum Leben versperrt. Gerade denjenigen, die etwas mehr Schutz und Zuwendung suchen, wird dies verweigert. Die Beschäftigung mit dem Gedanken der Wiederverkörperung und des Karmas wirft ein klares Licht auf die Frage der Abtreibung, vor allem, wenn der Grund eine Selektion ist.

was bedeuten Krankheit und Behinderung?

Was könnte eine Behinderung oder Krankheit für das Leben eines Menschen bedeuten? Und: Was kann das Leben mit einem behinderten oder kranken Menschen bedeuten? Aus Berichten von Eltern solcher Kinder geht immer wieder hervor, dass ihr Leben zeitweise sehr schwer ist, aber gleichzeitig viele kleine und große Früchte trägt.

Prä-Implantations-Diagnostik

Eine besondere Form der vorgeburtlichen Diagnostik ist die Prä-Implantations-Diagnostik (PID). Hierbei handelt es sich um die Untersuchung eines in vitro (d.h. in der Retorte, im Rahmen einer IVF) gezeugten Embryos. Wenn sich der Embryo im Sechs- oder Achtzellstadium befindet, wird ihm eine Zelle entnommen, ohne dass dies nachweisbare Folgen für seine Weiterentwicklung hat. Diese Zelle wird auf bestimmte Chromosomen- und Genmerkmale untersucht. Nur bei einem unauffälligen Befund wird der Embryo dann in die Gebärmutter eingesetzt.

mögliche Anwendungsgebiete

Vor allem bei bekannten vererbbaren Krankheiten bietet sich diese Methode an. Sie ist aber zur Zeit in Deutschland (noch) verboten. Ausländische Erhebungen haben ergeben, dass bei Paaren, welche die PID in Anspruch genommen haben, die Chance auf eine anschließende »normale« Schwangerschaft und Geburt recht gering ist: Nur jede siebte Frau bekommt (auch nach mehreren Versuchen) ein Kind. Europaweit wurde zwischen 1993 und 2000 bei 6465 Embryonen von 886 Paaren eine PID durchgeführt. Geboren wurden 162 Kinder, darunter 37 Zwillingspärchen. Es werden also enorm viele Embryonen für diese Methode »verbraucht«. Die auf diese Weise entstandenen »überzähligen« Embryonen könnten theoretisch für die Embryonenforschung benutzt werden.

die Chance, ein Kind zu bekommen

»überzählige« Embryonen

Gegenargumente

Die Gegner dieser Methode berufen sich auf die Schutzwürdigkeit des ungeborenen Menschen ab dem Zeitpunkt der Befruchtung und sprechen sich gegen eine Selektion aufgrund medizinischer Diagnosen aus. Außerdem befürchten sie, dass die Möglichkeit der PID einen gewissen Druck auf Paare ausüben kann, die Geburt eines kranken oder behinderten Kindes auf diese Weise zu verhindern, wie das jetzt auch schon z.B. für die Fruchtwasserpunktion zutrifft. Argumente der Befürworter sind, dass auch bei

Argumente der Befürworter

einem Schwangerschaftsabbruch nach positiver vorgeburtlicher Diagnostik selektiv das Wohl der Eltern über das des Ungeborenen gestellt wird; dass durch die PID die medizinisch und emotional schwierigere Fruchtwasserpunktion mit einem möglicherweise nachfolgenden Abbruch vermieden werden kann; dass außerdem sowohl bei der Spirale wie bei der »Pille danach« auch gegeben-enfalls ein Abbruch einige Tage nach der Befruchtung in Kauf genommen wird; ein Paar mit einem schon bekannten vererbbaren Krankheitsrisiko sollte die Möglichkeit bekommen, selber zu wählen zwischen dem Verzicht auf ein eigenes Kind (aus Angst, ein krankes Kind zu bekommen) oder der klassischen vorgeburtlichen Diagnostik (u.a. Fruchtwasserpunktion) oder der PID.

In den meisten Nachbarländern sowie auch in den USA und vielen anderen Ländern ist diese Methode erlaubt. Da von immer mehr Krankheiten die genetische Basis bekannt wird, wird es immer mehr Kandidaten für die PID geben.

Stammzellforschung

Im Zusammenhang mit der PID muss auch die Forschung an embryonalen Stammzellen erwähnt werden. Stammzellen sind undifferenzierte, omnipotente Zellen, die sich fast unbeschränkt vermehren können und sich unter Laborbedingungen und unter Hinzugabe von bestimmten Wachstumsfaktoren zu ganz spezifischen Organzellen entwickeln (z.B. zu Gehirnzellen, Herzmuskelzellen, Drüsengewebe). Führende Wissenschaftler erwarten, in nicht allzu ferner Zukunft (in ca. fünf bis zehn Jahren) mit solchen Zellkulturen Krankheiten wie Multiple Sklerose, Zuckerkrankheit oder auch Gewebedefekte nach Schlaganfall oder Herzinfarkt heilen zu können. Embryonen bestehen in den ersten zwei bis drei Tagen aus solchen Zellen: Aus jeder Zelle kann noch alles werden. Die Forschung an embryonalen Stammzellen ist in Deutschland nur an solchen importierten Stammzell-Linien erlaubt, die nicht speziell für die Forschung erzeugt wurden. Sonst würde dies im Widerspruch zu dem Embryonenschutzgesetz stehen, das besagt, dass Embryonen nur mit dem Ziel einer Schwangerschaft gezeugt werden dürfen.

Argumente der Befürworter

Die Befürworter der embryonalen Stammzellforschung argumentieren mit den zu erwartenden Erfolgen bei der Behandlung chronischer Krankheiten und führen an, dass die Forschung sich auf den Gebrauch so genannter überzähliger Embryonen beschränken könne, d.h. auf Embryonen, die bei der IVF und gegebenenfalls der PID hervorgebracht, aber dort nicht mehr verwendet und normalerweise vernichtet werden. Auch versichern sie, dass sich nach dem derzeitigen Erkenntnisstand aus den so vervielfältigten embryonalen Stammzellen keine kompletten Embryonen mehr entwickeln lassen. Diese sehr essentielle Behauptung ist leider noch nicht belegt.

adulte Stammzellen

Auch manche Zellen des erwachsenen menschlichen Körpers können gentechnisch zu Stammzellen »zurückprogrammiert« werden. Die Befürworter des Embryonenschutzes plädieren für den ausschließlichen Gebrauch dieser adulten (erwachsenen) Stammzellen. Zur Zeit machen manche Forscher aber die Erfahrung, dass diese beiden Arten von Stammzellen unterschiedliche Eigenschaften haben und nicht austauschbar sind. Deshalb sei auf embryonale Stammzellforschung nicht zu verzichten.

Stammzellen aus Nabelschnurblut

Eine besondere Quelle für Stammzellen bietet das Nabelschnurblut. Heute gibt es schon kommerzielle Anbieter, die frisches Nabelschnurblut auf Wunsch der Eltern und gegen gute Bezahlung direkt nach der Geburt aufbereiten und einfrieren. Später könnte das Kind schwer erkranken, und vielleicht würde es dann von einer Therapie mit seinen eigenen Stammzellen profitieren können. Es ist schwer, sich ein Urteil über ein Verfahren zu bilden, das einerseits an einen biomedizinischen Sciencefiction erinnert, aber andererseits vielleicht von den eigenen Kindern später eingeklagt werden könnte. Zur Zeit gibt es aber weder gesicherte Daten über die Vorteile einer Therapie mit eigenen Nabelschnur-Stammzellen, noch kann jemand sagen, was genau später mit dem Blut des Kindes gemacht werden könnte. Wesentlich sinnvoller und vor allem sozialer scheint die Nabelschnurblutspende an einer Blutbank zu sein, die das Blut Patienten (meist Kindern mit schweren Krankheiten wie Leukämie) zur Verfügung stellt, die es akut brauchen.

Nabelschnurblutspende

Ethische Aspekte der Forschung an und des Gebrauchs von embryonalen Zellen

Noch präziser als früher bei den Diskussionen um den § 218 geht es um die Frage, wann das menschliche Leben beginnt: bei der Befruchtung, bei der Einnistung (ca. sechs Tage nach der Befruchtung), vierzehn Tage nach der Befruchtung (England), ab dem Moment der Überlebensfähigkeit (ca. 25. Schwangerschaftswoche), ab der Geburt oder gar als Stufenmodell? Und wenn man sich festgelegt hat, in welchem Maße soll dann die Menschenwürde eines so frühen Menschenlebens geschützt werden?

wann beginnt menschliches Leben?

Aus der Frauenbewegung kommt das Argument, dass das Ungeborene im Frauenkörper der Frau gehört und von ihr geschützt wird. Deshalb soll die heutige Abtreibungspolitik unberührt bleiben (die Frau entscheidet), aber strenge Gesetze sollen die im Labor gezeugten und wachsenden Embryonen gegen Selektion und wissenschaftliche / wirtschaftliche Interessen schützen, weil diesen Embryonen nicht der natürliche Schutz der Frau zukommen kann.

Die Absicht sowohl der vorgeburtlichen Diagnostik, der PID als auch der Stammzellforschung und gegebenenfalls der Keimbahntherapie ist die biologische Verbesserung des menschlichen Lebens. Durch selektive Schwangerschaftsabbrüche oder die Selektion vor der Implantation soll das (weitere) Leben eines kranken oder behinderten Menschen verhindert werden – dies ist aber nur dann mit der Menschenwürde zu vereinbaren, wenn der »Gesunde« oder »Normale« mehr Würde hätte als der »Kranke« oder »Behinderte«. (Im Übrigen ist es offen, ob ein behinderter Mensch tatsächlich ein unglücklicheres oder unerfüllteres Leben führt als ein anderer; das Gleiche gilt auch für die Verwandten, die sich um ihn kümmern.) Damit wird der Begriff »Menschenwürde« ad absurdum geführt. Es scheint, als hätte der Wert eines Menschen eher etwas mit optimalem biologischem Leben als mit Ethik oder Würde zu tun. Wird das Leben würdiger, wenn Behinderung oder Krankheit fehlen, wenn die Möglichkeit besteht, eventuelle chronische Krankheiten, Defekte oder Organschäden mit Stammzellen zu reparieren, wenn wir das menschliche Genom so gut kennen, dass wir eventuelle Krankheitsgene ausschalten oder austauschen können? Der moderne Fort-

biologische Verbesserung des Lebens?

die Würde des Menschen

schrittsglauben besteht darin zu meinen, dass der Mensch auf biologischer Ebene mit modernster Technik zu verbessern sei.

das Ziel dieser Forschung

Die schnellen Fortschritte der Biotechnologie sowie deren rapide wachsende wirtschaftliche Bedeutung lassen es aber als unglaubwürdig erscheinen, dass es das Ziel dieser Forschung ist, dem Heil-Impuls zu dienen und den hippokratischen Eid zu erfüllen. Vielmehr zeigen sie, dass das biologisch-pragmatische Menschenbild (die Lebenserfüllung eines Menschen wird primär von seinem biologischen Sein bestimmt) zu einem neuen Höhenflug ansetzt; dass unsere Gesellschaft lieber Milliardenbeträge für biotechnische Forschung aufbringt als für Projekte, die wirklich mit der Förderung der Menschenwürde zu tun haben, und dass letztendlich das Ziel dieser Forschung möglicherweise in dem so fragwürdigen, aber umso verlockenderen Projekt der »Umzüchtung der Spezies« liegen könnte.

»Umzüchtung der Spezies«

biotechnischer Reichtum und ethische Armut

Der biotechnische Reichtum zeigt in beschämender Weise unsere ethische Armut. Aber niemand bemerkt es, vielleicht, weil es so viele Ethik-Kommissionen gibt oder weil so heftig mit Begriffen wie »Menschenwürde«, »Respekt vor dem Leben« oder »Achtung vor der Schöpfung« argumentiert wird. Die abendländische christliche Tradition soll nun die biotechnische Entwicklung bremsen. Aber dass diese Tradition dazu viel zu schwach und viel zu wenig verinnerlicht ist, zeigt allein schon die heute weit verbreitete Einstellung zur Abtreibung, zur vorgeburtlichen Diagnostik, zur Gentechnik wie auch zur Ausländerpolitik und zur Weltwirtschaft.

die Menschenwürde ist bedroht

Auf die Frage, was Menschenwürde eigentlich ist und warum sie geschützt werden soll, kommt manchmal die nüchterne Antwort: weil im Grundgesetz steht, dass die Würde des Menschen unantastbar ist, oder weil das sonst nicht mit unserem Gewissen zu vereinbaren sei. Die Würde des Menschen ist keine Selbstverständlichkeit mehr, sie ist bedroht. Der Wert des menschlichen Lebens wird mehr denn je an sein biologisches Leben geknüpft, und der Staat sieht sich genötigt, die »Mindest-Würde« des Menschen gesetzlich festzuschreiben. Diese Bedrohung ist nur in geringem Maße spürbar, es ist nun mal keine konkrete Gefahr wie BSE, Krieg oder Atomenergie. Zumindest nicht für die meisten von uns, wohl aber für die, die gerade ein Leben mit einer Behinderung beginnen. Und trotzdem ist die biologische Existenz aller Menschen gefährdet, weil die angewandten Techniken und deren Folgetechniken möglicherweise zu einer genetischen Manipulation, Umzüchtung oder einer angeblichen Verbesserung der menschlichen Erbsubstanz mit unüberschaubaren Konsequenzen führen können.

unüberschaubare Konsequenzen

Es wird auf der Grundlage eines pragmatisch-biologischen Menschenverständnisses geforscht, gearbeitet und gehandelt. Ob der Mensch mehr ist als das, was mit diesem Verständnis zu untersuchen und eventuell zu behandeln oder zu verändern ist, hängt von dem Menschen selber ab: Erlebt er sich als ein Mensch mit Körper, Seele und Geist, als eine Doppelnatur mit einem biologischen und einem biographischen Anteil?

unser Bild vom Menschen

Dieser Verbindung einer vererbbaren biologischen Körperlichkeit mit dem Geistigen verdankt der Mensch seine besonderen Lebensmöglichkeiten. Mit dem logischen Verstand ist es aber nicht zu begründen, dass der Mensch auch ein geistiges Wesen ist und dass gerade die Einheit von Körper, Seele und Geist den Menschen würdig macht, ihm eine Würde verleiht. Diese Würde gebührt ihm auch dann, wenn durch welche Umstände auch immer diese Einheit von Körper, Seele und Geist solche inneren Hindernisse erfährt, dass daraus Behinderungen werden. Diese Menschenwürde ist verstandesmäßig nicht greifbar, sie kann nur von demjenigen als Wahrheit erlebt werden, der sie akzeptieren will, der sich nicht vor seinem Inneren scheut, der sich traut, mit dem Herzen zu denken, und der diese Herzensgedanken in sein Handeln einfließen lässt.

der Mensch als geistiges Wesen

Diese Menschenwürde ist bedroht. Durch äußere Maßnahmen wie Gesetze kann sie nicht ausreichend geschützt werden. Trotzdem ist natürlich ein gesetzlicher Rahmen für die Anwendung der Biotechnologie unumgänglich.

Vielleicht ist die biotechnische Entwicklung nicht aufzuhalten. Ob sie vor uns und unseren Nächsten Halt macht, ob sie vor unseren Kindern Halt macht, das hängt davon ab, was wir unseren Kindern in der Erziehung an Innerlichkeit und Würde mitgeben können, wie würdig wir unser soziales Leben gestalten und wie wir selber im Alltag mehr und mehr Mensch werden wollen.

die Aufgabe der Erziehung

Das Thema der Prä-Implantations-Diagnostik und der Stammzellforschung bewegt vielleicht unsere Gemüter so sehr, weil es in so konkreter Konsequenz die ethische Krise unserer Kultur aufzeigt.

die Krise unserer Kultur

Vorbestimmtes Leben?

Im Umgang mit dieser Problematik ist es notwendig, sich nochmals ein Urteil über das Wesen des ungeborenen Menschen und über die Bedeutung von Leid und Krankheit im Leben zu bilden.

Wer meint, aufgrund eines Ultraschallbefundes oder einer Untersuchung der Chromosomen ein Ungeborenes abtreiben zu dürfen, geht davon aus, dass der weitere Lebenslauf des Kindes festgelegt ist. Der Chromosomenbefund würde den Verlauf und den Wert des weiteren Lebens bestimmen. Hierbei wird übersehen, dass z.B. bei Kindern mit Down-Syndrom die sprachlichen, sozialen und intellektuellen Entwicklungsmöglichkeiten sehr unterschiedlich sind und zum Teil davon abhängen, wie die Menschen in der unmittelbaren Umgebung jeweils auf sie eingehen.

unterschiedliche Entwicklungsmöglichkeiten

Bei der Diagnose »offener Rücken« (bei der auch ein Abbruch möglich ist) sind inzwischen die operativen Behandlungsmöglichkeiten so gut, dass manche Kinder sich völlig ohne Resterscheinungen entwickeln, andere allerdings werden auf den Rollstuhl angewiesen sein. Bei vielen dieser Kinder wird es keine intellektuellen Einschränkungen geben. Dies zeigt nur, dass der Befund, welcher in der Frühschwangerschaft erhoben wird, nur zum Teil etwas über die späteren Entwicklungs(un)möglichkeiten aussagen kann. Natürlich sind die Entfaltungsmöglichkeiten anders und oft eingeschränkter als bei so genannten »gesunden« Menschen.

die Aussagekraft der Befunde

Wer meint, dass ein behindertes, eingeschränktes Leben oder ein krankes, kürzeres Leben nicht lebenswert sei, geht davon aus, dass Leid oder Krankheit keinen Sinn haben. In diesem Fall kommt noch dazu, dass es sich um ein Urteil über einen unmündigen anderen handelt! Jeder kennt aus eigener Erfahrung oder aus seiner Umgebung Beispiele, wo ein Leiden, eine Einschränkung oder eine Behinderung eine positive Wirkung auf die Lebensentwicklung hatte.

haben Krankheit und Behinderung einen Sinn?

Es ist eine Überlegung wert, ob ein kurzes oder behindertes Leben für das betroffene Kind und auch für die Eltern vielleicht doch einen Sinn haben könnte. Auch wenn der Sinn eines solchen Lebens nicht in einer äußerlich sichtbaren Entwicklung erkennbar wäre: Für das Wesen dieses Kindes – und für die Menschen seiner Umgebung! – kann es trotzdem seine Bedeutung haben.

Konsequenzen

Die Konsequenz der Annahme, dass bei bestimmten pränatalen Befunden der Verlauf und der Wert des weiteren Lebens festliegen, ist, dass das ungeborene Kind vor der 24. Woche nicht schutzbedürftig ist und somit ein Abbruch ethisch zu vertreten sei.

Von der »Schicksals-Entscheidung« zur eigenen Entscheidung

ethische Fragen

Jede schwangere Frau oder jedes werdende Elternpaar wird heute mit der pränatalen Diagnostik konfrontiert. Diese Entwicklung »zwingt« jeden Einzelnen, über diese Fragen nachzudenken. Die Frau wird aufgefordert, sich zu fragen, ob für sie das ungeborene Leben ein Zellhaufen ist oder ein entwicklungsfähiges Individuum; ob Leid und Krankheit einen Sinn oder eine Bedeutung haben können; ob sie es mit ihrem Gewissen und ihrem Gefühl vereinbaren kann, einem kranken oder behinderten Kind den *weiteren* Zugang zum Leben zu ermöglichen oder dies zu verhindern.

eine schwere Entscheidung

Nur die Frau oder die Eltern tragen die Verantwortung für diese Entscheidung. Das ganze weitere Leben werden sie die Konsequenzen tragen und dazu stehen müssen.

Für die Frau (Eltern) kann die Konfrontation mit dieser Frage zu einem existentiellen Problem werden. Am liebsten möchte sie vielleicht, dass die Uhr zurückgedreht und solche Entscheidungen wieder vom Schicksal oder von Gott getroffen würden. Früher war es nicht nötig, sich über solche Fragen Gedanken zu machen. Das Schicksal ging seinen Weg. Nun wird dies dem Einzelnen aufgelastet. Da allein die Frau die Folgen der Entscheidung tragen muss, kann ihr diese von niemandem abgenommen werden.

der Einfluss der »öffentlichen Meinung«

Natürlich hat auch der gesellschaftliche Konsens, die »öffentliche Meinung«, einen Einfluss auf diesen Entscheidungsprozess. Jetzt, da die Abtreibung von Kindern mit Down-Syndrom fast zu einer Selbstverständlichkeit geworden ist, wird sich die gesellschaftliche Einstellung diesen Kindern gegenüber ändern. Eltern solcher Kinder werden zunehmend »schräg« angeschaut: »Das hätte man doch verhindern können?«

So haben es Frauen oder Eltern, die sich bewusst für das Austragen eines behinderten oder unheilbar kranken Kindes entscheiden, oft sehr schwer im Umgang mit der Umgebung und den Ärzten.

das Unverständnis anderer

Unverständnis bis hin zur Verurteilung und moralischer Druck können ihnen entgegenkommen.

In diesem sozialen Klima muss die betroffene Frau sich entscheiden. Hier trägt die Gesellschaft einen großen Teil der Verantwortung für das Einzelschicksal!

die Notwendigkeit eines eigenen Urteils

Es braucht sehr viel Kraft und innere Überzeugung, zu einem *eigenen* Urteil und zu einer Entscheidung zu kommen, ohne die Erwartungen oder Meinungen anderer allzu sehr mitspielen zu lassen. Doch ist es auch ein Signum unserer Zeit, dass wir uns durch solche Fragen über das Wesen des Ungeborenen und über das Wesen von Leid und Krankheit eine Anschauung bilden *müssen*. Die Möglichkeiten der pränatalen Diagnostik fordern hierzu auf.

sich der Entscheidung entziehen

Es ist durchaus möglich, sich dieser Urteilsbildung und Entscheidung zu entziehen. Wer sich auf den gut gemeinten Rat oder die Empfehlung anderer (z.B. des Arztes) verlässt und sich hinter einer allgemeinen Meinung oder einem ärztlichen Rat »versteckt«,

mögliche Folgen

gibt damit die Freiheit zur Entscheidung ab. Dadurch kann es später sehr schwer werden, noch zu dieser Entscheidung zu stehen. Freilassende und dennoch kompetente Beratung ist in solchen Situationen allerdings nicht leicht zu finden.

Mehr zum Thema Beratung und zu den Methoden der Diagnostik siehe S. 212 und 219.

Es gibt mehrere Bücher über das Schicksal von behinderten Kindern und darüber, was das für die Familie bedeutet (siehe Literaturliste). Auch gibt es Berichte von Frauen, die bewusst eine Schwangerschaft ausgetragen haben, wissend, dass das Kind schwere Fehlbildungen haben und nach der Geburt nur einige Stunden oder

eine reiche Lebenserfahrung

Tage leben wird: Sie beschreiben es als eine reiche Lebenserfahrung.

Ich bin schwanger, aber ich will oder kann nicht

Wie manche Frau die Tatsache, schwanger zu sein, mit großer Freude erfüllt, so kann dies eine andere in Ratlosigkeit und Verzweiflung stürzen. Eine völlig ungeplante und ungewollte Schwangerschaft, entstanden durch ein Verhütungsversagen oder weil nicht »aufgepasst« wurde oder aufgrund anderer Ursachen kann die Frau in furchtbare Bedrängnis bringen (eine Schwangerschaft durch Vergewaltigung ist ein Kapitel für sich, darauf wird hier bewusst nicht eingegangen). Das ganze Leben, die Zukunftsplanung, die Kontakte, die Verwandtschaft, die Finanzen, alles droht von einer solchen Schwangerschaft umgeworfen zu werden. Zumindest kann es im ersten Moment so aussehen.

häufige Reaktionen

»Ich kann es nicht, ich will es nicht, es muss weg, es geht leider nicht anders. Lieber jetzt wegmachen lassen, als ihm eine schwere Existenz unter solchen Umständen zuzumuten und mir auch noch meine ganze Lebensplanung zu zerstören. Ich habe nichts gegen Kinder, aber jetzt und von diesem Mann, mit dem ich eigentlich nichts mehr zu tun habe! Wie konnte das nur passieren! Das Kind würde sowieso kein annehmbares Leben haben können.«

Diese und ähnliche Reaktionen sind öfters zu hören. Das ganze Unheil, von der Beziehung über die Karriere bis zu den Finanzen, kann sich zuerst zu einem großen Verzweiflungs-NEIN zusammenballen und so der Frau alle Sicht nehmen.

Umgang mit der Verzweiflung

Wie geht man mit dieser Verzweiflung und Ablehnung um? Wie kann man verhindern, dass aus dieser Verfassung heraus voreilig gehandelt wird? Lebenswichtige Entscheidungen, die in Krisenstimmung und Verzweiflung getroffen werden, werden später oftmals bereut.

sich klare Sicht verschaffen

Es kommt jetzt in erster Linie darauf an, sich ein wenig Platz, Luft und klarere Sicht zu schaffen. Platz schaffen heißt, den Unheilsberg entwirren, so dass klar wird, woher dieses NEIN eigentlich kommt. Wer oder was sagt dieses Nein und warum? Wer oder was sagt vielleicht auch ein leises Ja und warum? Hat das Nein mit der Beziehung zu tun, mit dem beruflichen Werdegang, mit der

Verwandtschaft, mit dem Ruf? Oder mit den finanziellen und häuslichen Umständen der schon großen Familie? Es braucht viel Mut, sich dann zu fragen, ob nicht auch irgendwo ein kleines Ja zu hören ist. Woher würde das kommen? Kann es ein stiller, sogar heimlicher Wunsch nach einem Kind oder nach einer Veränderung der Lebenssituation sein?

uneindeutige Gefühle

Gefühle sind nicht selten uneindeutig. Wie viele Frauen merken mit Schrecken, dass die Bestätigung, schwanger zu sein, zwiespältige oder ambivalente Gefühle auslöst. Auch wenn die Schwangerschaft eigentlich geplant oder gewollt war, ist die Gefühlsreaktion nicht immer uneingeschränkt positiv. Die meisten Frauen kennen diese Ambivalenz der Frühschwangerschaft, obwohl manche ein schlechtes Gewissen hätten, wenn sie es zugeben würden. So können oft ein großes oder kleines Nein, ein großes oder kleines Ja nebeneinander stehen.

keine vorschnellen Entscheidungen treffen

Um nicht vorschnell eine Entscheidung zu treffen, ist der Versuch hilfreich, sich vorzustellen: »Und was, wenn doch? Alles würde anders werden als geplant, aber wäre das wirklich eine Katastrophe? Wäre es vorstellbar, das Kind trotzdem zu bekommen, wäre es machbar, und wäre es zu wollen?«

So kann Bewegung und Differenzierung in das große NEIN kommen. Das bedeutet nicht, dass es somit verschwindet. Es kann sogar konkreter werden.

Manchmal ist das NEIN eine Antwort auf die Frage: »Was würde ich dem Kind damit antun?« Dies suggeriert eine Rücksicht auf das Kind, wobei man ihm ein Leben unter den zu erwartenden Umständen nicht zumuten möchte. Es bedarf einer großen Ehrlichkeit, zu unterscheiden, ob es wirklich Rücksicht auf das Kind oder ob es nicht ein vorgeschobener Grund ist. Weiter stellt sich natürlich die Frage, wer in solch einer Situation in der Lage ist, wirklich zu wissen, was gut oder schlecht für ein Kind ist.

vorgeschobene Gründe?

Manche Frauen fühlen sich in ihrer Freiheit, ihrem Selbstbestimmungsrecht und ihrer Autonomie eingeengt und von dem Kind bedroht. »Warum muss ich mich in meiner Lebensentfaltung von einer ungewollten Schwangerschaft bestimmen lassen?«

Bedrohung der Freiheit

Auf wessen Kosten würde die Freiheit zurückgewonnen werden? Es ist nicht möglich, Geschehenes ungeschehen zu machen. Die

Entscheidungsfreiheit ändert sich, wenn der »Dritte im Spiel« sich gemeldet hat. Man hat es nicht mehr nur mit der eigenen Freiheit zu tun, sondern auch mit der des anderen. So ist der Umgang mit einer unerwünschten Schwangerschaft auch eine soziale Frage.

Verantwortung für einen »Dritten«

Wo und wie entsteht letztendlich eine Entscheidung? Was ist, wenn der Bauch etwas anderes sagt als der Kopf? »Bauchentscheidungen« sind vielleicht weniger situationsabhängig und lassen tiefere Lebensgefühle eher zu. Und was ist, wenn die Umwelt etwas anderes sagt als die Innenwelt? Manchmal kann es hilfreich sein, wenn man abends unentschlossen eingeschlafen ist, morgens beim Aufwachen zu horchen zu versuchen, welche Stimmung aus der Nacht mit in den Tag hinüberkommt. Um zu einer eigenen, reifen Entscheidung zu kommen, ist es notwendig, sich innere Freiräume zu schaffen, ohne Druck von außen. Ganz gleich wie diese Entscheidung ausgeht, sie wird lebenslange Folgen haben. Die Entscheidung für das Leben, aber auch die für den Abbruch wird die Frau ihr ganzes weiteres Leben mittragen müssen.

»Bauchentscheidungen«

lebenslange Folgen

Die Frage, in welcher Schwangerschaftswoche das menschliche Leben anfängt, ist hier nicht die entscheidende. Schon die Entstehung einer Schwangerschaft kann als Ausdruck einer Intention des Kindes aufgefasst werden. Was bedeutet dies für uns, wie deutlich können wir sie wahrnehmen, was will uns das sagen? Natürlich haben wir auch eigene Intentionen, aber auch die sind oft nur schwer wahrzunehmen! Ungeplante oder unerwartete Ereignisse können unser Leben von einem auf den anderen Tag vollkommen verändern. Das kann man Schicksal nennen, und nicht selten führen gerade Schicksalsschläge zu positiven Veränderungen. Vor allem rückblickend zeigt sich dann, dass hier eine Art verborgene Intention in der Biographie gewirkt hat. Wie schwer ist es deshalb, zu beurteilen, ob ein Kind wirklich die eigenen Intentionen durchquert.

verborgene Intentionen

Wenn eine Frau trotz aller Überlegungen meint, unter den jetzigen Lebensumständen nicht JA zu der bestehenden Schwangerschaft sagen zu können, und die Grundlage und die Freiheit verspürt, NEIN sagen zu müssen, hat sie nach deutschem Recht die Möglichkeit, einen Abbruch vornehmen zu lassen.

§ 218 beurteilt die Durchführung eines Abbruchs im Rahmen

die Fristenregelung der Fristenregelung (= innerhalb von zwölf Wochen nach der Befruchtung) als rechtswidrig, aber nicht als strafbar. Nach einem Beratungsgespräch mit einem Arzt oder bei einer Beratungsstelle ist von einem anderen Arzt der Abbruch vorzunehmen. Die Kosten *Kosten* (etwa € 250) sind von der Frau selbst zu tragen. Unter bestimmten Einkommensgrenzen ist eine Sozialhilfe möglich, wenn diese vor dem Eingriff beantragt wird. Ausführliche Beratungen bieten *pro familia* und kirchliche Beratungsstellen.

finanzielle Gründe Für diejenigen, die aus finanziellen Gründen einen Abbruch in Erwägung ziehen, gibt es einige meist kirchlich orientierte Hilfeleistungsstellen (siehe Anhang).

Wenn eine Frau einen Abbruch hat vornehmen lassen, entstehen *Schuldgefühle* nicht selten Schuldgefühle dem Kind gegenüber. Sowohl für die Mutter wie auch für das Kind kann es sinnvoll erscheinen, eine Annäherung an das Kind anzustreben, dies wird aber meistens durch Schuldgefühle verhindert. Wenn die Gedanken an den Abbruch innerlich gemieden werden, hat sie sich zwar von dem Kind getrennt, sich aber nicht von ihm verabschiedet. Erst wenn sie zu ihrer Entscheidung stehen kann, entsteht wieder Raum in ihrer Seele, in dem sie Abschied nehmen und sich die Beziehung unter Umständen weiterentwickeln kann.

Überwachung in der Schwangerschaft

Vertrauen ist gut, ist Kontrolle besser?

Viele Frauen werden im Laufe der Schwangerschaft wiederholt heimgesucht von Ängsten, ein krankes Kind zu bekommen. Die meisten denken zumindest gelegentlich an eventuelle Fehlbildungen, angeborene Krankheiten oder Sauerstoffmangel unter der Geburt. »Wird unser Kind gesund sein? Könnte ich es verkraften, wenn es krank auf die Welt käme? Wer kann mir diese immer wiederkehrenden Ängste nehmen?« Bei der Vorstellung, wie zart und verletzbar ein beginnendes Leben ist, ist es nahe liegend, ab und zu Angst zu haben.

Angst, ein krankes Kind zu bekommen

Keine Frau braucht sich mangelndes Vertrauen vorzuwerfen, wenn sie von Ängsten heimgesucht wird.

Diese Gedanken und Gefühle bleiben nicht nur bei der Mutter, sondern können auch ihre Auswirkung auf das Kind und auf den Verlauf der Schwangerschaft haben. Der Einfluss z.B. auf vorzeitige Wehen ist eindeutig: Je unruhiger und ängstlicher die Mutter ist, desto mehr werden die Wehen kommen. Außerdem ist es nachvollziehbar, dass Zuversicht und Vertrauen dem Kind eine »wärmere« Atmosphäre bieten als Angst und Unsicherheit.

Auswirkungen auf die Schwangerschaft

Wer gibt Antwort auf die Frage: »Wie geht es meinem Kind?« Manchmal ist es das eigene Gefühl, das einem sagt: »Alles geht gut«, oder auch, dass mal nachgeschaut werden sollte. Wie sehr ist auf dieses Gefühl Verlass? Wer würde sich nur darauf verlassen wollen? Während der üblichen Schwangerschaftsvorsorgeuntersuchungen (siehe S. 88) werden unter anderem Herzschlag und Wachstum des Kindes kontrolliert und gegebenenfalls ein Ultraschall gemacht, um sagen zu können: »Sie können beruhigt sein, dem Kind geht es gut, es fühlt sich wohl in Ihrem Bauch.« Dann sind wir aber bei der Frau, die auf die Frage, wie es ihrem Kind

das eigene Gefühl

Vorsorgeuntersuchungen

im Bauch geht, antwortet: »Ich weiß es nicht, ich habe erst morgen einen Arzttermin.«

Je intensiver die Vorsorge, desto mehr wird die werdende Mutter sich bei der Frage nach dem Wohlergehen ihres Kindes auf die Untersuchungsergebnisse verlassen statt auf ihr Gefühl. Sie versucht, Ängste und Unsicherheit durch Untersuchungen wie Ultraschall und CTG zu entschärfen. »Sie brauchen keine Sorgen zu haben, Sie sehen doch im Ultraschall, wie lebhaft sich das Kind bewegt.« Das Vertrauen und die Zuversicht müssen mehr und mehr von außen herangetragen werden. Das innere Vertrauen in das Geschehen, in das Kind, wird somit weniger gefragt und gefordert. Stattdessen entwickelt sich eine Abhängigkeit von dem medizinischen Urteil.

Abhängigkeit vom medizinischen Urteil

Natürlich kann auf äußere Kontrolle nicht verzichtet werden. Manche Untersuchungen der Schwangerschaftsvorsorge sind notwendig und sinnvoll. Kleinere und größere Probleme können damit entdeckt und häufig behandelt werden, angefangen von Blutarmut über Wachstumsverzögerung bis zur Schwangerschaftsvergiftung (Eklampsie). Aber die Kontrolle ersetzt das Vertrauen nicht, genauso wenig wie umgekehrt. Beide sind notwendig für den guten Fortgang der Schwangerschaft. Das Vertrauen ist Voraussetzung für das gute »Gedeihen«, die Kontrolle für einen möglichst komplikationslosen Verlauf.

Kontrolle ersetzt das Vertrauen nicht – und umgekehrt

Wer versucht, täglich Kontakt mit dem Kind aufzunehmen, ins Zwiegespräch mit ihm zu kommen, wird merken, dass eine wirkliche Beziehung aufgebaut wird. Es wächst ein zunehmendes Gefühl dafür, »wer da eigentlich zu einem kommen will«. So entsteht ein inneres Bild von dem Wesen des Kindes. Dieses Bild hat mit dem zweidimensionalen Schwarzweiß-Bild des Ultraschalls nichts zu tun.

Zwiegespräch mit dem Kind

In den letzten zehn Jahren ist in vielen Frauenarztpraxen der Trend zu einer starken Zunahme der instrumentellen Untersuchungen der schwangeren Frau zu beobachten. Die Zahl der Ultraschall- und Doppleruntersuchungen und der CTGs pro Schwangerschaft ist hoch. Es gibt zwei Erklärungen für diese Entwicklung:

Zunahme an Untersuchungen

1. ein stark erhöhtes »Absicherungsbedürfnis« von Seiten der Ärztin bzw. des Arztes. Durch die zunehmende Zahl der Prozesse gegen ÄrztInnen wegen vermuteter Fehler oder übersehener Fehlbildungen hat die Angst, etwas zu übersehen, zugenommen, so dass deshalb vermehrt Untersuchungen durchgeführt werden.

Absicherungsbedürfnis

2. Für manche Patientinnen ist das Vertrauen in den Arzt größer, je öfter er untersucht. Außerdem können manche Eltern von Ultraschallbildern oder Ultraschallvideoaufnahmen so fasziniert sein, dass diese deshalb öfter als nötig gemacht werden.

das Vertrauen in den Arzt

Vertrauen ist gut, Kontrolle auch. Im Folgenden werden die verschiedenen Untersuchungsmethoden besprochen, so dass die werdenden Eltern wissen, was auf sie zukommt und was sie auf sich zukommen lassen *wollen*.

Vertrauen ist gut, Kontrolle auch

Ultraschalluntersuchung

Die häufige und vielfältige Anwendung der Ultraschalluntersuchung in der Schwangerschaft ist eine Selbstverständlichkeit geworden. Die Notwendigkeit dieser Untersuchungen scheint offensichtlich zu sein. Gefahren, Risiken oder Nebenwirkungen bestehen offenbar nicht.

eine Selbstverständlichkeit

In diesem Kapitel werden zuerst die Vorteile und Möglichkeiten, die der Ultraschall in den verschiedenen Stadien der Schwangerschaft bietet, besprochen. Dann wird auf das Wirkungsprinzip und in diesem Zusammenhang auf die Frage nach möglichen Risiken für das Ungeborene eingegangen. Zum Schluss folgen einige Überlegungen über das Für und Wider eines routinemäßigen Einsatzes in der Schwangerschaft.

Im Rahmen der Vorsorge sind drei Ultraschall-Untersuchungen vorgesehen, nämlich in der 9. bis 12., 19. bis 22. und 29. bis 32. Woche. Die erste wird meistens durch die Scheide gemacht. Für folgende Fragen wird sie eingesetzt:

drei Vorsorgeuntersuchungen

Fragen bei der ersten Untersuchung

- Ist die Einnistung normal verlaufen?
- Ist die Schwangerschaft intakt, lebt das Kind? (Schon zwei Wochen nach Ausbleiben der Blutung ist ein pulsierendes Herz zu sehen.)
- Wie groß ist das Kind (gemessen wird die Schädel-Steiß-Länge)? Bei einem unsicheren Termin kann anhand einer solchen Messung der Geburtstermin ermittelt werden.
- Liegt vielleicht eine Zwillingsschwangerschaft vor?
- Ist möglicherweise die so genannte Nackenfalte verdickt, was einen unspezifischen Hinweis auf eine mögliche Fehlbildung oder Chromosomenstörung darstellen kann?

die zweite Untersuchung

Bei der zweiten Untersuchung (19. bis 22. Woche) wird vor allem geachtet auf:

- Wachstum des Kindes und eine zeitgerechte Entwicklung. Verschiedene Körperteile werden gemessen und mit Normtabellen verglichen;
- Form und Struktur von Gliedmaßen, Kopf, Rücken und inneren Organen, um eventuelle Fehlbildungen zu erkennen;
- Menge des Fruchtwassers und die Stelle, wo der Mutterkuchen anhaftet.

Bei der dritten Untersuchung (29. bis 32. Woche) geht es hauptsächlich um:

Fragen bei der dritten Untersuchung

- nochmals Größe und Wachstum des Kindes, da gegen Ende der Schwangerschaft eine Wachstumsverzögerung durch ungenügende Versorgung über den Mutterkuchen eintreten kann;
- nochmals die Suche nach Fehlbildungen oder krankhaften Veränderungen an den Gliedmaßen, der Wirbelsäule oder den inneren Organen;
- Struktur und Sitz des Mutterkuchens, er soll z.B. nicht vor dem Muttermund liegen;
- Menge des Fruchtwassers.

Auffälligkeiten

Wenn bei der Routine-Ultraschalluntersuchung eine Auffälligkeit oder Fehlbildung gesehen oder vermutet wird, wird empfohlen, eine gezielte Untersuchung bei einem Ultraschallspezialisten (meistens in einem medizinischen Zentrum oder in einer größeren Klinik) vornehmen zu lassen.

Wirkungsweise des Ultraschalls

Das Ultraschallverfahren beruht auf dem »Fledermausprinzip«. Dabei werden hochfrequente Schallwellen (hörbare Töne sind dagegen niedrigfrequente Schallwellen) ausgesandt. Wenn diese Wellen auf eine Struktur prallen, wird, in Abhängigkeit von der Dichte dieser Struktur, ein Teil wieder zurückgeschallt, der Rest wird absorbiert. Diese zurückgeschallten Wellen werden von dem Ultraschallkopf (der sowohl Wellen aussendet als auch empfängt) empfangen und umgesetzt in das Ultraschallbild auf dem Bildschirm. Eine weiße Struktur auf dem Bild entsteht durch viele zurückgeschallte Wellen (z.B. Knochensubstanz), dunkle oder schwarze Strukturen stehen meist für wässerige Substanzen, die wenig Wellen abprallen lassen.

das »Fledermausprinzip«

Die Schallwellen werden charakterisiert durch ihre Frequenz (in der Schwangerschaft werden Wellen zwischen 3,5 und 5 mHz eingesetzt) und ihre Stärke.

die Frequenz der Wellen

Es gibt in der Schwangerschaft zwei Ultraschallmethoden, über die Bauchdecke und durch die Scheide. Bei der vaginalen Methode kommt der Schallkopf viel näher an die Gebärmutter und das Ungeborene heran. Ab dem 4. Monat ist das Kind nicht mehr von der Scheide aus zu untersuchen und wird deshalb über die Bauchdecke geschallt.

Methoden

3D-Ultraschall: Mit Hilfe modernster EDV-Technik können aus den Ergebnissen einzelner Ultraschall-Schnittebenen dreidimensionale Bilder synthetisiert werden. Diese Bilder sind natürlich sehr faszinierend, bieten aber aus diagnostischer Sicht nicht wesentlich mehr als die üblichen Bilder. Die Belastung mit Ultraschallwellen ist bei dieser Technik um ein Vielfaches höher als bei der »normalen« Ultraschallmethode.

3 D-Ultraschall

Ist Ultraschall schädlich?

Was tun diese Wellen in dem sehr empfindlichen und verletzbaren embryonalen Gewebe? Gibt es Hinweise, dass dieses Verfahren schädlich ist?

Bei Frequenzen, die viel höher sind als jene, die in der Schwangerschaft benützt werden, und bei einer viel höheren Schallstärke gibt es zwei Arten von Schädigungsmöglichkeiten im lebenden Gewebe. Erstens kommt es zu einer Temperaturerhöhung, die natürlich, wenn sie zu hoch ist, schädlich ist. Die Temperaturerhöhung, die durch den gängigen Ultraschall in dem Embryo hervorgebracht wird, geht jedoch nicht über die normalen Temperaturschwankungen des menschlichen Körpers hinaus. Zweitens kann es bei sehr hohen Frequenzen zu mikroskopisch kleinen Bläschenbildungen in den Gewebsflüssigkeiten kommen. Auch dies ist bei den gängigen Frequenzen für die Schwangerschaft nicht der Fall. Somit scheint die Ultraschalluntersuchung frei von Nebenwirkungen zu sein. Trotzdem gibt es immer wieder Untersuchungen, die diese völlige Bedenkenlosigkeit in Zweifel ziehen. Es gibt aber heute weder eindeutige Beweise für Nebenwirkungen von Ultraschall noch für die Unschädlichkeit dieser Methode.

keine eindeutigen Beweise

Außerdem belegen neuere Untersuchungen, dass die Ultraschallwellen für die Ungeborenen im Fruchtwasser eine enorme akustische Belastung bedeuten (ca. 100 dB, vergleichbar mit einer in die Haltestelle einfahrenden U-Bahn). Immer wieder fällt bei Ultraschalluntersuchungen auf, dass die Kinder ihre Ohren zuhalten und unruhig reagieren.

akustische Belastung

So sollte unter anderem aus diesem Grunde der Ultraschall nicht als Spielzeug, als »Baby-Kino« benützt werden. Liegt ein deutlicher Grund für eine Ultraschalluntersuchung vor, dann kann diese, nach den jetzigen Erkenntnissen, bedenkenlos durchgeführt werden. Bei jeder Vorsorgeuntersuchung aber »eben mal zu schauen, wie es dem Baby geht«, Bilder zu machen oder gar ein Video mitlaufen zu lassen, erscheint zu leichtsinnig.

unnötige Untersuchungen vermeiden

Es hat gewiss einen Sinn, dass das Ungeborene im Verborgenen gedeiht. Wir sollten uns immer wieder fragen, was es für das Kind bedeutet, wenn in seine abgeschlossene Welt eingedrungen wird.

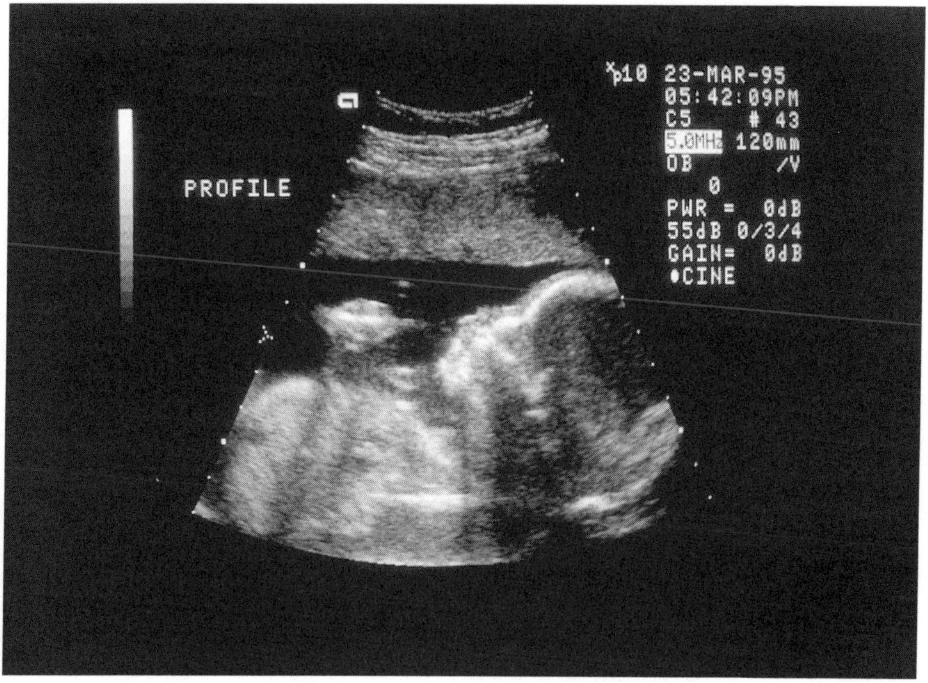

Die Ultraschalluntersuchung kann heute ein sinnvoller und nützlicher Bestandteil der Vorsorgeuntersuchungen sein. Trotzdem sollte sie dem Ungeborenen nicht zu oft und ohne Grund zugemutet werden.

Wie viele Ultraschalluntersuchungen sind nötig?

Richtlinien und die Realität

Diese Frage kann nicht eindeutig mit einer Zahl beantwortet werden. In den Vorsorgerichtlinien sind momentan drei Untersuchungen vorgesehen. In Deutschland wird aber durchschnittlich mindestens siebenmal pro Schwangerschaft ein Ultraschall durchgeführt.

Ultraschall als »Igel«-Leistung

Inzwischen lassen es sich viele Frauenärzte bezahlen, wenn mehr als die drei vorgesehenen Ultraschalluntersuchungen gewünscht werden, da diese zusätzlichen Untersuchungen selten medizinisch notwendig sind. Sie werden deshalb als so genannte Igel-Leistung (individuelle Gesundheitsleistung) abgerechnet.

internationaler Vergleich

Im Vergleich zu den anderen westeuropäischen Ländern und den USA steht Deutschland mit drei Routine-Ultraschalluntersuchungen an der Spitze. In den anderen Ländern wird entweder nur bei Indikation untersucht oder es gibt eine bis zwei Routine-Untersuchungen.

Routine- bzw. gezielte Untersuchungen

Wichtig bei der Frage nach der notwendigen Häufigkeit ist, zwischen der normalen »Routine« und der gezielten Untersuchung bei bestimmten Komplikationen oder Problemen zu unterscheiden. In manchen Fällen ist es wichtig, engmaschig Verlaufskontrollen per Ultraschall zu erheben.

Bei der Routine – beim problemlosen Schwangerschaftsverlauf und der unauffälligen Vorgeschichte – wird der Ultraschall »nur« eingesetzt, um die Problemlosigkeit zu bestätigen und um möglicherweise »per Zufall« eine Fehlbildung oder Komplikation zu entdecken. Bei den Routinekontrollen wird aber nur ein Teil der sichtbaren Fehlbildungen entdeckt, der Rest wird übersehen. Außerdem müsste erst geklärt werden, ob die werdende Mutter (Eltern) eine pränatale Diagnostik im Sinne einer Fehlbildungssuche will und was das für Konsequenzen für sie hat.

kein besserer Schwangerschaftsverlauf

Große Studien haben ergeben, dass die routinemäßige Anwendung des Ultraschalls *nicht* zu einem besseren Verlauf der Schwangerschaft und Geburt führt. Aus diesem Grunde nimmt die anfängliche »Ultraschall-Euphorie« langsam wieder ab.

Ultraschall muss nicht sein

ärztliche Empfehlungen

Es gibt werdende Mütter oder Eltern, die, wenn es nicht nötig ist, keine Ultraschalluntersuchungen wünschen und diese für ihr Vertrauen auch nicht brauchen. Wenn der Arzt keinen Hinweis auf Komplikationen hat und die Einstellung der Eltern respektieren kann, ist dies sicher vertretbar. Ansonsten sehen wir zur Kontrolle der Schwangerschaft eine bis zwei Ultraschalluntersuchungen als berechtigt an. Von ärztlicher Seite wird aber meistens darauf bestanden, zumindest die drei vorgegebenen Untersuchungen durchzuführen, da sonst die Pauschale für die Schwangerenvorsorge nicht abgerechnet werden darf.

Störung der inneren Beziehung zum Kind

Die »Gefahr« des Ultraschalls, dass die Beziehung zum Kind durch das Schwarzweißbild auf dem Bildschirm gestört werden kann, wurde schon in der Einleitung dieses Kapitels angesprochen. Wer eine intensive innere Beziehung zum Wesen des Kindes entwickelt, wird diese durch die Ultraschallbilder meistens nicht vertiefen. Das Bedürfnis nach »Baby-Kino« nimmt ab, je stärker diese innere Beziehung wird.

Zusammenfassung: Der Ultraschall hat wesentliche Fortschritte in der Schwangerenvorsorge erzielt. Vor allem Risikoschwangerschaften können sicherer betreut werden. Der routinemäßige Einsatz des Ultraschalls ist wahrscheinlich nicht nötig oder sinnvoll. Mit den drei vorgesehenen Untersuchungen findet auch die vorgeburtliche Diagnostik mit ihrer Suche nach Fehlbildungen Eintritt in die Routine der Vorsorge. Das viele »Schallen«, zum Teil auf Wunsch der Mutter oder der Eltern, um das Baby mal wieder zu sehen (Baby-Kino), kann nicht als völlig bedenkenlos betrachtet werden. Sowohl aus medizinischen als auch aus seelischen Gründen ist da Zurückhaltung empfehlenswert.

Vorteile bei Risikoschwangerschaften

Zurückhaltung ist empfehlenswert

Dopplersonographie

Die Dopplersonographie wird eingesetzt, um die Blutströmungsgeschwindigkeit und den Strömungswiderstand in bestimmten Blutgefäßen des Ungeborenen und des Mutterkuchens zu messen. So kann eine Unterversorgung des Kindes durch einen ungenügend funktionierenden Mutterkuchen festgestellt werden sowie ein drohender Sauerstoffmangel als Folge der Unterversorgung.

Untersuchung auf Unterversorgung

Wirkungsweise

Zum Verständnis der Technik der Dopplersonographie kann hier nur Folgendes vereinfacht gesagt werden: Die Dopplersonographie beruht auf Frequenzveränderungen von Ultraschallwellen durch die Reflexion auf sich bewegenden Teilchen. Wenn Ultraschallwellen auf die Blutzellen im fließenden Blut treffen und zurückprallen, ändert sich die Frequenz dieser Wellen. Strömt das Blut in Richtung des Schallsenders, wird die Frequenz höher, in die andere Richtung wird sie niedriger. Jeder kennt dieses Phänomen der Veränderung der Frequenz: Bei einem Auto, das auf uns zu-

Frequenzänderungen von Ultraschallwellen

der Doppler-Effekt

kommt, hört sich das Motorgeräusch höher an, als wenn es an uns vorbeigefahren ist und sich von uns entfernt. So können Veränderungen in der Strömungsgeschwindigkeit des Blutes als Frequenzveränderungen der Schallwellen registriert werden. Diese wiederum werden umgesetzt in Strömungskurven auf dem Bildschirm. Anhand dieser Kurven können Änderungen der Blutstromgeschwindigkeit und der Widerstand in Blutgefäßen erfasst werden. Auf diese Weise lässt sich das typische Bild der normal pulsierenden Strömung des Blutes von der Strömung bei Mangel- oder Unterversorgung unterscheiden.

Risiken des Dopplers

höhere Frequenzen

Die bei der Dopplersonographie gebrauchten Schallwellen haben eine höhere Frequenz als beim normalen Ultraschall. Somit ist das Risiko möglicher schädlicher Einwirkungen zumindest theoretisch größer. Gesicherte große Untersuchungen über eine eventuelle Gefährdung oder die Bedenkenlosigkeit der Dopplersonographie gibt es zur Zeit nicht! Es wird empfohlen, nicht zu lange ohne Unterbrechung ein Blutgefäß zu untersuchen. Außerdem sollte der Doppler sicher nicht als Routineuntersuchung eingesetzt werden, sondern nur bei gezielter Problematik wie z.B. Wachstumsverzögerung oder eventuell bei Übertragung.

nur bei gezielten Fragestellungen anwenden

Die Dopplersonographie kann viele Informationen über die Strömungsverhältnisse geben. Sie kann bei Wachstumsverzögerung und drohendem Sauerstoffmangel (wie das bei einer Terminüberschreitung der Fall sein kann) wichtige Zusatzinformationen bieten. Deshalb wird sie ergänzend zu der gynäkologischen Untersuchung, dem Ultraschall und dem CTG eingesetzt.

Nur wenn in kritischen Situationen entscheidende Informationen über das Befinden des Ungeborenen zu erwarten sind, ist eine Doppleruntersuchung zu befürworten. Ansonsten ist Zurückhaltung angebracht.

Das CTG, der »Wehenschreiber«

Bei dem Cardiotocogramm (Herzwehenschreiber) werden die Herzfrequenz des Kindes und gleichzeitig die Spannung der mütterlichen Bauchdecke geprüft und damit das Vorhandensein von Wehen registriert. Wo früher bei der Vorsorgeuntersuchung mit dem Holzrohr gehorcht wurde, ob und wie das kindliche Herz schlägt, wird jetzt in den meisten Praxen während der letzten drei Schwangerschaftsmonate ein CTG geschrieben. Während des zweiten Trimenons (Drittels) werden die Herztöne oft mit dem so genannten Herzton-Doppler kontrolliert, einem kleinen Gerät, mit dem die Bewegung des Herzens hörbar gemacht wird.

Herzfrequenz der Kinder

Der Sinn des CTGs liegt in der Beurteilung des Herzfrequenzverlaufs über eine längere Zeit (meist 20 bis 30 Minuten) und stellt fest, ob eine (leichte) Wehentätigkeit vorhanden ist.

Wehentätigkeit

Während der Geburt wird durch das CTG, neben der Beurteilung der Herzfrequenz und der Wehentätigkeit, vor allem die Reaktion der Herzfrequenz auf die Wehen beobachtet. Wenn eine mangelhafte Sauerstoffversorgung vorliegt, kann der Stress einer Wehe die kindliche Herzfrequenz beeinflussen.

Reaktion der Herzfrequenz auf Wehen

Im Rahmen der Vorsorgeuntersuchung kann es sinnvoll sein, ein CTG zu schreiben, wenn vorzeitige Wehen bestehen und die Häufigkeit der Wehen beurteilt werden soll oder wenn der Zustand des Kindes präziser beurteilt werden muss. Besteht z.B. der Verdacht einer Mangelversorgung, wie das bei einer Wachstumsverzögerung oder Terminüberschreitung der Fall sein kann, gibt der Herzfrequenzverlauf Auskunft über das kindliche Befinden. So nehmen die üblichen Schwankungen der Frequenz über längere Zeit ab, wenn das Kind in eine beginnende Mangelversorgung gerät.

vorzeitige Wehen

Verdacht auf Mangelversorgung

Vor der 28. Woche werden keine CTGs geschrieben. Viele große Untersuchungen haben gezeigt, dass das CTG als Routineuntersuchung während der Vorsorge keine Vorteile bringt. Auch laut Mutterschaftsrichtlinien soll der so genannte Wehenschreiber deshalb nicht bei allen Schwangeren angelegt werden, sondern nur bei speziellen Fragestellungen und Risikoschwangerschaften. Leider weicht die Alltagspraxis von dieser Vorgabe ab und es wird viel zu oft im Rahmen der Vorsorge ein CTG geschrieben.

keine Vorteile durch Routine-Einsatz

Fruchtwasserpunktion und Chorionzottenbiopsie

Früherkennung von genetischen Veränderungen

Die pränatale Diagnostik (siehe S. 184) bedient sich neben dem Ultraschall der Chromosom- und DNA-Analyse. Sie hat als Ziel die Früherkennung von genetischen Veränderungen, um daraus Schlüsse über bestimmte Krankheiten ziehen zu können. In der Regel wird sie durchgeführt, um im Falle einer unbehandelbaren Krankheit oder Fehlbildung einen Abbruch zu ermöglichen.

Zur Diagnosestellung einer Chromosomen- oder DNA-Abweichung ist eine Fruchtwasserpunktion, eine Chorionzottenbiopsie oder eine Punktion der Nabelschnur (selten) notwendig. Diagnosen, die auf diese Weise gestellt werden können, sind:

mögliche Diagnosen

- karyotypische Abweichungen, d.h. Abweichungen des Chromosomensatzes wie Trisomie 21 (das dreifache statt zweifache Vorkommen des 21. Chromosoms) oder auch Trisomie 13 oder 18 sowie Abweichungen der Zahl der Geschlechtschromosomen (Turner- und Klinefelter-Syndrom);
- Abweichungen einzelner Gene, die durch DNA-Untersuchungen erkannt werden können, wie z.B. Mukoviszidose (eine Stoffwechselerkrankung), Muskelschwund (Duchenne) oder Hämophilie A und B. Durch die rasante Entwicklung in der Entschlüsselung und Interpretation des menschlichen Genoms steigt die Zahl der genetisch erkennbaren Krankheitsveranlagungen stetig.
- seltenere Erkrankungen aufgrund einer Enzymabweichung, die mittels eines Enzymtests nachgewiesen werden können, wie z.B. das adrenogenitale Syndrom (eine Hormonstörung der Nebenniere) und manche Stoffwechselstörungen.

Bei wem wird eine Punktion oder Biopsie empfohlen?

Üblicherweise geht diese Empfehlung an:

»ältere« Schwangere

1. alle Frauen ab 35 Jahren. Laut den Richtlinien für die Schwangerschaftsvorsorge muss jede schwangere Frau ab 35 auf die Möglichkeit der Fruchtwasserpunktion hingewiesen werden. Dies

hängt damit zusammen, dass mit zunehmendem Alter der Frau das Risiko, ein Kind mit einer chromosomalen Erkrankung zu bekommen, zunimmt. Das Risiko, dass das Kind mit Down-Syndrom geboren wird, ist mit 31 Jahren 1:800 und mit 41 1:100. Positiver formuliert bedeutet das, dass eine Frau mit 41 Jahren zu 99% eine Chance auf ein Kind ohne Down-Syndrom hat! Trisomie 21 (Down-Syndrom) ist die Chromosomenabweichung, die am häufigsten vorkommt.
In Deutschland nimmt ungefähr jede zweite Frau ab 35 die Möglichkeit der Fruchtwasserpunktion wahr.

2. Frauen, die entweder selbst oder in der Verwandtschaft ein Kind mit einer Behinderung oder Fehlbildung haben oder die Verwandte mit vererbbaren unbehandelbaren Krankheiten haben. ***Erbkrankheiten***
3. Frauen, bei denen aufgrund der Ultraschalluntersuchung der Verdacht auf eine chromosomale Erkrankung vorliegt. ***bei Verdacht***
4. Frauen, bei denen laut Triple-Test (siehe S. 218) ein erhöhtes Risiko besteht. Wenn dieser Verdacht bei einer gezielten Ultraschalluntersuchung bestehen bleibt, kann dies mit der Fruchtwasserpunktion bestätigt oder entkräftet werden. ***bei erhöhtem Risiko***

Wenn wir von dem »*Risiko,* ein Kind mit einer Fehlbildung zu bekommen«, sprechen, ist mit dem Wort »Risiko« leider eine Wertung im negativen Sinne gegeben, obwohl dies von uns nicht so gemeint ist. Das Wort »Chance« beinhaltet eher eine positive Wertung, was allerdings auch nicht passend wäre. Deshalb werden wir das Wort Risiko, wenn auch nicht überzeugt, hier weiter benützen.

Die Fruchtwasserpunktion

Bei der Fruchtwasserpunktion wird mit einer dünnen Nadel unter Ultraschallkontrolle durch die Bauchdecke und Gebärmutterwand hindurch Fruchtwasser entnommen. Sowohl die im Fruchtwasser vorhandenen, vom Ungeborenen stammenden Zellen als auch einige Substanzen (Enzyme oder Hormone) werden untersucht.

Um in den Zellkernen die Chromosomenzahl und die einzelnen Gene zu bestimmen, müssen die Zellen zuerst zwei bis drei Wochen »bebrütet« werden. Dann erst ist das endgültige Ergebnis zu ***die Dauer***

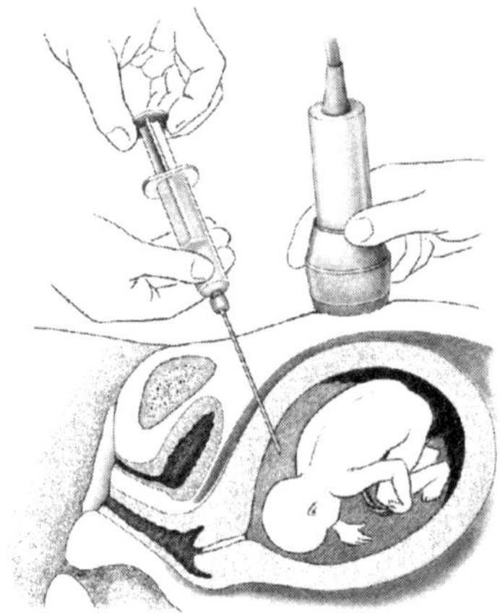

Bei der Fruchtwasserpunktion wird mit einer dünnen Nadel unter Ultraschallkontrolle durch die Bauchdecke hindurch Fruchtwasser entnommen.

erwarten. Da eine Fruchtwasserpunktion in der Regel nicht vor der 15. Woche gemacht werden kann, wird der Befund nicht vor der 17. bis 18. Woche mit den Eltern besprochen werden können.

die Perspektive des Kindes

Als unbeantwortete Frage gilt es zu überdenken, was es für das Kind bedeuten könnte, wenn die Eihäute und manchmal auch der Mutterkuchen mit einer Nadel durchstochen werden. Die schützende Umhüllung wird durchbrochen, und ein Stückchen »Außenwelt« drängt herein. Ist das für das Kind ohne Bedeutung oder kann es sich in seiner Integrität bedroht fühlen? Solche Fragen können nicht allgemein gültig beantwortet werden. Jeder Betroffene (Mutter, Vater, Arzt) muss aber damit umgehen. Solche Fragen nicht zu stellen oder zu sagen, »Darauf gibt es sowieso keine Antwort«, bedeutet, dass diese Aspekte lieber übersehen werden wollen.

Warten auf das Ergebnis

Die Wartezeit von etwa zwei bis drei Wochen zwischen dem Eingriff und dem Befund ist emotional für die schwangere Frau eine sehr schwierige Zeit mit ambivalenten Gefühlen. Einerseits möchte sie sich auf ein – hoffentlich – gesundes Kind freuen, andererseits wagt sie es noch nicht, sich ganz auf das Kind einzulassen, weil sie noch nicht weiß, ob sie es wirklich haben und behalten will. Sie traut sich noch nicht, es zu lieben, und fühlt sich von diesem Zwiespalt oft wie zerrissen. Viele Frauen spüren in dieser Zeit vorübergehend keine Kindsbewegungen und wollen auch wenig an das Kind und ihr Schwangersein erinnert werden. Sie halten die Schwangerschaft innerlich noch auf Distanz, bis ihnen der Befund mitgeteilt wird. Es ist wie eine »Schwangerschaft auf Probe«: Erst wenn es untersucht und für gut befunden wurde, wird es angenommen.

»Schwangerschaft auf Probe«

Wenn das Kind etwas von der Verfassung der Mutter mitbekommen kann, dann wird es auch diesen vorübergehenden Mangel an Zuwendung und Vertrauen spüren können.

Risiken der Fruchtwasserpunktion

späte Fehlgeburt

Das Risiko der Fruchtwasserpunktion ist die späte Fehlgeburt, d.h. es kann durch die Punktion dazu kommen, dass die Frau das Kind verliert (unabhängig davon, ob es gesund ist oder nicht). Dieses Risiko beträgt eine Fehlgeburt auf 150 bis 200 Punktionen. Da das Down-Syndrom-Risiko bei den 35-jährigen 1:360 ist, bedeutet dies, dass für jedes entdeckte Kind mit Down-Syndrom zwei gesunde Kinder »verloren« gehen. Dieses Rechenbeispiel allein soll nicht als Argument gegen die Punktion gelten. Wer mit der Frage ringt, eine Punktion machen zu lassen oder nicht, hat sicher noch ganz andere Beweggründe oder Argumente.

Häufigkeit

Chorionzottenbiopsie

Die Fruchtwasserpunktion hat unter anderem zwei Nachteile: Erstens kann sie erst ab der 15. Schwangerschaftswoche durchgeführt werden, zweitens dauert es zwei bis drei Wochen, bis das Ergebnis der genetischen Untersuchung vorliegt. Dagegen bietet die Chorionzottenbiopsie in dieser Hinsicht Vorteile. Bei diesem Verfahren werden mit einer Nadel Zellen aus dem Gewebe der Anlage des Mutterkuchens entnommen. Dies geschieht entweder durch die mütterliche Bauchdecke oder durch die Scheide und ist schon *früher anwendbar* zwischen der 9. bis 12. Woche vorzunehmen (vor der 9. Woche ist das Risiko zu hoch). Da Zellgewebe entnommen wird (statt Fruchtwasser mit nur vereinzelten Zellen, wie bei der Punktion), kann die Untersuchung der Chromosomen direkt ausgeführt werden, so dass Aussagen über den Chromosomensatz (Karyotypisierung) schon nach wenigen Tagen vorliegen können. *schnelleres Ergebnis* Die DNA-Untersuchung braucht – wie die Fruchtwasserpunktion – länger. Der vollständige Befund kann somit schon in der 13. Woche bekannt sein, so dass ein eventueller Schwangerschaftsabbruch als Konsequenz eines pathologischen Resultates deutlich früher durchgeführt werden kann als bei der Fruchtwasserpunktion. Der wesentliche Nachteil dieser Biopsie ist, dass das Risiko einer Fehlgeburt, *Risiko einer Fehlgeburt* bedingt durch den Eingriff, etwa zweimal größer ist als bei der Fruchtwasserpunktion. Aus diesem Grunde wird meistens die Fruchtwasserpunktion empfohlen.

Früherkennung und ihre Konsequenzen

Frauen oder Paare, für die ein Abbruch aufgrund einer Fehlbildung oder Behinderung auf keinen Fall in Frage kommt, werden sich meistens gegen eine vorgeburtliche Diagnostik durch Punktion aussprechen. Wenn keine Konsequenzen aus der Untersuchung gezogen werden, ist das Risiko einer Punktion zu groß.

Manchmal hängt es von der Diagnose ab, ob die Frau sich für oder gegen die Fortsetzung der Schwangerschaft entscheidet. Wenn eine *positiver Befund* Chromosomenabweichung vorliegt, wird dieser Befund mit verschiedenen Ärzten besprochen, so dass die Frau oder Eltern sich ein Bild von dem zu erwartenden Leben machen können. Aufgrund dieser Beratungen sollen sie sich entscheiden.

Punktion in der Spätschwangerschaft Auch im späteren Verlauf der Schwangerschaft wird manchmal eine Fruchtwasserpunktion empfohlen. Ultraschalluntersuchungen in der Spätschwangerschaft können den Verdacht auf eine genetisch bedingten Fehlbildung nahe legen. Zur Sicherung oder zum Ausschluss dieses Verdachts ist die Fruchtwasserpunktion notwendig. Sie kann auch durchgeführt werden zur Bestimmung von Stoffen wie Insulin (in manchen Fällen bei Zuckerkrankheit angebracht) oder Bilirubin (Gelbfarbstoff, bei Rhesus-Blutgruppen-

Unverträglichkeit) im Fruchtwasser. Punktionen in der Spätschwangerschaft haben ein wesentlich geringeres Risiko als in der Frühschwangerschaft.

Therapie des Ungeborenen

Es gibt wenige Krankheiten, die, wenn sie früh genug entdeckt werden, noch vor der Geburt therapiert werden können. Es handelt sich hier um ein neues, sich erst entwickelndes Feld der Medizin und wird deshalb nur in darauf spezialisierten Zentren angeboten.

Diese Therapie kann medikamentös oder operativ sein. Bei bestimmten Herzleiden des Ungeborenen können der Mutter Medikamente gegeben werden, die über den Mutterkuchen zum Kind gelangen. Bei manchen Schilddrüsenerkrankungen des Kindes, die mit Ultraschall entdeckt werden, wird dem Kind ein Medikament in die Nabelschnurgefäße gespritzt. Hierzu ist eine Nabelschnurpunktion nötig: Wie bei der Fruchtwasserpunktion wird eine Nadel unter Ultraschallkontrolle durch die Bauchdecke der Mutter bis in ein Nabelschnurgefäß geführt. Auf diesem Wege kann auch kindliches Blut entnommen und untersucht werden, oder es wird ein Medikament verabreicht. Bei ausgeprägten Formen von Blutarmut (wie dies bei einer Blutgruppen-Unverträglichkeit der Fall sein kann, siehe S. 289) kann dem Ungeborenen über die Nabelschnur eine Blutübertragung gegeben werden.

Herzleiden

Schilddrüsenerkrankungen

Blutarmut

Bei krankhaften Wasseransammlungen in der Bauch- oder Brusthöhle des Ungeborenen kann eine Drainage Entlastung bringen. Neuerdings können auch Operationen am Ungeborenen vorgenommen werden; z.B. bei einem bedrohlichen Nierenstau durch eine Fehlbildung am Harnleiter. Durch diese hochtechnisierte Medizin können manche Kinder, die sonst lebensbedrohlich krank oder mit einer Behinderung zur Welt kommen würden, ein gesundes Leben anfangen.

Wasseransammlungen

Operationen

»Triple-Diagnostik«

Da für eine Frau das Risiko, ein Kind mit Down-Syndrom zu bekommen, mit dem Alter zunimmt, wird (wie ausgeführt) ab einem Alter von 35 Jahren die Fruchtwasserpunktion oder Chorionzottenbiopsie empfohlen. Was aber kann für die jüngeren Frauen getan werden? Gibt es für diese Altersgruppe eine Methode, das individuelle Risiko zu erkennen?

Untersuchung des Fehlbildungsrisikos

Hierfür ist der so genannte Triple-Test entwickelt worden. Es handelt sich dabei um einen Suchtest, der allen Schwangeren angeboten werden kann. Aus Faktoren im mütterlichen Blut wird das individuelle Risiko für bestimmte kindliche Fehlbildungen (unter anderem Down-Syndrom und »offener Rücken« oder Spina bifida) errechnet.

Berechnung der Wahrscheinlichkeit

In der 15. bis 18. Schwangerschaftswoche wird die Konzentration von drei (Triple = drei) Stoffen (Alpha-Feto-Protein, Beta-Choriongonadotropin und Östriol) im mütterlichen Blut bestimmt. Aus diesen drei Werten lässt sich im Zusammenhang mit dem Alter der Mutter und dem genauen Schwangerschaftsalter ein Erkrankungsrisiko berechnen. Wenn rein statistisch für eine 27-jährige Frau das Risiko für Down-Syndrom 1:1200 ist, kann die Triple-Berechnung ein erhöhtes Risiko, wie z.B. 1:600, oder ein niedrigeres Risiko wie 1:1600 ergeben. Da es sich hier nur um eine Wahrscheinlichkeitsberechnung handelt, kann man nie mit Gewissheit sagen, ob das Kind mit oder ohne Down-Syndrom oder Spina bifida geboren werden wird. Es kann lediglich gesagt werden, ob die Chance auf ein gesundes Kind größer oder geringer ist, als es für diese Altersgruppe zu erwarten ist. Wenn das Risiko erhöht ist (z.B. 1:600 statt 1:1200), wird zwar gesagt, dass es zweimal höher ist als erwartet, aber es wird oft vergessen, dass die Chance auf ein gesundes Kind trotzdem noch ca. 99,7 Prozent beträgt.

weitere Schritte

Dieser Test dient als eine Art Vorselektion für eine eventuelle weitere Diagnostik. Wenn ein erhöhtes Risiko berechnet wird, ist es der logische nächste Schritt, dies weiter abzuklären. Dafür eignet sich eine spezielle Ultraschalluntersuchung oder die Fruchtwasserpunktion. Mittels einer Ultraschalluntersuchung in einem medizinischen Zentrum kann die Diagnose »offener Rücken« gesichert werden. In Bezug auf das Down-Syndrom können Anzeichen im Ultraschall für oder gegen eine weitere Abklärung sprechen, aber nur mit der Punktion kann ein Verdacht auf Down-Syndrom endgültig bestätigt oder entkräftet werden.

Wer eine Schwangerschaft bedingungslos angenommen hat und einen Abbruch aufgrund einer Fehlbildung oder Krankheit auf keinen Fall vornehmen ließe, braucht keine statistische Risikoberechnung. Wenn die Bestätigung eines erhöhten Risikos durch eine Fruchtwasserpunktion nicht in Anspruch genommen wird, kann eine Risikoberechnung nur Verunsicherung, Angst und Anspannung verursachen.

kein Routine-Test

Der Triple-Test ist kein Bestandteil des Vorsorgeprogramms und muss deshalb privat bezahlt werden.

Nackenfalte-Test

Ein neuer und verfeinerter Test, der schon in der 12. Woche durchgeführt werden kann, bewertet sowohl mütterliche Blutergebnisse wie auch die Nackenfalte im Ultraschall (S. 203). Dieser Test soll als Vorteil eine höhere Treffsicherheit haben, und er kann früher durchgeführt werden, so dass eine eventuelle Abtreibung weniger belastend sei. Er wird zur Zeit in immer mehr Schwerpunkt-Praxen und Kliniken angeboten.

Über die Beratung bei der pränatalen Diagnostik

mit der Entscheidung überfordert

Das vordergründige Ziel der pränatalen Untersuchungsmethoden ist es, dafür zu sorgen, dass die werdende Mutter oder die Eltern in die Lage versetzt werden, selbst über die Fortsetzung der Schwangerschaft zu entscheiden, wenn eine Behinderung oder unheilbare Krankheit festgestellt wird. Viele Eltern fühlen sich dieser Entscheidung nicht gewachsen und scheinen hiermit überfordert zu werden. Die Medizin liefert die nackten Befunde, und die Eltern müssen sich darüber ein ethisches Urteil bilden.

Die pränatale Medizin im Hinblick auf die Ausführung eines Abbruchs aus »kindlicher« Indikation hat mit der eigentlichen

Aufgabe des Arztes im Sinne von Heilung und Vorbeugung von Krankheiten, Linderung des Leidens und Begleitung von schweren Schicksalen nichts zu tun. Trotzdem wird es von vielen als ärztliche Aufgabe betrachtet, weil damit der betroffenen Frau aus einer schwierigen Situation geholfen werden kann.

Beratung durch Ärzte

Alle Beratungen im Zusammenhang mit der pränatalen Diagnostik und ihren Konsequenzen werden von Ärzten ausgeführt. Bei der Frage, ob eine Frau sich auf die pränatale Diagnostik einlassen will und wie sie die Konsequenzen davon ihr weiteres Leben tragen wird, handelt es sich aber nicht um medizinische, sondern um ethische Grundsätze.

nicht nur medizinische Fragen

Wie kann eine schwangere Frau sich am besten beraten lassen, wenn sie darum ringt, eine eigene Anschauung über das Wesen des Ungeborenen und die Bedeutung von Leid und Krankheit im Leben zu gewinnen?

Wer kann ihr die Konsequenzen von einem Leben mit einem behinderten Kind vor Augen führen? Aber auch: Wer kann mit ihr besprechen, welche Schuld- und Trauergefühle nach einem Abbruch aus so genannter kindlicher Indikation entstehen?

Hier ist nicht in erster Instanz ein Mediziner gefragt, sondern viel eher ein erfahrener Heilpädagoge oder Psychologe. Dies wird aber von den meisten Ärzten nicht so gesehen, sie möchten das absolut in ihrem Kompetenzbereich behalten. Leider gibt es deshalb nur sehr wenige nicht-medizinische Beratungsstellen zur vorgeburtlichen Diagnostik, siehe dazu die Adressenliste.

wird pränatale Diagnostik überhaupt gewünscht?

Die Beratung bezieht sich zuerst auf die Frage, ob die werdende Mutter oder die Eltern eine pränatale Diagnostik wollen. Diese Frage wird hauptsächlich im Zusammenhang mit der Fruchtwasserpunktion oder Chorionzottenbiopsie gestellt, da hiermit Risiken verbunden sind. Es geht aber weniger um Risikozahlen als um die Grundeinstellung zu dem Kind. Die Frau muss sich bewusst werden, ob sie das Kind, das sich bei ihr »angemeldet« hat, bedingungslos annehmen will, auch wenn es »anders« sein wird, krank oder behindert, und dies in einer Zeit, in der es möglich ist, solches Leben sich nicht weiterentwickeln zu lassen. Sie muss sich fragen, ob sie mit Hilfe der pränatalen Medizin etwas über das »Wie« ihres

Kindes erfahren möchte, um sich daraufhin zu entscheiden, ob sie die Schwangerschaft weiter austragen will.

Für manche Frauen ist diese Frage ohne weiteres klar zu beantworten, andere brauchen Zeit zur Besinnung. Manchmal kann es schwer sein, sich gegen die Selbstverständlichkeit, mit der in der Praxis untersucht wird (»Wir nehmen noch eben Blut ab, um zu sehen, ob mit dem Kind alles in Ordnung ist«), zu wehren. Hier sollte ruhig gefragt werden, warum eigentlich das Blut abgenommen wird, und dann noch etwas Bedenkzeit erbeten werden.

Chromosomenanalyse

In Bezug auf die Chromosomenanalyse wird diese Frage meist explizit gestellt. Wenn die Frau sich dafür entscheidet, folgt im Falle eines auffälligen Befundes ein zweites Beratungsgespräch.

Ultraschall

Beim Ultraschall, der inzwischen zur Routine geworden ist, wird vorher selten über grundlegende Fragen nachgedacht. Wenn dabei doch eine Fehlbildung (z.B. offener Rücken) entdeckt wird und dies von einem Spezialisten bestätigt wurde, folgt unmittelbar die zweite Stufe der Beratung. Dabei wird der Frau oder den Eltern erklärt, was dieser Befund für das Leben eines Kindes bedeuten kann, was für Lebenschancen es haben könnte und welcherart die Einschränkungen oder Behinderungen sein werden. Diese Gespräche werden bevorzugt von einem Team, bestehend aus einer Frauenärztin bzw. -arzt, einer Kinderärztin und eventuell einem Humangenetiker geführt. Daraufhin soll die Frau sich entscheiden, ob sie die Schwangerschaft austragen möchte oder abbrechen lassen will.

eine fast unlösbare Entscheidung

Die Schwangere wird damit vor eine fast unlösbare Entscheidung gestellt. Die Einflüsse auf ihren Entscheidungsprozess sind vielfältig. Auch die gesellschaftliche Meinung spielt eine Rolle: Was wird die Verwandtschaft und die Nachbarschaft sagen? Wie ist die Einstellung des behandelnden Arztes?

Raum zur eigenen Urteilsfindung

Echte ärztliche Vorsorge bedeutet, dass die Entscheidungsnot der betroffenen Frau gesehen und so begleitet wird, dass ihr Raum und Anregungen zur eigenen Urteilsfindung gewährt werden. Wenn der Arzt ihr aus Mitleid helfen will und ihr Argumente bietet, die nicht ihre eigenen sind, wird sie womöglich später nicht mehr zu ihrer Entscheidung stehen können. Nur sie oder sie und ihr Partner werden ihr Leben lang mit den Folgen dieser Entscheidung leben müssen.

Reaktionen auf ein behindertes Kind

Die Möglichkeit der pränatalen Diagnostik und des Abbruchs aus kindlicher Indikation hat einen Wandel in der Reaktion der Gesellschaft auf die Geburt eines behinderten Kindes zur Folge gehabt. Früher zeigten die Mitmenschen solcher Eltern Betroffenheit und Mitgefühl. So wurde emotionaler Beistand und Hilfe angeboten und die Akzeptanz des Schicksals erleichtert. Heute begegnen diese Eltern mehr und mehr einer vorwurfsvollen Verurteilung. »Das hätte man doch verhindern können!« bis hin zu finanziellen Vorwürfen: »Und der Staat soll dafür bezahlen?« Wenn die Eltern sich aus einem Wissen um wahre Schicksalszusammenhänge für die Geburt entscheiden, werden sie mit ihrem Kind allein gelassen, und die Anfangsbedingungen für das neue Leben werden noch schwieriger.

frühe Diagnose möglich

Zusammenfassung: Die pränatale Diagnostik ermöglicht es, mittels Ultraschall oder Chromosomen- oder Genanalyse schon frühzeitig festzustellen, ob das Ungeborene eine bestimmte Behinderung oder Krankheit hat. Dies bedeutet, dass in den meisten Fällen gesagt wird, dass »alles in Ordnung« ist. In manchen Situationen kann eine Behandlung des Ungeborenen vorgenommen werden oder hat die Diagnose Konsequenzen für den Geburtsverlauf. Bei anderen Diagnosen wiederum steht die Frage des Abbruchs zur Debatte.

Urteil über den Wert des Lebens

Die Gesetzgebung erlaubt es, im Falle einer früh diagnostizierten und nicht behandelbaren Krankheit einen Schwangerschaftsabbruch durchzuführen. Dies bedeutet, dass aufgrund eines Untersuchungsbefundes in der Frühschwangerschaft ein Urteil über den erwarteten Verlauf und den Wert des Lebens gefällt wird.

das soziale Klima

Die Mediziner bieten die Diagnose, das Gesetz die Entscheidungsmöglichkeit zum Abbruch, und die Gesellschaft mit ihrer Einstellung dem behinderten oder kranken Kind gegenüber bildet das soziale Klima. In diesem Kontext muss die Frau oder das betroffene Elternpaar tiefste Lebensfragen bewegen und vielleicht die schwerwiegendste Entscheidung seines Lebens treffen.

wenig gute Beratungsmöglichkeiten

Die Beratungsmöglichkeiten in diesem Entscheidungsprozess sind noch sehr wenig vorhanden und einseitig. Zu wünschen wäre für viele eine nicht nur medizinische Beratung, die die Notwendigkeit der eigenen Urteilsbildung sieht und alles dafür tut, diese zu fördern und zu fordern.

Komplikationen und Besonderheiten in der Schwangerschaft

Einleitung

Die Vorsorgeuntersuchungen in der Schwangerschaft werden durchgeführt, um Erkrankungen, Entgleisungen oder Komplikationen rechtzeitig zu entdecken. Gegebenenfalls folgt dann eine Behandlung, z.B. bei Blutarmut oder bestimmten Infektionen. Es kann aber auch eine Komplikation eintreten, für die es keine Therapie gibt, wie z.B. eine Fehlgeburt.

Heute laufen wöchentlich medizinische Aufklärungsprogramme im Fernsehen, jede Zeitschrift hat ihre medizinische Fragenrubrik und im Internet ist auf fast jede medizinische Frage eine Antwort zu finden. Das entspricht dem heutigen Bedürfnis nach Aufklärung und ist durchaus zeitgemäß. Das Wissen über Krankheiten bleibt nicht länger den Ärzten vorbehalten, es wird Gemeingut. Hierdurch nimmt die Abhängigkeit der Patienten wie auch die Machtposition der Ärzte ab. Autonomie und Selbständigkeit des Patienten sind an der Zeit.

Bedürfnis nach Informationen

Dabei geht es selbstverständlich nicht darum, dass jeder sich selbst behandeln kann. Auch die Vertrauensbasis der Arzt-Patienten-Beziehung braucht nicht beeinträchtigt zu werden, wenn der Patient den Dialog wünscht und zunehmend Einblicke in Diagnose und Therapie bekommt. Es geht um Vertrauen und gegenseitige Achtung, nicht um Ausgeliefertsein durch Unwissenheit. Letzteres passt nicht mehr zu den Menschen dieser Zeit.

In diesem Sinne soll hier über Krankheiten und Komplikationen in der Schwangerschaft geschrieben werden. Als Nachschlagewerk kann es benützt werden, wenn mehr Verständnis für bestimmte Verläufe gewünscht wird oder wenn nach dem Arztbesuch doch noch Fragen offen sind. Was nicht mehr groß und unbekannt ist, wird auch keine unnötigen Ängste verursachen.

Vermeidung unnötiger Ängste

Hier kann natürlich nur in groben Zügen auf einige Erkrankungen und Komplikationen eingegangen werden. Wie im Einzelfall gehandelt und behandelt wird, ist selbstverständlich von vielen Details abhängig und muss vom Arzt oder von der Hebamme beurteilt werden.

Bevor auf die einzelnen Probleme eingegangen wird, sollen zum besseren Verständnis noch zwei Aspekte der Schwangerschaft näher besprochen werden.

Noch einmal: die »anderen Umstände«

Mit dem Eintreten der Schwangerschaft verändert sich vieles, nicht nur in der Gebärmutter. Viele Schwangere beschreiben ein verändertes Lebensgefühl, sowohl seelisch als auch körperlich: die oft erwähnten »anderen Umstände«. Dies ist individuell verschieden stark ausgeprägt. Es in Worte zu fassen ist nicht einfach. So kann manchmal der Eindruck einer gewissen Unantastbarkeit entstehen. Die Dinge, die um eine Schwangere passieren, berühren sie nicht mehr so. Es ist kein Unbeteiligtsein, aber die werdende Mutter hat ihre eigene Welt mit ihren eigenen Erlebnissen. Doch auch das Gegenteil kann auftreten, wenn Eindrücke aus der Umgebung sie ganz besonders tief berühren. So entsteht ein erhöhtes Bedürfnis nach Harmonie, Schönheit und Ruhe. Sowohl seelische als auch physische Disharmonien werden schlecht ertragen, sie können fast wehtun. Das Zimmer oder die Wohnung muss schön und leise sein. Plötzliche unerwartete Störungen werden möglichst gemieden.

»Unantastbarkeit«

Bedürfnis nach Harmonie, Ruhe

anderer Bezug zum Körper

Auch der Bezug zum Körper ändert sich. Dies kann sich in einem erhöhten Schlafbedürfnis äußern. Oft entwickeln sich andere Essgewohnheiten mit ausgeprägten Abneigungen oder Heißhunger. Auch der Geruchssinn kann sehr empfindlich werden. Dies kann sich steigern bis zu einer Abneigung bestimmten Nahrungsmitteln gegenüber. Übelkeit, Appetitlosigkeit bis hin zum Erbrechen können die Folge sein. Andere körperliche Funktionen verändern sich ebenso. Es entstehen die »kleineren Schwangerschaftsbeschwerden« wie ein Spannungsgefühl in der Brust, Trägerwerden der Verdauung, häufigeres Wasserlassen (auch wenn die Gebärmutter noch nicht auf die Blase drückt), Sodbrennen, Wassereinlagerung in den Beinen, Neigung zu Krampfadern und Hämorrhoiden und Blutarmut.

Woher kommen diese Veränderungen? Warum beschränken sich diese »anderen Umstände« nicht auf die Gebärmutter?

Eine Schwangerschaft in sich gedeihen lassen bedeutet Platz machen für etwas anderes, etwas Neues und gleichzeitig ein »Sich-selbst-Zurücknehmen«. Ein Teil der Leiblichkeit wird dem neuen Leben zur Verfügung gestellt, und die schwangere Frau kann sich nicht mehr so in ihrem Körper behaupten wie vor der Schwangerschaft. Das Gefüge Körper – Seele – Geist ist sozusagen etwas gelockert. Die Seele hat nicht mehr die vertraute Verbindung mit dem Körper und ist dadurch gegenüber Störungen und Disharmonien empfindlicher geworden. Durch diese veränderten Verhältnisse reagiert der Körper anders, und viele Körperfunktionen werden mehr oder weniger beeinträchtigt.

Lockerung des Körper-Seele-Geist-Gefüges

Diese Lockerung macht das Gedeihen der Schwangerschaft möglich, da in einem festen Gefüge sich schwer etwas Neues entwickeln kann. Viele Frauen empfinden diesen Zustand als sehr wohltuend und genießen die »anderen Umstände«.

Natürlich kann versucht werden, all diese seelischen und körperlichen Veränderungen nur durch eine schwangerschaftsbedingte hormonelle Umstellung zu erklären. Es sind aber sowohl die hormonellen Veränderungen als auch die seelische Verfassung, die eine Schwangerschaft ermöglichen. Beides tritt während der Schwangerschaft auf und ist aus der Ganzheit des Geschehens zu verstehen. So gesehen sind die hormonellen und seelischen Veränderungen eine Folge der »anderen Umstände« durch die Schwangerschaft.

mehr als eine hormonelle Umstellung

Manchmal gehen die Äußerungen dieses Vorgangs über das Normale hinaus und krankhafte Veränderungen können die Folge sein. Mit diesem Verständnis der »anderen Umstände« möchten wir auf Schwangerschaftskomplikationen wie Schwangerschaftserbrechen, Bluthochdruck, Schwangerschaftsvergiftung und Blutarmut eingehen.

Wenn die Schwangerschaft zu einer Bedrohung wird

Meistens bedeutet eine Schwangerschaft ein freudiges Ereignis. Nur selten wird sie zu einer Bedrohung für die Frau. Was früher in einen lebensgefährlichen Zustand münden konnte, gibt es heute zum Glück nur noch selten.

heute nur noch selten

Nirgendwo liegen die Extreme von Geburt und Tod, Freude und Trauer so nah beieinander wie während der Schwangerschaft und bei der Geburt.

In manchen Fällen kann man den Eindruck haben, dass die Hingabe oder das Sich-zur-Verfügung-Stellen für ein neues Leben ins Extrem geht. Wieso kann diese soziale Geste, für einen anderen da zu sein, zu einer Gefahr werden? Warum kann eine Schwangerschaft unter Umständen für die Frau zu einer Bedrohung werden?

mögliche Gefahren

Die Gefahren können in der Frühschwangerschaft auftreten als Bauchhöhlenschwangerschaft; in der Spätschwangerschaft als Schwangerschaftsvergiftung (Gestose und Eklampsie); während der Geburt als Verletzungen der Gebärmutter oder Scheide oder als sehr starke Nachblutung; und schließlich auch noch nach der Geburt als Wochenbettfieber. Bei den letzten Beispielen ist in der Regel das Kind gesund geboren, bevor die Probleme anfangen. Heutzutage sind, zumindest in unserer zivilisierten Welt, diese Komplikationen fast immer erfolgreich zu behandeln. In der dritten Welt ist die mütterliche Sterblichkeit im Zusammenhang mit Schwangerschaft und Geburt jedoch noch eine große Sorge.

die Frage nach dem Sinn

Es ist nicht leicht zu verstehen, wenn eine Schwangerschaft so endet. Was wird damit gewollt? Warum muss die Mutter so für das Kind leiden? Warum erscheint die Schwangerschaft so »rücksichtslos«? Was für eine Beziehung besteht da zwischen Mutter und Kind? Auch wenn die Antworten nicht direkt deutlich werden, die Fragen *dürfen* gestellt werden. Als Schicksalsfragen können sie mit durch das Leben getragen werden, um sie sich immer wieder neu zu stellen.

Die Fehlgeburt

Wenn die erwartungsvolle Ahnung, schwanger zu sein, sich durch einen Test oder durch den Arzt bestätigt hat, entsteht in der Regel eine freudige Stimmung in der Seele. Die Nachricht wird oft noch einige Zeit in Zweisamkeit gehütet, bevor es Verwandten und Bekannten erzählt wird. In dieser ersten Zeit wachsen Hoffnung und Liebe, und eine erste Beziehung zu dem Ungeborenen wird aufgenommen. Groß ist dann das Leid, wenn eine Fehlgeburt eintritt. Trotzdem kommt eine solche Nachricht für viele Frauen nicht ganz unerwartet, sie haben es irgendwie schon geahnt.

In den ersten drei Monaten der Schwangerschaft geschieht mit dem Embryo, dem Mutterkuchen und der Gebärmutter sehr viel, danach wächst das Ungeborene nur noch. Dies ist auch der Zeitraum, in dem am ehesten etwas passieren kann. Die meisten Fehlgeburten finden vor der 12. Woche statt.

Zeitraum der meisten Fehlgeburten

Man bezeichnet das Absterben einer vollständig angelegten Schwangerschaft als Fehlgeburt. Dies kann zweierlei Folgen haben. Es kann zu einer spontanen Ausstoßung (Embryo und Fruchtblase) kommen, wobei stärkere Blutungen, häufig begleitet von menstruationsartigen Unterleibsschmerzen, auftreten. Hier wird die komplette und die inkomplette Fehlgeburt unterschieden, bei der letzteren Form wird die Schwangerschaft nicht vollständig ausgestoßen und ist meistens eine stärkere Blutung vorhanden.

komplette und inkomplette Fehlgeburt

Es kann aber auch unbemerkt zu einem Absterben der Frucht kommen, ohne jegliche Blutung oder Schmerzen. Einige Tage später verschwinden die sekundären Schwangerschaftszeichen wie Spannungsgefühl in der Brust oder Übelkeit am Morgen. Bei einer Ultraschallkontrolle wird dann gesehen, dass der Embryo nicht mehr lebt und wächst. Dies nennt man die vermisste Fehlgeburt (missed Abortion).

»vermisste« Fehlgeburt

Die embryonale Entwicklung kann auch schon sehr früh gestört sein, so dass nur die Fruchtblase weiterwächst, ohne dass es dabei zu einer Fruchtentwicklung kommt. Eine solche leere Fruchtblase (Windei) kann einige Wochen wachsen, bis sie dann spontan ausgestoßen wird. Wird es mittels Ultraschall vorher entdeckt, wird eine Ausschabung empfohlen.

»Windei«

Auch kann eine Schwangerschaft, noch bevor sie festgestellt wurde, unbemerkt durch eine sehr frühe Fehlgeburt verloren gehen. Dabei fällt dann höchstens eine etwas verstärkte und verspätete Monatsblutung auf.

Häufigkeit Laut Untersuchungen enden etwa 30% aller Befruchtungen in einer Fehlgeburt, die meisten davon unbemerkt. Jede vierte bis fünfte Frau hat in ihrem Leben mindestens eine erkannte Fehlgeburt.

Nachbehandlung Nach einer kompletten Fehlgeburt braucht nicht immer eine Ausschabung gemacht zu werden, vor allem, wenn die Schwangerschaft noch nicht so weit fortgeschritten war. Bestand sie schon acht Wochen oder länger, kommt man oft nicht an einer Ausschabung in Vollnarkose vorbei, weil dann doch meistens noch Reste des Mutterkuchens in der Gebärmutter zurückbleiben, die für lang anhaltende und / oder starke Blutungen sorgen und auch ein erhöhtes Entzündungsrisiko darstellen.

Bei der vermissten, stillen Fehlgeburt wird meistens eine Ausschabung empfohlen. Da es hier nicht zu einer Blutung kommt und der Gebärmuttermund meistens noch fest geschlossen ist, wird vor der Ausschabung ein Medikament (Prostaglandine) vor den Muttermund gegeben, so dass dieser sich etwas öffnet. Wird bei diesem Befund keine Ausschabung gemacht, kommt es nach einiger Zeit auch zu einer spontanen Blutung. Diese kann wiederum stark sein und lange anhalten. Auch können selten Störungen in der Blutgerinnung entstehen. Deshalb wird in der Regel empfohlen, nicht auf die spontane Blutung zu warten.

Blutungen in der Frühschwangerschaft

ein Warnzeichen Nicht jede Blutung in der Frühschwangerschaft muss eine Fehlgeburt bedeuten. Bei einer nicht sehr starken Blutung, meist ohne Schmerzen, kann die Schwangerschaft (noch) in Ordnung sein. Dennoch ist jede Blutung in der Schwangerschaft ein Warnzeichen und sollte Anlass für eine Untersuchung sein. Wenn die Ultraschalluntersuchung zeigt, dass der Embryo lebt und somit die Schwangerschaft intakt ist, ist Ruhe die Therapie. Abhängig von der Blutungsstärke und dem sonstigen Befund kann sogar eine stationäre Aufnahme nötig sein. Meist hört die Blutung dann schnell auf und verläuft die weitere Schwangerschaft ohne größere Probleme. Eine medikamentöse Behandlung ist nur selten nötig.

Wenn festgestellt wird, dass die Blutung eine Fehlgeburt bedeutet, ist in der Regel eine Ausschabung notwendig.

Das Warum und die Trauer

Natürlich steht die Frage nach dem *Warum* groß im Raume. Warum konnte das passieren? Was habe ich falsch gemacht? Bin ich daran schuld?

Auf die Frage nach dem Warum wird eigentlich keine medizinische Antwort verlangt. Trotzdem kann es wichtig sein zu wissen, dass die Ursache bei jeder zweiten bis dritten Fehlgeburt vor der 14. Woche in einer Fehlbildung des Embryos liegt, durch die er nicht lebensfähig ist, häufig aufgrund chromosomaler Veränderungen. Bei der Untersuchung des Gewebes nach der Ausschabung können manchmal solche Veränderungen festgestellt werden. In allen sonstigen Fällen muss unbefriedigenderweise gesagt werden, dass keine nachweisbare Ursache vorliegt. Körperlicher oder seelischer Stress spielen natürlich eine Rolle, sind aber nur im Extremfall in ursächliche Verbindung mit einer Fehlgeburt zu bringen.

mögliche Ursachen

Von ärztlicher Seite wird die Bedeutung dieses Geschehens oft heruntergespielt. Wenn bereits eine seelische Beziehung zu dem angekündigten Kind bestanden hat, bedeutet eine Fehlgeburt den Verlust eines ganz intim-nahen Wesens. Das kann eine tiefe Trauer auslösen, die unter Umständen lange anhält. Diese Trauer darf sein, sie hat ihre Berechtigung und ihre Bedeutung. Auch wenn es »nur eine Fehlgeburt in der 8. Schwangerschaftswoche« war! Es bringt eine Frau nicht viel weiter, wenn sie sich vormacht, das nach zwei Tagen schon wieder vergessen zu haben.

tiefe Trauer

Wer mit dem Partner oder sonst mit einem engen Vertrauten diese Erlebnisse bewegen kann, die Trauer äußern, die verlorenen Hoffnungen und Erwartungen aussprechen, der kann diesen Erlebnissen Raum im Seelenleben geben. Sie haben ihren Platz und dürfen diesen behalten.

darüber sprechen

Hilfreich für die Verarbeitung einer Fehlgeburt ist wiederum die

Einstellung zu dem ungeborenen Menschen. Was will dieses Menschenwesen, wenn es sich nur so kurz mit meinem oder unserem Leben verbindet? Im Vorangegangenen (S. 179) wurde beschrieben, dass sich mit fertilitätsfördernden Therapien keine Schwangerschaft herbeizwingen lässt, letztendlich ist die »Entscheidung des Dritten« vonnöten. Das Wissen um die vorgeburtliche Existenz des Menschenwesens lässt auch eine Fehlgeburt in einem anderen Licht erscheinen. Wenn dieses Menschenkind sich entscheidet zu kommen, so kann es auch sein, dass es sich entscheidet, wieder zu gehen. Wie die Befruchtung oder die Geburt lässt sich auch der Zeitpunkt des Todes nur geringfügig, wenn überhaupt von außen beeinflussen. Die Gründe für das Kommen und Gehen der Menschenseele sind für uns nur selten zu durchschauen. Wir können versuchen, sie zu respektieren. Auch wenn wir nicht verstehen, warum ein Menschenkind sich nach einigen Schwangerschaftswochen – oder auch Monaten – wieder zurückzieht, können wir doch versuchen, das als seine Entscheidung, als seinen Willen anzuerkennen. Das macht die Trauer nicht geringer, aber die Beziehung kann bestehen bleiben und sogar weiter gepflegt werden. Die Berührung dieser Individualität mit der Mutter, mit den Eltern, hat ihren Sinn und ihre Bedeutung. Für manche Eltern ist es hilfreich, dem Kind seinen Namen zu geben und auf diese Weise über es und mit ihm zu sprechen.

die vorgeburtliche Existenz des Menschen

Fehlgeburtsrisiko

Das Fehlgeburtsrisiko nimmt mit dem Alter der Frau zu. Auch wenn eine Frau zweimal hintereinander eine Fehlgeburt hatte, ist das Risiko für eine dritte Fehlgeburt erhöht. In einem solchen Fall können einige spezielle Untersuchungen angestellt werden, um eventuell eine behandelbare Ursache zu finden. Die Darstellung dieser Untersuchungen und Behandlungen gehört nicht mehr in dieses Buch.

Die »stille« Geburt

Bis jetzt wurde nur von der frühen Fehlgeburt gesprochen, da diese am häufigsten vorkommt. Nach dem dritten Monat kann es aber auch noch zu einer Fehlgeburt kommen. Dies ist verständlicherweise seelisch noch schwieriger zu verarbeiten. Auch medizinisch ist die Behandlung aufwendiger, da dann eine normale Ausschabung oft nicht ausreicht.

Noch einschneidender ist der Tod des Ungeborenen in den letzten drei Schwangerschaftsmonaten. In dieser Zeit sind die Kinder normalerweise bereits lebensfähig. Trotzdem kommt es immer wieder, wenn auch selten, vor, dass sie in dieser Phase, oder auch kurz vor der Geburt, sterben. Manchmal ist hierfür eine medizinische Ursache zu finden, es kann aber auch völlig ungeklärt bleiben. Das Leid und die Trauer, die mit einer so genannten »stillen« Geburt verbunden sind, sind unermesslich groß. Die Geburt eines toten Kindes verläuft wie jede andere Geburt, es geht nicht schneller, und die Wehenschmerzen sind nicht geringer. Eine gute und großzügige Schmerzlinderung ist aber immer möglich. Leider lässt die seelische Betreuung von Eltern, die ein totes Kind bekommen haben, in vielen Kliniken noch sehr zu wünschen übrig. Sie brauchen aber eine kompetente Begleitung und Hilfe beim Umgang mit der Trauer und dem Abschied. Für diese Fragen sind in den meisten Städten Selbsthilfegruppen gebildet worden (Kontaktadressen siehe S. 364). Ein empfehlenswertes Buch für Eltern, die ihr Kind auf diese Weise verloren haben, ist: »Gute Hoffnung – jähes Ende« von Hannah Lothrop, siehe Literaturverzeichnis.

seelische Betreuung

Selbsthilfegruppen

Eileiterschwangerschaft und Bauchhöhlenschwangerschaft

Die Befruchtung der Eizelle durch die Samenzelle findet in der Nähe des Eierstockes statt. Die Eizelle wird dann durch den Eileiter in Richtung der Gebärmutterhöhle fortbewegt. Dabei finden schon viele Zellteilungen statt. Erst nach sechs Tagen hat die Eizelle die Gebärmutterhöhle erreicht und nistet sich ein.

Würde sie – in sehr seltenen Fällen – aber nicht vom Eileiter aufgenommen oder ist dieser an manchen Stellen verengt oder vernarbt, kann es sein, dass die Eizelle sich nicht in der Gebärmutterwand einnistet, sondern im Eileiter (Eileiterschwangerschaft) oder sogar in der Nähe des Eierstocks. Wenn sie sich in der Eileiterwand

falsche Einnistung

einnistet und da weiterwächst, wird die Wand nach einiger Zeit unter Spannung stehen. Das kann Schmerzen verursachen, und sie kann reißen oder platzen. Dies wiederum wird unter Umständen starke Blutungen verursachen.

Anzeichen

Die Bauchhöhlenschwangerschaft ist in der Regel eine Eileiterschwangerschaft, die Eizelle kann sich aber auch statt in dem Eileiter irgendwo in der Bauchhöhle einnisten. Die ersten Anzeichen von einer solchen Fehleinnistung sind, nach Ausbleiben der Regelblutung, leichte bis mäßige Unterleibsschmerzen und leichte Schmierblutungen. Der Schwangerschaftstest kann positiv sein. Erst später kann es zu akuten Schmerzen, inneren Blutungen und Kreislaufschwäche kommen.

normalerweise Früherkennung möglich

Dank der frühen Ultraschalluntersuchung durch die Scheide kann man schon einige Tage nach Ausbleiben der Regelblutung feststellen, ob die Eizelle sich normal in der Gebärmutterhöhle eingenistet hat. So ist es heute oft möglich, eine Bauchhöhlenschwangerschaft zu entdecken und zu behandeln, bevor es zu gefährlichen Blutungen oder größeren Verletzungen des Eileiters kommt. Die Behandlung besteht aus einer operativen Entfernung der fehleingenisteten Schwangerschaft per Bauchspiegelung, also ohne Bauchschnitt, aber in Vollnarkose. Die Folge einer Eileiterschwangerschaft kann sein, dass der betroffene Eileiter in seiner Funktion beeinträchtigt oder undurchgängig wird, manchmal sogar entfernt werden muss.

Häufigkeit

Die Häufigkeit der Bauchhöhlenschwangerschaften beträgt ungefähr eine auf hundert Geburten. Dies bedeutet, dass es keine große Seltenheit ist.

mögliche Ursachen

Über die Ursachen kann nur manchmal etwas gesagt werden. Wenn die Frau früher ausgeprägte Eileiterentzündungen durchgemacht hat oder sich einer größeren Operation im Unterleib unterziehen musste oder wenn aus anderen Gründen Verwachsungen und Vernarbungen im Bereich der Eileiter entstanden sind, wird das als erhöhtes Risiko aufgefasst. Aber natürlich gibt es wiederum viele Frauen mit durchgemachten Eileiterentzündungen oder Vernarbungen, die normal schwanger werden. Ebenso gibt es Frauen, die ohne solch einen ersichtlichen Grund eine Eileiterschwangerschaft bekommen.

Die eigentlichen Fragen »Warum habe ich das gehabt? War das schon wirklich ein Kind? Was wollte es?« sind nicht beantwortet und können nur als Schicksalsfragen gestellt werden.

Schwangerschaftserbrechen

Für manche Frauen kann die morgendliche Übelkeit das erste Zeichen einer Schwangerschaft sein. Die meisten kennen diese Beschwerden aus den ersten Wochen bis Monaten. Es ist, als ob sie nach einer erholsamen Nacht schwieriger in ihren Körper und in den Tag hineinkommen. Noch bevor sie an Essen denken, kann die Übelkeit schon aufkommen.

Im vorigen Kapitel wurden die »anderen Umstände« beschrieben, das veränderte Zusammenspiel zwischen Körper, Seele und Geist. Sicher müssen sich Körper und Seele am Anfang der Schwangerschaft unter diesen neuen Umständen erst orientieren und einen neuen Bezug zueinander und zu der Welt finden. So ist es auch zu verstehen, dass viele Frauen sich erst in der zweiten Hälfte der Schwangerschaft richtig wohl fühlen.

neuer Bezug zwischen Körper und Seele

Dieses Bemühen um einen neuen Bezug zur Welt, zum Körperlichen und damit auch zu der Ernährung, kann erschwert werden. Dazu kommt, dass die Seele in ihrer neuen Verfassung leicht verletzlich ist, sich vielleicht unverstanden fühlt und nach Ruhe und Alleinsein sehnt. Disharmonien und Spannungen werden viel stärker erlebt. Der Eindruck entsteht, dass Seele und Körper keine Zeit und Ruhe haben, sich auf die neue Situation einzustellen oder einzulassen. Das ist nicht der einzige Grund, dass es zu ausgeprägtem Schwangerschaftserbrechen kommt, wobei jede Nahrungsaufnahme abgelehnt wird oder durch Erbrechen wieder zurückkommt. Die Gründe oder Ursachen des Erbrechens sind vielfältig, und im Einzelfall spielt oft einiges zusammen.

vielfältige Ursachen

Manchmal kommt das Erbrechen bei Frauen vor, die ihrem Zustand gegenüber eine etwas ambivalente Haltung haben. Auf der einen Seite ist die Schwangerschaft sehr erwünscht und die Frau sehnt sich danach, andererseits fehlt ihr das Selbstvertrauen, sich

ambivalente Haltung

mit ihren veränderten Bedürfnissen ihrer Umgebung gegenüber durchzusetzen und sich in ihrem Schwangersein zu behaupten. Auch kann sie oft schwer mit der Verantwortung und mit ihren Ängsten umgehen.

Nahrungsaufnahme kann gesehen werden als Ausdruck eines Bejahens der Lebenssituation, als eine Bestätigung der Verbindung mit der Welt, dem Körper oder einfach mit dem Leben.

Schwierigkeiten bei der Neuorientierung

Das Schwangerschaftserbrechen kann Ausdruck sein für die Schwierigkeit, sich in den neuen Zusammenhängen zurechtzufinden. Frauen, die in diesen ersten Schwangerschaftswochen mit dieser Neuorientierung zu ringen haben, verlangen häufig nach etwas mehr innerer Ruhe oder auch nach sozialer Sicherheit.

es hört meist bald wieder auf

Das Selbstverständnis und die Kraft fehlen, voll zu diesem neuen Zustand zu stehen. Das häufige Erbrechen schwächt dabei noch mehr, so dass im Extremfall der Teufelskreis nur durch eine Krankenhausaufnahme unterbrochen werden kann. Bevor es dazu kommt, sind vor allem Ruhe und Gelassenheit wichtig. Es geht vorbei, spätestens nach den ersten drei Monaten hört es in der Regel auf. Manche Frauen brauchen eben etwas mehr Zeit und Mühe, sich auf die neuen Umstände einzustellen. Wenn die Umstellung aber so »an die Substanz« geht und kaum mehr etwas drinnen bleibt, ist eine ärztliche Untersuchung und Behandlung dringend notwendig.

Behandlungsmöglichkeiten

Zu der Behandlung können Gespräche gehören, die mit auf die oben genannten Fragen eingehen. Auch gibt es aus anthroposophischer und homöopathischer Sicht medikamentöse Behandlungsmöglichkeiten. Hilfreich sind auch bittere Nahrungsmittel wie Grapefruit oder bittere Kräutertees. Wenn das Erbrechen so ausgeprägt ist, dass es eine Eigendynamik entwickelt, ist meistens eine Infusionstherapie nicht zu vermeiden.

Blutarmut

Bei der Schwangerschaftsvorsorge wird regelmäßig der Hämoglobingehalt bestimmt, weil es häufig in dieser Zeit zu einer Blutarmut kommt. Meistens handelt es sich um eine leichte Abweichung, manchmal sind die Werte auch sehr niedrig. Die Blutarmut in der Schwangerschaft ist oft auf einen Eisenmangel zurückzuführen, da der Eisenbedarf in der Schwangerschaft deutlich steigt. Eisen gilt als wichtiger Baustein des Hämoglobins, dieses wiederum sorgt für den Sauerstofftransport im Blut.

Eisenmangel

Schon in den ersten Wochen der Schwangerschaft kann der Hämoglobinwert niedriger werden. Die Erklärung, dass das heranwachsende Kind so viel braucht und die Mutter dadurch einen Eisenmangel bekommt, kann natürlich nicht einleuchten, wenn der Embryo erst einige Zentimeter groß ist. Es ist eher der Veränderung und Lockerung des Leib-Seelen-Gefüges zuzuschreiben. So wie viele Funktionen im Körper sich während der Schwangerschaft ändern, trifft dies auch auf das Verhalten des Eisens im Blut zu.

Lockerung des Leib-Seelen-Gefüges

Eisen ist ein Metall, das schon immer vom Menschen benutzt wurde, um in die Welt einzugreifen und selbst tätig zu sein. Auch im Blut dient das Eisen zum vollen Tätigsein in der Welt, indem es die Muskeln und Organe mit Sauerstoff versorgt. Eisen passt in diesem Sinne zu einem festen, aktiven Leib-Seelen-Gefüge und weniger zu einem gelockerten. Normalerweise haben Frauen einen etwas niedrigeren Eisengehalt im Blut als Männer. Dies könnte bedeuten, dass Männer tätigkeitsorientierter in ihrem Körper sind als Frauen.

Die ersten Zeichen einer Blutarmut sind Blässe und Müdigkeit. In der Schwangerschaft tritt das Eigensein etwas zurück, um Platz für das neue Lebewesen zu machen. Die Schwangere braucht und kann nicht mehr so nach außen hin tätig sein wie vorher. In diesem Sinne könnte man sagen, dass die herabgesetzten Hämoglobinwerte – und damit der geringere Eisengehalt – Ausdruck der »anderen Umstände« sind.

erste Anzeichen

Natürlich kann es auch hier zu weit gehen, so dass eine richtige Blutarmut eintritt, wodurch schließlich auch die Versorgung des Kindes in Mitleidenschaft gezogen wird. Da der Eisengehalt im Blut durch die Ernährung zu beeinflussen ist, sollten diese Frauen besonders auf eine Ernährung mit Vollkornbrot, Getreide (speziell Hirse), frischem Gemüse, Obst und gegebenenfalls Fleisch achten (siehe S. 74). Von den meisten Ärzten wird eine Therapie mit Eisentabletten verschrieben, wobei aber nicht bei jedem herabgesetzten Hämoglobinwert Tabletten eingenommen werden müssen. Eisenspritzen

Ernährung

Eisentabletten

Eisenspritzen

sind nur nötig, wenn eine Darmerkrankung vorliegt, wobei der Darm nur ungenügend Eisen aufnehmen kann. Eine lästige Nebenwirkung von Eisentabletten ist Verstopfung. Als Alternative sind Mittel aus der Naturheilkunde oder Homöopathie, Kräuterblutsaft oder Neukönigsförder Mineraltabletten® zu empfehlen.

Nebenwirkungen

Die »Schwangerschaftsvergiftung«

komplexes Krankheitsbild

Was im Volksmund mit dem bedrohlichen Begriff »Schwangerschaftsvergiftung« angedeutet wird, ist ein komplexes und schwieriges medizinisches Geschehen. Es umfasst alle Probleme von schwangerschaftsbedingten Wassereinlagerungen, Bluthochdruck und Eiweißverlust im Urin (Gestose) bis zu schweren Krampfanfällen (Eklampsie). Um ein Verständnis dafür zu bekommen, was sich in der Schwangerschaft im Körper abspielen kann, sollen hier die Grundzüge dieser Krankheit besprochen werden.

gelockertes Leib-Seelen-Gefüge

Ausgangspunkt für die Dynamik dieses Geschehens ist die schon mehrfach erwähnte Lockerung des Gefüges von Leib – Seele – Geist. Die heranwachsende Schwangerschaft braucht einen Freiraum im Körper der Mutter. Dies wird ermöglicht durch eine Art auferlegte Zurückhaltung von Seiten der Mutter. Sie kann sich einfach körperlich nicht mehr so behaupten wie vorher. Der Umgang mit den stofflich-organischen Vorgängen wird dadurch ein anderer.

Wie schon gesagt, sind viele Schwangerschaftskomplikationen als eine überschießende Lockerung oder Änderung des Leibesgefüges zu verstehen. So auch dieser Gestose-Komplex.

Ödeme

Wassereinlagerungen

Viele Frauen haben gegen Ende der Schwangerschaft Wassereinlagerungen in den Beinen, manchmal auch in den Händen und im Gesicht. Hierdurch entsteht eine rasche Gewichtszunahme. Durch die veränderten Umstände gelingt es anscheinend nicht mehr, die Körperflüssigkeit im lebendigen Fluss zu halten. Normalerweise hat der Körper die Fähigkeit, die Körperflüssigkeiten nicht der Schwerkraft zu überlassen, sondern in ein körpereigenes Kräftesystem aufzunehmen. Wenn dies nicht mehr ganz gelingt, nimmt der Einfluss der Schwere zu, es kommt zu Wassereinlagerungen, Stauungen und Krampfadern. Das eingelagerte Wasser wird nicht mehr ins fließende Körperleben aufgenommen. Dem Körper fehlt die Kraft, es wieder aus der Schwere zu »befreien« und zu integrieren. Am Ende des Tages, wenn Müdigkeit aufkommt und der Körper in der Aufrechten mehr mit der Schwere zu kämpfen hat als in der Horizontalen, nehmen die Einlagerungen (Ödeme) zu. In der Regel sind sie harmlos. Mit etwas Schonung und einer Mittagsruhe (»Beine hoch«) sind sie meistens in einem erträglichen Rahmen zu halten.

Einfluss der Schwere

Schonung

Die früher empfohlene Behandlung der Ödeme durch salzlose Kost hat sich nicht als wirksam erwiesen. Wirksamer ist Brennessel-Tee.

salzlose Kost unwirksam

Eiweiß im Urin

Bei der Schwangerenvorsorgeuntersuchung wird der Urin u.a. auf Eiweiß untersucht. Vermehrtes Eiweiß im Urin kann Eiweißverlust durch unzureichende Nierentätigkeit bedeuten. Es ist die Aufgabe der Niere, die überflüssigen Substanzen auszuscheiden und die lebenswichtigen zu behalten. Sie soll also wahrnehmen und unterscheiden, was ausgeschieden werden darf und was nicht. Eiweiß ist eine wichtige Lebenssubstanz. Wenn durch Eiweißverlust ein Mangel eintritt, entstehen wiederum vermehrt Ödeme. Kann die Niere nicht mehr adäquat unterscheiden, was sie ausscheiden oder behalten soll, treten Krankheitszeichen auf.

unzureichende Nierentätigkeit

Viele Schwangere haben gegen Ende der Schwangerschaft gelegentlich etwas Eiweiß im Urin, ohne dass dies eine größere Bedeutung hätte. Tritt dies aber häufig und vermehrt auf und außerdem zusammen mit Wassereinlagerungen und Bluthochdruck, ist eine intensive Überwachung und gegebenenfalls Behandlung angesagt.

nicht immer krankhaft

Blutdruck

Wenn jemand einen etwas erhöhten oder zu niedrigen Blutdruck hat, merkt er das in der Regel nicht. Bei deutlich zu niedrigem Druck können Schwindel und Schwäche auftreten. Von einem zu

wird oft nicht bemerkt

hohen Druck wird meistens nichts bemerkt oder erst, wenn es schon (fast) zu spät ist. Deshalb wird bei jeder Vorsorgeuntersuchung der Blutdruck gemessen.

zu niedriger Blutdruck

Als Folge des Lockerungszustandes in der Schwangerschaft entsteht häufig ein zu niedriger Blutdruck mit Müdigkeit, Schwindel und Schwäche. Das passt in das geschilderte Bild der veränderten Umstände. Wenn der Blutdruck längere Zeit zu niedrig bleibt, kann eine Behandlung nötig sein, um eine gute Versorgung des Kindes zu gewährleisten.

Wenn aber das Leib-Seelen-Gefüge sich zu sehr zu lockern droht und außerdem Wassereinlagerungen und Eiweißverlust entstehen, kann eine Gegenreaktion hervorgerufen werden: Der Körper »merkt«, dass er etwas tun muss, um der überschießenden Neigung entgegenzuwirken. Die Folge ist ein Ansteigen des Blutdrucks. Man könnte den Bluthochdruck auffassen als einen Versuch, sich wieder mehr mit dem Körper zu verbinden. Aber sicher gibt es auch noch andere Erklärungen für seine Entstehung.

Bluthochdruck

Ein anhaltender deutlich erhöhter Blutdruck in der Schwangerschaft muss medikamentös behandelt werden, da es sonst zu Gefäßveränderungen im Mutterkuchen und in den mütterlichen Organen kommen kann. Bei längerem Bestehen solcher Veränderungen kann die Versorgung des Kindes beeinträchtigt werden.

Behandlungsmöglichkeiten

Anthroposophische und homöopathische Konstitutionsbehandlungen können in manchen Situationen vorbeugend oder im Anfangsstadium hilfreich sein. Wenn es trotzdem zu überhöhten Blutdruckwerten und Eiweißverlust kommt, sollte auf eine schulmedizinische Therapie nicht verzichtet werden.

Gestose

Unter Gestose versteht man das gleichzeitige Auftreten von Ödemen, Eiweiß im Urin und Bluthochdruck. Gestose ist eine Komplikation, die hauptsächlich im letzten Drittel der Schwangerschaft auftreten kann. Abgesehen von den genannten Krankheitszeichen bedeutet sie eine verminderte Versorgung des Kindes. Richtig zu heilen ist diese Krankheit nicht. Wenn sie vorliegt, bleibt sie bis zur Entbindung und die ersten paar Tage danach. Es kann versucht

schwer zu behandeln

werden, den Blutdruck zu senken oder durch Bettruhe die Versorgung des Kindes zu verbessern. Wenn eine Gestose nicht behandelt wird oder die Patientin nicht ausreichend auf die Behandlung anspricht, kann dies zu ernsthaften Folgen führen (siehe unten). Möglicherweise muss dann die Geburt frühzeitig eingeleitet oder die Schwangerschaft durch Kaiserschnitt beendet werden.

Eklampsie

Die Folgen von der Trias Ödeme, Eiweiß im Urin und Bluthochdruck können im Extremfall für Mutter und Kind bedrohlich werden. Mögliche Komplikationen sind, dass die Versorgung des Kindes beeinträchtigt wird durch die mangelnde Funktion des Mutterkuchens; oder es kommt zu den gefürchteten Schwangerschaftskrämpfen (Eklampsie). Diese Krämpfe sind vergleichbar mit großen epileptischen Krampfanfällen. Das gehört mit zu den gefährlichsten Komplikationen der Schwangerschaft und kann nur als akuter Notfall im Krankenhaus behandelt werden. Warnzeichen für einen drohenden Krampfanfall sind Unruhegefühl, Kopfschmerzen, Augenflimmern, Ohrensausen, Zittern an den Gliedmaßen, manchmal Oberbauchschmerzen rechts und Übelkeit. Diese Warnzeichen müssen ernst genommen werden. Auch während der ersten Tage nach der Geburt kann noch eine Eklampsie auftreten.

Warnzeichen

Die Eklampsie kommt glücklicherweise nur sehr selten vor, unter anderem dank der Früherkennung und Behandlung. Die Gestose als schwangerschaftsbedingte Trias gibt es dagegen öfter: Etwa 4 bis 5% der Schwangeren werden vor allem im letzten Drittel der Schwangerschaft damit konfrontiert. Bei intensiver Überwachung und nötigenfalls gezielter Therapie ist der weitere Schwangerschaftsverlauf in der Regel in gute Bahnen zu lenken.

kommt nur selten vor

Das so genannte HELLP-Syndrom ist eine besondere Form der Schwangerschaftsvergiftung. Hierbei reagieren nicht so sehr die Niere und das Gehirn, sondern die Leber. Auch ohne vorherige Symptome wie Ödeme und Bluthochdruck kann eine plötzliche schwangerschaftsbedingte Leberstoffwechselstörung eintreten. Diese äußert sich durch (heftige) rechtsseitige Oberbauchschmer-

HELLP-Syndrom

zen und manchmal durch Übelkeit. Es können sich relativ rasch Veränderungen im Blut bemerkbar machen wie eine ausgeprägte Blutarmut, eine Blutgerinnungsstörung und erhöhte Leberenzyme. HELLP steht für Hämolyse (Blutabbau), Elevated Liverenzymes (erhöhte Leberenzyme) und Low Platelets (wenig Blutplättchen für die Blutgerinnung). Wenn diese ernsthafte Störung nicht schnell entdeckt und behandelt wird, kann sie unter Umständen lebensbedrohlich werden. Die einzige Therapie ist die schnelle Entbindung, meistens per Kaiserschnitt.

Infektionskrankheiten in der Schwangerschaft

erhöhte Anfälligkeit

Schwangere Frauen sind im Allgemeinen etwas empfänglicher für Infektionskrankheiten als die Nichtschwangeren. Ihre Abwehrlage ist geschwächt. Dies könnte man als Konsequenz der Lockerung des Leib-Seele-Geist-Gefüges auffassen. Wer sich nicht mehr ganz in Leib und Seele behauptet, wer sich etwas zurücknimmt, um dem neuen Leben Entwicklungsmöglichkeiten zu erlauben, kann sich schlechter gegen Angriffe von außen wehren, so auch gegen Infektionskrankheiten.

das Immunsystem in der Schwangerschaft

Die Aufgabe des Immunsystems besteht darin, fremde Einflüsse von außen abzuwehren. In gewissem Sinne ist das sich neu entwickelnde embryonale Leben für den mütterlichen Organismus natürlich auch ein wenig fremd. Der Körper muss es zulassen und darf es nicht abwehren. Auch deshalb muss die Abwehrreaktion der Schwangeren etwas abgeschwächt sein.

Trotz dieser verminderten Abwehrlage wird eine schwangere Frau nicht schnell krank. Sie hat meist eine gute, in sich ruhende Gesundheit. Es ist, als ob die Natur hier auf andere Weise einen Schutz gewährt.

Immunschutz

Wer eine Infektionskrankheit wie Masern oder Keuchhusten durchgemacht hat oder gegen sie geimpft wurde, hat in der Regel Antikörper gebildet und somit einen unterschiedlich lange anhaltenden Schutz gegen eine erneute Ansteckung erlangt. Aber nicht bei allen Infektionskrankheiten tritt anschließend dieser Schutz auf, so z.B. nicht bei Chlamydien oder Gonorrhoe. Diese Krankheiten können deshalb mehrfach durchgemacht werden. Ihnen ist auch durch eine Schutzimpfung nicht vorzubeugen.

Das »Problem« der Infektionskrankheiten in der Schwangerschaft ist, dass die werdende Mutter nicht allein ist. Es ist nicht nur sie, die erkrankt. Häufig erkrankt das werdende Kind mit. Ob das für das Ungeborene eventuell gefährlich ist, hängt von der Entwicklungsphase ab, in der es sich gerade befindet: In der Frühschwangerschaft, d.h. in den ersten zwölf Wochen, »erarbeitet« es sich gerade die Organe, die Gliedmaßen und die Körperform. Manche Infektionskrankheiten, die in dieser Schwangerschaftsphase auftreten, können (müssen nicht!) deshalb Form und Funktion der Organe, die gerade angelegt werden, stören. So können ernsthafte Fehlbildungen entstehen. In manchen Fällen ist die Störung aber so gravierend, dass eine Weiterentwicklung des Embryos nicht mehr möglich und eine Fehlgeburt die Folge ist.

das Kind erkrankt mit

Frühschwangerschaft

Das bekannteste Beispiel hierfür ist die Rötelninfektion in der Frühschwangerschaft, wobei es unter Umständen zu Fehlbildungen an Augen, Ohren und am Herzen kommen kann, oder auch zur Fehlgeburt.

Infektionen in der späteren Schwangerschaft können zu Wachstumsverzögerung oder zu Krankheitssymptomen des Neugeborenen führen, abhängig von der Art und dem Zeitpunkt der Infektion.

Spätschwangerschaft

Das Thema Infektionskrankheiten ist für schwangere Frauen häufig angstbeladen. Durch Berichterstattung in den Medien werden die Folgen bestimmter Erkrankungen manchmal dramatisch dargestellt. Auch von ärztlicher Seite kann so auf die Infektionsvorsorge hingewiesen werden, dass Verunsicherung und Angst ausgelöst werden. Kenntnisse über manche Infektionen, sorgfältige Vorbeugung und Vorsorge sind sinnvoll und notwendig. Die realen Verhältnisse dürfen dabei aber nicht vergessen werden. Wie häufig kommt z.B. eine Toxoplasmose-Infektion in der Schwangerschaft überhaupt vor?

geringe Wahrscheinlichkeit

»Darf ich in der Schwangerschaft keine Katze mehr berühren? Wird das Kind in jedem Fall behindert sein, wenn ich Röteln, Masern oder Ringelröteln in der Schwangerschaft bekomme?«

Wer die Risiken im richtigen Verhältnis sieht, kann gut gelaunt und ohne Angst schwanger sein und trotzdem wissen, wie mit Katzen umzugehen ist oder was zu tun ist, wenn man in Kontakt mit einem Kind mit Ringelröteln gekommen ist.

kein Grund zur Ängstlichkeit

Die für die Schwangerschaft gefährlichen Infektionskrankheiten werden hier in alphabetischer Reihenfolge besprochen, wobei jeweils die Symptome, die Risiken für das Ungeborene und die Therapie zur Sprache kommen.

Auf die Frage des Für und Wider von Impfungen wird hier nicht eingegangen, dafür verweisen wir auf die entsprechende Literatur (siehe S. 365). Es werden aber die Möglichkeiten für Impfungen während der Schwangerschaft im letzten Abschnitt erwähnt.

Chlamydien

Die Chlamydieninfektion gehört zu den sexuell übertragbaren Krankheiten. Es handelt sich dabei um Mikroorganismen, die sich in den Zellen der Schleimhäute, hauptsächlich im Bereich der Geschlechtsorgane und des Blasentraktes, vermehren und durch Geschlechtsverkehr übertragen werden.

Symptome

Eine Chlamydieninfektion kann lange Zeit unbemerkt bleiben, kann aber auch zu einem breiten Symptomspektrum führen. Befindet die Infektion sich in der Blase oder Harnröhre, treten schlecht behandelbare, wiederkehrende Blasenentzündungen auf. Sind die inneren Geschlechtsorgane der Frau befallen, kann sowohl eine heftige akute Eileiterentzündung entstehen wie auch eine langsam schleichende Reizung der Eileiter, die eine Verengung oder einen Verschluss derselben zur Folge haben kann.

Die Infektion von Muttermund und Gebärmutterhalskanal (Zervizitis) ist die häufigste Form der Chlamydieninfektion bei der Frau. Im nicht-schwangeren Zustand verursacht sie wenig Beschwerden und bleibt somit unbemerkt und unbehandelt. Dadurch kann sie sich ausweiten zu einer Eileiterentzündung.

mögliche Folgen

Während der Schwangerschaft wird die Chlamydienzervizitis als eine mögliche Ursache von vorzeitigen Wehen, Frühgeburt und vorzeitigem Blasensprung in Betracht gezogen. Unter der Geburt kann die Infektion auf das Kind übergehen und eine eitrige Entzündung der Augen oder in seltenen Fällen eine Lungenentzündung verursachen.

Nachweis

Behandlung

Chlamydien können nur mit einem speziellen Abstrich vom Muttermund oder aus der Harnröhre nachgewiesen werden. Jede Chlamydienzervizitis in der Schwangerschaft sollte mit Antibiotika behandelt werden. Das für die Schwangerschaft geeignete Antibiotikum (Erythromycin) kann auch in der Frühschwangerschaft gegeben werden. Auch wenn der Partner keine Beschwerden hat, ist es nötig, ihn gleichzeitig (!) mitzubehandeln, da er seine Frau sonst erneut infizieren kann. Er wird aber mit einem anderen Antibiotikum (Doxycyclin) therapiert, das etwas effektiver ist, aber einer Frau in der Schwangerschaft nicht gegeben werden darf.

kein Immunschutz

Nach einer durchgemachten Chlamydieninfektion besteht kein Immunschutz gegen eine erneute Infektion. Wenn eine Infektion nachgewiesen und behandelt wurde, kann es sein, dass sie nach einiger Zeit wiederkommt. Die Chlamydien können sich »versteckt« halten und – manchmal erst nach mehreren Jahren – wieder auftreten. Wenn sich wieder eine Infektion einstellt, braucht das also nicht eine neue Ansteckung zu bedeuten.

Häufigkeit

Es wird geschätzt, dass etwa 1 bis 5% der Schwangeren eine Chlamydienzervizitis haben. Davon bleibt ein Großteil ohne Beschwerden. Wenn diese Frauen nicht behandelt werden und während der Geburt Chlamydien im Scheidenbereich sind, kann das Neugeborene die genannte Augenentzündung und in Ausnahmefällen eine Lungenentzündung bekommen. Aus diesem Grund wird bei jeder Schwangeren eine Untersuchung auf Chlamydien empfohlen.

Zusammenfassung: Die Chlamydieninfektion ist eine sexuell übertragene Krankheit. Sie ist örtlich begrenzt auf den Scheiden- und Blasenbereich, kann während der Schwangerschaft vorzeitige Wehen verursachen und während der Geburt zu einer Infizierung des Neugeborenen führen. Die Behandlung ist antibiotisch, wobei der Partner mitbehandelt werden soll.

Cytomegalie (Speicheldrüsenviruskrankheit)

verläuft meist unbemerkt

Die Infektion mit dem Cytomegalie-Virus verläuft meistens unbemerkt, deshalb ist dieses Virus wenig bekannt.

Wenn ein Erwachsener mit dem Cytomegalie-Virus angesteckt wird – über Körperflüssigkeiten wie Speichel, Blut, Samen oder Scheidensekret –, entwickelt sich meistens nur eine leichte grippeähnliche Erkrankung. Anschließend bleiben die Viren jedoch im Körper, ohne sich bemerkbar zu machen. Nur ganz gelegentlich kann es zu einer neuen Symptomatik führen. Für Deutschland schätzt man die Durchseuchung der geschlechtsreifen Bevölkerung auf etwa 45% bis 55%.

Häufigkeit

Wenn eine Frau in der Frühschwangerschaft zum ersten Mal infiziert wird, kann die Infektion auf das Kind übertragen werden. In geringerem Maße gilt dies auch dann, wenn eine schon vorhandene Infektion wieder aufflammt. Bei etwa 5 bis 10% der Ungeborenen, die in den ersten drei Monaten der Schwangerschaft infiziert werden, kann dies ein ausgeprägtes typisches Fehlbildungssyndrom mit unter anderem Leber- und Milzvergrößerung, Gehirnveränderungen und Blutarmut verursachen. Bei einem Großteil der infizierten Kinder ist aber bei der Geburt alles in Ordnung. Es kann allerdings im späteren Leben zu Hörstörungen oder meist leichten psychomotorischen Entwicklungsverzögerungen kommen.

seltene Fehlbildungen

Bei Verdacht auf eine Cytomegalie-Infektion kann die Diagnose nur mittels Antikörperbestimmung im Blut gestellt werden.

Therapie nicht möglich

Bis heute steht weder eine Impfung zur Vorbeugung noch eine Therapie zur Verfügung.

Zusammenfassung: Es handelt sich hier um ein weit verbreitetes Virus, das kaum nennenswerte Beschwerden macht, in seltenen Fällen aber das ungeborene Kind infizieren und dadurch Fehlbildungen verursachen kann. Gezielt vorbeugende Maßnahmen wie auch eine Therapie sind nicht möglich. Generell vorbeugend ist eine gute Abwehrlage durch vielseitige Ernährung und rhythmische Lebensweise.

Gonorrhoe (»Tripper«)

Gonorrhoe gehört zusammen mit Syphilis zu den klassischen sexuell übertragbaren Erkrankungen. Der Tripper verursacht vor allem beim Mann Beschwerden: Schmerzen beim Wasserlassen und Eiterabsonderung aus der Harnröhre. Frauen können längere Zeit eine Infektion mit dem Gonorrhoe-Bakterium haben, ohne es zu bemerken. Dadurch können bei ihnen schleichende Eileiterentzündungen entstehen, die eine Verklebung und damit Unfruchtbarkcit zur Folge haben.

oft unbemerkt

Während der Schwangerschaft ist die Gonorrhoe-Infektion kaum eine Bedrohung für das Kind. Nur unter der Geburt, wenn sich Gonorrhoe-Bakterien in der Scheide befinden und diese auf das Kind übergehen, kann das zu einer Infektion der Augen führen und im schlimmsten Fall Blindheit verursachen. Aus dem Grunde werden seit Anfang des letzten Jahrhunderts bei Neugeborenen die so genannten Silbernitrat-Augentropfen verabreicht (siehe dazu auch S. 133). Eine Gonorrhoe muss auf jeden Fall antibiotisch behandelt werden, was auch während der Schwangerschaft möglich ist. Eine Partnertherapie ist immer erforderlich.

mögliche Folgen für das Kind

Zusammenfassung: Die Gonorrhoe ist eine sexuell übertragbare Infektionskrankheit, die nur noch relativ selten vorkommt. Wenn sich zum Zeitpunkt der Entbindung reichlich Gonokokken in der Scheide befinden, können dadurch die Augen des Kindes infiziert werden. Dies kann zur Erblindung führen, wenn es nicht behandelt wird. Silbernitrat-Augentropfen verhindern diese Infektion. Die Notwendigkeit, alle Neugeborenen damit vorbeugend zu behandeln, ist heute nicht mehr so gegeben wie früher.

Hepatitis (Gelbsucht)

Hepatitis ist eine Entzündung der Leber, welche sich u.a. in einer Gelbfärbung der Haut äußert. Die Hepatitis-Infektion wird durch Viren verursacht, wobei es verschiedene Viren bei den diversen Formen der Hepatitis gibt. Man unterscheidet u.a. Hepatitis A, B und C. Hepatitis A kann über Ausscheidungsprodukte übertragen werden (also bei mangelhaften hygienischen Verhältnissen), heilt

verschiedene Formen

ohne Resterscheinungen aus und gibt einen lebenslangen Schutz nach durchgemachter Erkrankung.

Hepatitis B Hepatitis B ist überwiegend durch Blutprodukte, infizierte Spritzen oder Geschlechtsverkehr übertragbar. Der Verlauf der Erkrankung ist schlecht vorhersagbar. Sie kann akut verlaufen und dann restlos abheilen, sie kann aber auch chronisch schleichend mit bleibender oder sogar langsam zunehmender Leberschädigung verlaufen. Außerdem gibt es Menschen, die zwar keine Beschwerden oder Symptome haben, aber trotzdem das Hepatitis B-Virus mit sich tragen und auch weitergeben können. Diese »stillen Träger« sind also selber nicht krank, können aber ständig andere über die genannten Ansteckungswege mit dem Virus infizieren.

Hepatitis C Hepatitis C ist in der Übertragung und im weiteren Verlauf mit B vergleichbar, wobei Hepatitis C seltener über den Geschlechtsverkehr, sondern meistens über Blut und Blutprodukte (z.B. infizierte Nadeln) übertragen wird und außerdem deutlich aggressiver verlaufen kann.

Auch bei Hepatitis C gibt es die symptomlosen Träger, die z.B. über Bluttransfusionen das Virus weitergeben können.

seltene Folgen für das Kind Eine Hepatitis während der Schwangerschaft verläuft fast immer ohne Schädigung des Kindes. Wenn die werdende Mutter eine chronische B-Infektion hat oder »nur« Träger des B-Virus ist, kann sie dieses Virus über den Mutterkuchen auf das Ungeborene übertragen. So entsteht für das Kind die Gefahr, Virusträger zu werden oder eine schleichende Lebererkrankung zu bekommen. Dies tritt aber nur sehr selten ein. Am häufigsten findet die Übertragung von der Mutter auf das Kind kurz vor oder unter der Geburt statt. In diesen Fällen kann das Neugeborene direkt nach der Geburt noch geimpft werden. Dadurch können 80% bis 90% der Ansteckungen verhindert werden.

vorbeugende Maßnahmen

Seit 1994 wird bei jeder Schwangeren gegen Ende der Schwangerschaft eine gezielte Blutuntersuchung auf Hepatitis B durchgeführt. Wenn Hepatitis-B-Antigene gefunden werden, sollte das Neugeborene sofort nach der Geburt eine passive und eine aktive Impfung bekommen, wobei die aktive Impfung nach einem und nach sechs Monaten wiederholt werden muss.

Hat die Schwangere eine Hepatitis C, ist das Risiko der Übertragung auf das Kind nicht besonders hoch. Die Frage, ob per Kaiserschnitt oder vaginale Geburt entbunden wird, hat hierauf keinen Einfluss. Zur Zeit stehen weder vorbeugende (z.B. Impfungen) noch therapeutische Maßnahmen zur Verfügung.

Zusammenfassung: Für die Schwangerschaft hat vor allem Hepatitis B eine Bedeutung. Wenn bei einer Schwangeren Hepatitis B nachgewiesen wurde, ist eine Virusübertragung auf das Ungeborene kurz vor der Entbindung möglich. In einem solchen Fall verhindert eine aktive und passive Impfung des Neugeborenen, direkt nach der Geburt, die Entstehung der Lebererkrankung bei dem Kind.

Herpes

Man unterscheidet Herpesvirus Typ 1 und 2, wobei Typ 1 sich überwiegend auf den Mund- und Lippenbereich beschränkt (auch bekannt als so genannte Fieberbläschen an den Lippen) und Typ 2 im Genitalbereich auftritt. Wir sprechen hier nur über Typ 2, weil hauptsächlich dieser Konsequenzen für die Schwangerschaft haben kann. Die Herpes 2-Infektion gilt als sexuell übertragbare Erkrankung und ist in Abhängigkeit von der Lebensweise und der Häufigkeit des Partnerwechsels mehr oder weniger weit verbreitet (unter Nonnen 3%, bei häufigem Partnerwechsel 90%). ***weit verbreitet***

Eine Erstinfektion mit Herpes genitalis verursacht meistens ein allgemeines Krankheitsgefühl mit Fieber, Schwäche, Kopf- und Muskelschmerzen. Dies tritt ca. eine Woche nach der Ansteckung ein. Zur selben Zeit beginnen die lokalen Symptome mit Schmerzen ***Symptome*** und Juckreiz in der Scheide, Brennen beim Wasserlassen und geschwollenen Lymphknoten in der Leiste. Nach Abklingen dieser ersten Infektion bleiben einige Viren »ruhend verborgen« (latent) ***Latenzphase*** im Körper und können sich so immer wieder neu manifestieren (Rezidiv-Infektion). Es treten dann wieder Schleimhautbläschen (nicht immer schmerzhaft) auf, jetzt ohne Begleitsymptome. Nach etwa einer Woche ist alles wieder verschwunden. Das Wiederauftreten der Infektion wird durch Abwehrschwäche, Stress, fieberhafte Entzündungen oder auch durch eine Schwangerschaft gefördert.

Häufigkeit bei Schwangeren

Bei 0,1 bis 1% der Schwangeren kann eine wieder aktivierte oder eine erste Infektion mit Herpes 2 festgestellt werden. Die Übertragung auf das Ungeborene erfolgt sehr selten, kann allerdings eine Fehlgeburt verursachen. Häufiger ist die Ansteckung unter der

Infizierung des Kindes

Geburt, wenn die Infektion gerade zu diesem Zeitpunkt vorhanden ist und das Kind sich während des Durchtritts durch den Geburtskanal mit Herpesviren infiziert. Die so erworbene Infektion kann bei dem Neugeborenen eine ernsthafte Erkrankung verursachen, die in manchen Fällen tödlich endet. Diese Gefahr ist bei Erstinfektionen wesentlich größer als bei Wiederaktivierung. Aus diesem Grunde wird Frauen, bei denen kurz vor der Entbindung eine Erstinfektion mit Herpes festgestellt wird, eine Kaiserschnitt-

Rezidivinfekte

entbindung empfohlen. Bei den Rezidivinfekten ist meistens eine normale Entbindung möglich, obwohl die Meinungen hierüber geteilt sind. Auf dem Wege des Kaiserschnitts kann eine Ansteckung des Kindes nur vermieden werden, wenn ein eventueller Blasensprung nicht länger als vier Stunden zurückliegt.

Eine Impfung gegen Herpes gibt es nicht.

medikamentöse Behandlung

Seit einigen Jahren gibt es ein antivirales Medikament gegen Herpes (Aciclovir), durch das die Behandlung der Neugeboreneninfektion erheblich verbessert werden konnte. Bei den wiederkehrenden Infektionen der Erwachsenen ist dieses Medikament nur mäßig erfolgreich. Wenn eine Erstinfektion früh genug mit Aciclovir behandelt wird, ist es möglich, dadurch späteren Rezidiv-Infektionen vorzubeugen. In der Schwangerschaft darf dieses Medikament nicht verabreicht werden.

HIV und AIDS

Über das Human Immunodeficiency Virus (HIV) und das damit im Zusammenhang stehende Krankheitsbild des Acquired Immune Deficiency Syndrom (erworbenes Immundefekt-Syndrom oder AIDS) ist schon viel geschrieben worden. Wir beschränken uns deshalb nach einer kurzen Zusammenfassung auf die Konsequenzen der Erkrankung für Schwangerschaft, Geburt und Neugeborenes.

Übertragungswege

Die Übertragung von HIV geschieht durch Sexualkontakt oder durch Blut- und Blutprodukte. Einen bis sechs Monate nach der

Übertragung sind Antikörper gegen HIV im Blut nachweisbar. Dann wird der HIV-Test als Nachweis dieser Antikörper (nicht von den Viren!) positiv. Darauf folgt die so genannte Latenzphase. Der positive Test ist ein Hinweis darauf, dass Viren im Körper sind und auch auf andere übertragen werden können. Beschwerden oder Krankheitszeichen bestehen nicht. Diese Phase kann ein halbes Jahr oder auch viele Jahre anhalten, bevor die eigentliche Erkrankung ausbricht. Es ist noch nicht bekannt, ob tatsächlich jede HIV-Infektion zu der AIDS-Krankheit führt. Viele Faktoren scheinen den Verlauf der Infektion zu beeinflussen.

Latenzphase

AIDS hat als Erkrankung meistens ein Vorstadium, das mehrere Jahre anhalten kann und gekennzeichnet wird durch Leistungsabnahme, Lymphknotenschwellungen oder auch Fieberschübe. Erst entwickelt sich das Bild der allgemein geschwächten Abwehrlage. Die Selbstbehauptung der Umwelt gegenüber wird unzureichend. Krank machende Mikroorganismen können nicht mehr abgewiesen werden und bekommen Zugang zum Körper. Selbst harmlose und opportunistische Infektionen (= Infektionen, die sich nur bei einer unzureichenden Abwehrlage manifestieren können) bekommt der Körper nicht mehr in den Griff.

Vorstadium

geschwächte Abwehrlage

So wie bei der Hepatitis kommt es auch bei HIV-positiven Schwangeren bei etwa 20% (in Mitteleuropa) zu einer Virusübertragung auf das Kind. Bei den anderen erreichen nur die Antikörper der Mutter über den Mutterkuchen das kindliche Blut. Die meisten Infizierungen mit dem Virus entstehen kurz vor, während oder kurz nach der Entbindung.

Infizierung des Kindes

Neugeborene von HIV-positiven oder auch von AIDS-kranken Müttern haben immer einen positiven HIV-Test als Nachweis der Antikörper, ohne jedoch Virusträger sein zu müssen. Wenn diese Antikörper nach etwa zehn bis zwölf Monaten abgebaut worden sind, kann der Test negativ werden, sofern keine Virusübertragung stattgefunden hat. So werden etwa 80% bis 85% der HIV-positiven Neugeborenen wieder negativ. Dies bedeutet, dass zirka jedes fünfte Neugeborene von HIV-positiven Müttern Virusträger ist, die anderen also nicht infiziert sind. Durch einen direkten Virusnachweis (PCR) kann sofort geprüft werden, ob das Neugeborene Virus-Träger ist.

Häufigkeit der Übertragung

Im Allgemeinen gilt, dass sich bei HIV-infizierten Neugeborenen schneller das Bild der AIDS-Erkrankung entwickelt, als dies bei Erwachsenen der Fall ist.

Im Rahmen der Schwangerenvorsorge soll jeder Schwangeren ein HIV-Test angeboten werden. Ob sie ihn machen lassen möchte, entscheidet sie selber.

freiwilliger HIV-Test

Heute wird einer HIV-positiven Schwangeren üblicherweise ein Abbruch (in der Frühschwangerschaft) empfohlen, da das Infektionsrisiko dieser nicht behandelbaren Krankheit zirka 20% beträgt. Da die meisten Kinder sich in der Spätschwangerschaft oder während der Geburt infizieren, kann in der Frühschwangerschaft nicht bestimmt werden, ob im Einzelfall das Kind zu den 20% gehören wird. Aus dem Grunde wird die Möglichkeit des Abbruchs mit allen HIV-positiven Schwangeren besprochen.

Schwangerschaftsabbruch

Wenn die Schwangerschaft ausgetragen wird, sind spezielle Schutzmaßnahmen für die Kreißsaalmitarbeiter zu treffen. Eine Kaiserschnittentbindung wird oft empfohlen, da das Infektionsrisiko für das Kind dadurch wahrscheinlich geringer wird. Auch wird empfohlen, auf das Stillen zu verzichten, da eine Virusübertragung auch über die Milch stattfinden kann.

Kaiserschnitt

nicht stillen

Zusammenfassung: Bei einer HIV-infizierten Schwangeren (»nur« Virus-Trägerin oder auch AIDS-krank) wird das Virus kurz vor der Geburt in etwa 20% auf das Ungeborene übergehen.

Keuchhusten (Pertussis)

Keuchhusten gehört zu den Kinderkrankheiten, die die meisten Kinder im Alter zwischen 1,5 und 5 Jahren durchmachen. Die Pertussis-Bakterien werden durch Tröpfchenübertragung weiterverbreitet, also durch Anhusten. Über mehr als zwei Meter ist der Keuchhusten nicht ansteckend, auch mit einem Mundschutz ist die Ansteckungsgefahr kleiner.

Übertragungsmöglichkeiten

Etwa vierzehn Tage nach Ansteckung entstehen die ersten Krankheitszeichen in Form eines erkältungsartigen Hustens. In dieser Zeit besteht die größte Ansteckungsgefahr. Erst ungefähr zehn bis vierzehn Tage später treten die typischen Keuchhustenan-

Symptome

fälle auf, die vier bis sechs Wochen anhalten können, aber dann kaum mehr ansteckend sind. Nach durchgemachtem Keuchhusten ist ein lebenslanger Immun-Schutz gegeben.

Keuchhusten bei Erwachsenen verläuft in der Regel milder als bei Kindern. Wenn eine Schwangere Keuchhusten bekommt, findet keine Übertragung auf das Ungeborene statt. Das einzige Problem kann sein, dass durch ausgeprägte Hustenanfälle vorzeitige Wehen ausgelöst werden.

Gefahren für das Kind

Für Kinder sind die ersten drei Lebensmonate die gefährlichste Zeit für Keuchhusten. Dann können nämlich die Hustenanfälle sehr hartnäckig und bedrohlich werden.

Gegen die meisten anderen Infektionskrankheiten hat das Neugeborene einen so genannten *Nestschutz*. Das bedeutet, dass es noch Antikörper der Mutter hat, die es gegen eine Infektion schützen. Der Schutz dieser Antikörper bleibt etwa drei bis sechs Monate bestehen. Bei Keuchhusten gibt es solch einen Nestschutz leider nicht. Die ersten Impfungen gegen Keuchhusten können auch erst ab dem dritten Lebensmonat gegeben werden. Deshalb ist in dieser Zeit darauf zu achten, Kontakte mit Keuchhustenkindern zu vermeiden oder diese auf sicherem Abstand zu halten.

kein »Nestschutz«

vorbeugende Maßnahmen

Wenn eine Schwangere kurz vor der Geburt »keuchhustet« oder wenn ein Geschwisterkind um den Geburtstermin oder kurz danach erkrankt, ist das Neugeborene unbedingt durch eine antibiotische Therapie zu schützen.

Zusammenfassung: Keuchhusten ist eine bakterielle Kinderkrankheit. Wenn ausnahmsweise eine schwangere Frau Keuchhusten bekommt, hat dies keine Konsequenzen für das Ungeborene. Wird aber ein Neugeborenes in den ersten drei Lebensmonaten infiziert, kann es daran schwer erkranken.

Listeriose

Listerien sind Bakterien, die vor allem in der Tierwelt weit verbreitet sind. So können sie in Ausscheidungsprodukten (verunreinigtes Wasser, Dünger), in Milchprodukten und in rohem Fleisch vorkommen. Die Ansteckung geschieht wahrscheinlich über Tierkon-

Ansteckung

takte oder infizierte (unpasteurisierte) Milchprodukte, aber auch über Kontakte mit Trägern, die Listerien ausscheiden, scheint eine Ansteckung möglich zu sein.

Häufigkeit

Normalerweise verläuft eine Infektion mit Listeriose unbemerkt, so dass im Alter von 20 bis 30 Jahren schon jeder Zweite angesteckt wurde. Eine richtige Erkrankung durch Listeriose tritt nur bei Abwehrgeschwächten, bei Schwangeren oder bei Neugeborenen auf und verläuft dann unspezifisch mit Fieber, Halsschmerzen, Blasenschmerzen oder Durchfällen. Pro Jahr werden etwa zwei bis drei Erwachsene pro 100.000 infiziert.

Folgen für das Kind

Wenn eine Schwangere an Listeriose erkrankt, was selten vorkommt, kann das Ungeborene über den Mutterkuchen angesteckt werden. In der Frühschwangerschaft wird dies oft eine Fehlgeburt zur Folge haben. Ist die Schwangerschaft schon weiter fortgeschritten, kann eine Frühgeburt eintreten und ein infiziertes Kind geboren werden, das schon bald nach der Geburt erkrankt mit Fieber, Schwäche, Atemproblemen und Leberschwellung. Trotz intensiver antibiotischer Therapie kann dies manchmal tödlich ausgehen. Wenn das Kind sich kurz vor oder während der Entbindung ansteckt, können ein bis fünf Wochen später Zeichen einer Hirnhautentzündung auftreten. Diese ist unter Umständen schwer behandelbar.

Diagnose und Therapie

Besteht der Verdacht einer Listeriose in der Schwangerschaft (untypischer länger anhaltender fieberhafter Infekt), sollte dies über eine Blutuntersuchung (Erregernachweis in der Blutkultur) geklärt werden. Mit einer schwangerschaftsverträglichen antibiotischen Therapie ist Listeriose gut behandelbar, wenn früh genug begonnen wird.

vorbeugende Maßnahmen

Da die Übertragungswege noch nicht ganz geklärt sind, können vorbeugende Maßnahmen nicht eindeutig benannt werden. Trotzdem wird allgemein empfohlen, während der Schwangerschaft auf rohe Eier, rohe Milch und Milchprodukte und rohes Fleisch zu verzichten. Obwohl auch schon Ansteckungen über Weichkäse oder andere Käsesorten vermutet wurden, ist die Diskussion hierüber einigermaßen überzogen. Absolute Sicherheit kann für nichts im Leben und somit auch in der Schwangerschaft nicht gegeben werden. Angst vor Ansteckung kann zur sozialen Isolierung und völlig unausgewogenen Essgewohnheiten führen, die zumindest nicht sehr gesund sind und in keinem Verhältnis zu den geringen Risiken stehen.

Zusammenfassung: Listeriose ist eine selten auftretende Krankheit, die manchmal schwerwiegende Folgen für das Neugeborene hat und gegen die man sich vielleicht durch Vermeidung von Rohmilchprodukten schützen kann.

Masern

Heutzutage haben 98% der schwangeren Frauen entweder in der Kindheit Masern durchgemacht oder sie sind geimpft worden. Deshalb kommen Masern selten in der Schwangerschaft vor.

Wenn Erwachsene Masern bekommen, kann der Verlauf aber schwerer sein als bei Kindern.

Durch eine Maserninfektion in der Schwangerschaft kommt es nicht zu Fehlbildungen des Kindes. Es besteht also kein Grund für eine Fehlbildungsdiagnostik und gegebenenfalls weiteren Schritten. Wohl kann es – wie bei vielen hoch fieberhaften Infektionskrankheiten in der Schwangerschaft – zu einer Fehl- oder Frühgeburt kommen. Durch sorgfältige Begleitung und Behandlung kann dieses Risiko aber gesenkt werden.

Risiken

Wenn eine Schwangere, die meint, keinen Masernschutz durch Impfung oder durchgemachte Erkrankung zu haben, mit einem an Masern erkrankten Kind in Kontakt gekommen ist, sollte geprüft werden, ob tatsächlich keine Antikörper gegen Masern bei ihr vorhanden sind.

Kontakt mit einem kranken Kind

Bedrohlich können die Masern in der Schwangerschaft nur dann werden, wenn die Mutter kurz vor oder kurz nach der Geburt akut erkrankt. Sie werden auf das Kind übertragen, und da ein Neugeborenes noch wenig Abwehrmöglichkeiten hat, können solche Infektionen schwer verlaufen. Zur Unterstützung der Abwehr können dem Kind Immunglobuline (Antikörper) gegeben werden.

Erkrankung um den Geburtstermin

Weil Masern durch ein Virus verursacht werden, gibt es keine spezifische antibiotische Therapie.

Während der Schwangerschaft sollen Frauen sich nicht aktiv, d.h. mit abgeschwächt lebendigen Viren, gegen Masern impfen lassen. Eine passive Impfung mit Immunglobulinen ist innerhalb von vier Tagen nach dem Masern-Kontakt möglich.

passive Impfung möglich

Zusammenfassung: Nur wenn eine Frau kurz vor oder nach der Entbindung an Masern erkrankt, kann dies für das Neugeborene bedrohlich werden. Während der Schwangerschaft haben Masern keinen negativen Einfluss auf das Ungeborene.

Mumps

Wie auch bei Masern haben fast alle Frauen im fruchtbaren Alter entweder Mumps in der Kindheit gehabt oder sind geimpft worden. Im Gegensatz zu Masern ist es trotz Mumpsimpfung, wenn diese länger zurückliegt, möglich, noch einmal in abgeschwächter Form von dem Mumpsvirus infiziert zu werden. Auch gibt es bei Mumps relativ viele so genannte Impfversager, d.h. die Impfung schlägt nicht an und bietet nicht den erwarteten Schutz.

kein absoluter Immunschutz

Wenn eine Schwangere Mumps bekommt, hat dies keine Folgen für das Kind. Die Infektion wird nicht auf das Kind übertragen, und deshalb sind keine Fehlbildungen oder Entwicklungsstörungen zu erwarten.

Erkrankt die Mutter aber kurz vor oder kurz nach der Geburt an Mumps, kann das Neugeborene auch schwer krank werden. Zur Unterstützung der Abwehrmöglichkeiten des Kindes wird in solchen Fällen empfohlen, dem Kind Immunglobuline (Antikörper) zu verabreichen.

Ansteckung des Kindes

So wie bei Masern sollte auch die Mumpsimpfung nicht während einer Schwangerschaft gegeben werden.

Pilzinfektionen

erhöhte Anfälligkeit

Pilz-Scheideninfektionen (meistens »Candida«) treten in der Schwangerschaft häufiger auf als sonst. Die Erscheinungen (Juckreiz, brennendes Gefühl, Schmerzen beim Geschlechtsverkehr und manchmal Ausfluss) können mehr oder weniger ausgeprägt sein. Die Infektion kann aber auch symptomlos sein. Eine Pilz-Scheideninfektion wird nicht auf das Ungeborene übertragen und bedeutet somit keine direkte Bedrohung. Wohl kann eine ausgeprägte Infektion vorzeitige Wehen auslösen. Wenn die Frau während der Entbindung eine Pilzinfektion hat, kann diese auf das Neugebore-

mögliche Folgen

ne übertragen werden, dadurch kann ein Mund- oder Hautsoor entstehen. Deshalb wird gegen Ende der Schwangerschaft bei der Vorsorge oft gezielt auf Pilzinfektionen geachtet.

Warum bekommen manche Frauen so häufig Pilzinfektionen und andere gar nicht? Hier kann nur andeutungsweise auf diese Frage eingegangen werden. Eine Pilzinfektion ist nicht nur eine Frage der Infektion, sondern eher eine der Abwehr. So »holt« eine Frau sich selten einen Pilz im Schwimmbad, sondern z.B. dadurch, dass sie länger im nassen, kalten Badeanzug sitzt oder liegt. Das vermindert die Abwehr in diesem Bereich, so dass die Pilze sich breit machen können. Es gibt viele Gründe, warum die Abwehrlage und damit die Lebenskräfte im Unterleib geschwächt sein können. Frauen mit wiederholten Pilzinfektionen haben z.B. oft kalte Füße, sind in der unteren Körperhälfte etwas weniger »anwesend« und neigen eher zur »Kopflastigkeit«. Hinzu kommt, dass während der Schwangerschaft die Abwehrkräfte gegen Fremdes überhaupt etwas herabgesetzt sind.

eine Frage der Abwehr

Allgemeine Maßnahmen gegen die Neigung zu Pilzinfektionen können durch die Ernährung getroffen werden (wenig Zucker, wenig blähende Speisen). Des Weiteren sollte im Genitalbereich nur mit Wasser und ohne Seife oder Duschgel gewaschen (da sonst die schützende Fettschicht weggewaschen wird) und für warme Füße gesorgt werden. Auch das ständige Tragen von Slipeinlagen fördert die Neigung zu Pilzinfektionen (als Alternative gibt es waschbare Binden aus Baumwolle oder Seide – auch für die Menstruation). In der anthroposophischen und homöopathischen Therapierichtung gibt es durch Konstitutionsbehandlungen gute Erfolge.

vorbeugende Maßnahmen

Nicht jede Pilzinfektion braucht behandelt zu werden, oft geht sie auch von selbst vorüber. Hilfreich sind auch Sitzbäder mit Eichenrinde oder eine lokale Behandlung z.B. mit Majorana Melissa-Zäpfchen oder -Gel. Wenn die Beschwerden nicht nachlassen, können die gängigen Scheidenzäpfchen und Cremes gegen Pilzinfektionen auch in der Schwangerschaft angewendet werden (ein bis drei Tage Clorimazol lokal). Bei Wiederholung ist es ratsam, dass der Partner sich auch behandelt.

Behandlungsmöglichkeiten

Ringelröteln

Ringelröteln sind eine harmlose Kinderkrankheit, die durch Viren verursacht wird. Wie auch der Keuchhusten sind sie mittels Tropfenübertragung ansteckend, also über Körperkontakt oder durch Anhusten. Etwa sechs bis zwölf Tage nach Ansteckung treten die ersten Symptome auf: leichtes Fieber, Kopfschmerzen und erst einige Tage später ein Ausschlag auf den Wangen. Dieser Ausschlag, manchmal juckend, breitet sich über den ganzen Körper aus und verschwindet erst nach etwa acht Tagen wieder. Da die roten Flecken in der Mitte wieder erblassen, können Ringelfiguren entstehen. Ansonsten kann der Ausschlag eine Ähnlichkeit mit Röteln haben. So ist der Name entstanden. Nur ausnahmsweise können zusätzlich Gelenkbeschwerden auftreten. Ansteckend sind Ringelröteln schon *vor* den ersten grippeähnlichen Symptomen und mit Ausbruch des typischen Ausschlags in der Regel schon nicht mehr. So ist ein Schutz vor Ansteckung meistens nicht realisierbar.

Ansteckungswege

Symptome

Wenn Erwachsene Ringelröteln bekommen, können diese auch ohne Ausschlag oder nur mit Gelenkbeschwerden verlaufen, wobei die Gelenkschmerzen sogar monatelang anhalten können.

Ungefähr die Hälfte der Erwachsenen hat als Kind Ringelröteln durchgemacht und sich so einen entsprechenden Schutz erworben, der ein Leben lang anhält. Ob diese Antikörper und somit der Schutz vorhanden ist, ist mittels einer einfachen Blutuntersuchung festzustellen.

Auch wenn Ringelröteln als Kinderkrankheit harmlos sind, müssen sie das für eine Schwangere nicht sein. Wenn eine Frau in den ersten drei Monaten der Schwangerschaft mit Ringelröteln angesteckt wird, kann dies zu einer Infektion des Kindes führen und so eine Fehlgeburt verursachen. Tritt keine Fehlgeburt ein, wird sich die Schwangerschaft problemlos weiterentwickeln. Fehlbildungen als Folge einer Ringelrötelninfektion sind nicht bekannt. In dieser Phase der Schwangerschaft gilt also das »Alles-oder-nichts-Gesetz«.

Früh-schwangerschaft

In den letzten sechs Monaten der Schwangerschaft kann eine Ansteckung mit Ringelröteln in 5 bis 10% der Fälle einen fatalen Ausgang haben. Wenn es zur Infektion des Ungeborenen kommt,

spätere Schwangerschaft

kann eine ausgeprägte Blutarmut mit Wassereinlagerung entstehen, die es möglicherweise nicht überlebt. Stirbt das Kind in der Gebärmutter, kommt es zu einer späten Fehlgeburt oder einer frühen Totgeburt. Wird mittels Ultraschall die Wassereinlagerung rechtzeitig entdeckt, lässt sich die Schwangerschaft frühzeitig per Kaiserschnitt beenden, um dem Kind bessere Chancen bieten zu können. Ist die Schwangerschaft dazu noch nicht weit genug fortgeschritten, besteht in Spezialzentren die Möglichkeit, dem Ungeborenen über die Nabelschnur kleine Bluttransfusionen zu verabreichen, um damit nachteilige Folgen der infektionsbedingten Blutarmut zu vermeiden.

keine Impfung möglich

Zur Zeit gibt es keine Impfungsmöglichkeiten gegen Ringelröteln. Auch eine spezifische Therapie in Form einer antiviralen Behandlung steht noch nicht zur Verfügung. Obwohl es kaum möglich ist, sollen Schwangere Kontakt mit Ringelröteln zu meiden versuchen und im Zweifelsfall eine Blutuntersuchung machen lassen. Wer sie als Kind schon gehabt hat, braucht sich natürlich keine Sorgen zu machen und braucht die Nähe nicht zu scheuen.

Zusammenfassung: Ringelröteln sind für Kinder und Erwachsene völlig harmlos, können aber für das Ungeborene lebensgefährlich werden. Schwangere ohne Immunschutz sollten nicht in die Nähe von Kindern mit Ringelröteln kommen.

Röteln

Symptome

Wie die Ringelröteln sind auch die Röteln eine harmlose Kinderkrankheit. Das Rötelnvirus wird mittels Tropfen übertragen. Zwei Wochen nach der Ansteckung treten die Krankheitserscheinungen auf: ein fleckiger Hautausschlag, hauptsächlich auf dem Rumpf, Fieber und geschwollene Lymphknoten. Der Ausschlag bleibt nur zwei bis vier Tage bestehen, und dann ist meistens auch alles schon wieder vorbei. In sehr seltenen Fällen können Gelenkbeschwerden oder Anzeichen einer Hirnhautbeteiligung auftreten. Wie Ringelröteln sind die Röteln schon ansteckend, *bevor* die Krankheitszeichen da sind. Somit ist durch Vermeidung des näheren Kontaktes kaum Schutz möglich.

bleibt oft unerkannt

In 20 bis 30% der Fälle verläuft die Erkrankung so abgeschwächt oder untypisch, dass sie nicht als solche erkannt wird. Auch kann sie mit anderen Kinderkrankheiten verwechselt werden. Aus diesem Grunde wissen viele Erwachsene nicht, ob sie Röteln durchgemacht haben. Nur mit einer Antikörperbestimmung im Blut lässt sich diese Frage klären. Wer einmal Röteln gehabt hat, behält einen lebenslangen sicheren Schutz.

Schutzimpfung

Mädchen, die im Alter von zehn bis fünfzehn noch keine Antikörper haben, wird eine Schutzimpfung empfohlen. Auf diese Weise lässt sich der manchmal bedrohlichen Rötelninfektion in der Frühschwangerschaft vorbeugen. Bei etwa 2% der Frauen schlägt die Impfung nicht an. Zusammen mit denen, die weder Röteln durchgemacht haben noch geimpft wurden, sind zur Zeit ungefähr 5% der Schwangeren ohne Rötelnschutz. Der Impfschutz ist bei 80 bis 90% nach fünfzehn Jahren noch vorhanden.

Infektion des Kindes

Wenn eine Frau im ersten Drittel der Schwangerschaft Röteln bekommt, kann die Infektion auf das Kind übertragen werden. Je jünger die Schwangerschaft ist, desto größer ist das Risiko, dass es zu einer Fehlgeburt kommt oder dass Fehlbildungen an den Augen, Ohren und / oder am Herzen entstehen. In den ersten sechs Wochen beträgt das Fehlbildungsrisiko 56%, zwischen der 12. und 17. Woche nur noch 10%. Nach der 17. Woche kann es zwar noch zu einer Infektion des Ungeborenen kommen, bleibende Folgen hat das jedoch nicht mehr. Bis vor kurzem wurde aufgrund dieser Statistik jeder Schwangeren, die in den ersten zwölf Wochen Röteln bekam, ein Abbruch ermöglicht, da es keine Methode gab herauszufinden, ob im Einzelfall das Ungeborene infiziert war. Heute ist es möglich, mit der Chorionzottenbiopsie oder einer Untersuchung des fetalen Blutes eine genaue Differenzierung zu machen. Hierdurch kann Angst genommen und können »unnötige« Schwangerschaftsabbrüche vermieden werden. Wenn ein Abbruch von vornherein nicht in Frage kommt, sind nähere Untersuchungen (auch wegen des Fehlgeburtsrisikos der Chorionzottenbiopsie) nicht sinnvoll. Ob und wie ausgeprägt das infizierte Neugeborene Fehlbildungen entwickeln wird, ist (noch) nicht festzustellen.

Vorsorge-untersuchung

Bei jeder Schwangeren wird bei der ersten Vorsorgeuntersuchung Blut abgenommen, um unter anderem Röteln-Antikörper zu bestimmen. Bei fehlenden Antikörpern besteht kein Schutz, und sie könnte angesteckt werden. Kommt eine Schwangere ohne Rötelnschutz versehentlich in Kontakt mit einem an Röteln erkrankten Kind, sollte umgehend noch einmal eine Blutuntersuchung auf Antikörper gemacht werden. Ist die Abwehrlage tatsächlich unzureichend, kann mit einem Abwehreiweiß (Immunglobuline) versucht werden, die Infektion zu verhindern. Gelingt dies nicht oder wurde diese Behandlung nicht durchgeführt oder nicht rechtzeitig begonnen und kommt es zu einer Rötelnerkrankung, die auch durch Blutuntersuchungen bestätigt wird, dann muss über eventuelle Folgen für das Kind gesprochen werden.

Kontakt mit erkranktem Kind

Statistisch sieht die Situation so aus: Bei Röteln während der ersten zwölf Schwangerschaftswochen werden etwa 80% der Embryonen infiziert. Etwa 20 bis 50% davon werden Fehlbildungen entwickeln.

statistische Daten

Bei der Entscheidung über einen eventuellen Abbruch sollte bedacht werden, dass die Fehlbildungen in der Regel die Augen (unterschiedlich ausgeprägt blind), die Ohren (unterschiedlich ausgeprägt taub) und das Herz (meistens behandelbar) betreffen.

Schwangerschaftsabbruch

Zusammenfassung: Eine Rötelnerkrankung in der Kindheit gibt den besten und lebenslangen Schutz. Wenn eine Frau diese Chance nicht hatte, lässt sie sich am besten vor der Pubertät impfen. Röteln in der Schwangerschaft können in den ersten 17 Wochen in etwa 30 bis 40% der Fälle zu Fehlbildungen beim Kind führen. Nach der 17. Woche besteht hierzu keine Gefahr mehr.

Eine gezielte Therapie gegen Röteln gibt es nicht. Impfungen dürfen nicht während der Schwangerschaft verabreicht werden.

keine Therapie möglich

Scharlach

Scharlach ist eine Kinderkrankheit mit hohem Fieber, Halsschmerzen (Angina) und einem kleinfleckigen Hautausschlag. Schon zwei bis fünf Tage nach Ansteckung tritt die Erkrankung in Erscheinung, nach vier bis sieben Tagen ist sie wieder abgeklungen. Auf den entzündeten Mandeln sind durch einen Rachenabstrich Streptokokken nachweisbar. Fast immer verläuft die Krankheit harmlos, nur selten kommt es zu Komplikationen an den Nieren, Gelenken

Symptome

Behandlungsmöglichkeiten

oder am Herzen. Um dem vorzubeugen und um den Krankheitsverlauf abzukürzen, wird üblicherweise eine antibiotische Behandlung mit Penizillin empfohlen.

Bei Säuglingen und Erwachsenen kommt es sehr selten und wenn, dann sehr schwach zu Scharlachsymptomen. Meistens treten sie zwischen dem dritten und vierzehnten Lebensjahr auf.

keine Folgen für das Kind

Kommt es ausnahmsweise zu einer Scharlachinfektion in der Schwangerschaft, hat dies keine Konsequenzen für das Kind. Eine Penizillintherapie ist auch in der Schwangerschaft und Stillzeit möglich. Komplikationen oder Fehlbildungen als Folge von Scharlach sind nicht beobachtet worden. Mütter mit Scharlach können auch ohne Bedenken weiter stillen, wobei aber von manchen ein Mundschutz empfohlen wird.

kein absoluter Immunschutz

Die Ansteckung verläuft über Tröpfchen oder Körperkontakt. Nach durchgemachter Erkrankung ist zwar ein Immunschutz vorhanden, da aber verschiedene Streptokokkentypen Scharlach verursachen, kann auch eine zweite oder dritte Infektion mit einem anderen Typus stattfinden.

Syphilis

heute selten

Die früher weit verbreitete Geschlechtskrankheit Syphilis (Lues) ist heute sehr selten geworden. Die Erkrankung wird durch Bakterien (Treponema pallidum) hervorgerufen und beim Geschlechtsverkehr übertragen.

Routine-Untersuchung

Im Rahmen der ersten Schwangerschaftsvorsorgeuntersuchung wird bei jeder Frau Blut abgenommen, wobei auch nach Syphilis-Antikörpern gesucht wird. Hiermit kann festgestellt werden, ob eine Lues-Infektion stattgefunden hat und wenn ja, in welchem Stadium sie sich befindet.

Krankheitsstadien

Nach der Inkubationszeit, die drei Wochen bis drei Monate dauern kann, sind nämlich vier Krankheitsstadien zu unterscheiden. Das Primärstadium ist ein schmerzloses Geschwür, meist im Genitalbereich. Im Sekundärstadium, etwa vier Wochen später, breitet sich die Erkrankung über den ganzen Körper aus und es kann zu Erscheinungen auf der Haut, Lymphknotenschwellungen und Erkrankungen der Nieren und des Nervensystems kommen. Dann folgt die Latenzphase ohne Krankheitszeichen oder Beschwerden. Aus der Tertiärphase können sich manchmal viele Jahre später bleibende, teilweise ernsthafte Schädigungen an verschiedenen Organen zeigen.

Syphilis lässt sich gut mit Penizillin behandeln.

Bekommt eine Schwangere Syphilis oder war sie schon daran erkrankt, bevor sie schwanger wurde, kann dies weit reichende Folgen für das Ungeborene haben. Die Gefährdung tritt aber erst *nach* dem 4. Schwangerschaftsmonat auf. Wird die Syphilis vorher entdeckt und behandelt, nimmt die Schwangerschaft einen ungestörten weiteren Verlauf.

Gefährdung des Kindes

Welche Konsequenzen die Infektion für das Kind haben wird, hängt unter anderem vom Syphilis-Stadium und von der Schwangerschaftswoche ab. Diese Folgen reichen von einer Totgeburt über deutliche Krankheitszeichen bei der Geburt bis zu einer verspätet auftretenden Erkrankung, wobei sich möglicherweise erst nach einigen Jahren die ersten Anzeichen von Syphilis zeigen.

Durch die systematischen Untersuchungen nach Syphilis-Antikörpern und durch die gute Behandelbarkeit ist die Krankheitsübertragung auf das Ungeborene mit ihren Folgen zu einer seltenen Ausnahme geworden.

gute Behandelbarkeit

Toxoplasmose

Der Mikroorganismus Toxoplasma gondii hat einen ausgefallenen Lebensweg. Sein Hauptwirt ist die Katze, nur in deren Darm kann er sich geschlechtlich fortpflanzen. Nur eine frisch angesteckte Katze scheidet einige Wochen lang eine Art Toxoplasma-Eier aus. Durch Kontakt mit diesem Katzenkot können Menschen und Tiere sich anstecken. Außerdem können Menschen sich infizieren, wenn sie rohes Fleisch von angestecktem Vieh essen.

Infektionsweg

Die Erstinfektion mit Toxoplasmose verläuft meistens ohne Krankheitszeichen und bleibt somit unbemerkt. Ungefähr ein Drittel der Infizierten bekommt eine leichte grippeähnliche Erkrankung, und nur sehr selten treten ernsthaftere Komplikationen am Gehirn (vorübergehend) oder an der Netzhaut des Auges auf.

Erstinfektion

Danach bleibt die Toxoplasmose in der Regel für das weitere Leben ruhend (latent) im Körper. Sie wird, im Gegensatz z.B. zu Herpes, nicht mehr reaktiviert, auch nicht während der Schwangerschaft. Höchstens bei einer schweren Abwehrschwäche kann es zu erneuten Krankheitszeichen kommen.

Nur die Erstinfektion mit Toxoplasmose kann in der Schwangerschaft Konsequenzen haben. In der Bundesrepublik rechnet man damit, dass etwa 30 bis 50% der Erwachsenen Toxoplasmose-Träger sind. Diese Träger können *keine* Erstinfektion mehr bekommen und können andere *nicht* anstecken, auch das Ungeborene im Mutterleib nicht.

Häufigkeit

Wenn eine Schwangere mit Toxoplasmose infiziert wird – über rohes Fleisch oder Katzenkot –, geht diese Infektion bei etwa 50% auf das Kind über. Vor der 16. Woche findet kaum ein Übertritt statt, da der Mutterkuchen in dieser Zeit noch anders strukturiert ist.

Übertragung auf das Kind

Je nach dem Zeitpunkt der Infektion in der Schwangerschaft kann das Kind bei der Geburt krank sein, wobei vor allem Leber, Milz, Gehirn und Netzhaut betroffen sind. Auch können sich in den ersten Lebensjahren bleibende Störungen im Gehirn mit möglicherweise epileptischen Anfällen und Rückständen in der intellektuellen Entwicklung zeigen. Fehlbildungen entstehen aufgrund einer Toxoplasmose-Infektion nicht.

Folgen

Untersuchungsmöglichkeiten

Durch Blutuntersuchungen ist im Anfang der Schwangerschaft festzustellen, ob schon einmal eine Toxoplasmose-Infektion stattgefunden hat, ob die Schwangere also noch empfänglich ist. Wenn keine Empfänglichkeit mehr vorliegt, bestehen weiter keine Risiken. Werden keine Antikörper im Blut nachgewiesen, hat die Frau keinen Schutz gegen Toxoplasmose. Es gibt unterschiedliche Empfehlungen zum weiteren Vorgehen bei diesen Frauen. Grundsätzlich muss empfohlen werden, auf rohes und ungenügend durchgegartes Fleisch (u.a. Schinken, Tatar, Salami, Tee- bzw. Mettwurst) zu verzichten und den Kontakt mit Katzenkot zu meiden (im Fell von Katzen befinden sich keine solche Parasiten). Auch über den Kontakt mit infizierter Erde kann es zu einer Infektion kommen (wenn die Nachbarkatzen den Sandkasten als Klo benutzen ...). Laut manchen Experten empfiehlt es sich, alle acht Wochen eine

vorbeugende Maßnahmen

serologische Kontrolle durchzuführen, da die Toxoplasmose ohne deutliche Symptome verlaufen kann. Bei Frauen, die z.B. nie Fleisch essen und keine Katze im näheren Umkreis haben, scheint dies übertrieben zu sein.

Häufig müssen die Kosten für diese Untersuchung privat gezahlt werden, da sie zur Zeit nicht zur allgemeinen Schwangerenvorsorge gerechnet wird. Nur wenn der Kot von erkrankten Katzen über den Mund in den Darm des Menschen gerät, kann dieser angesteckt werden. Eine Katze wird höchstens einige Wochen in ihrem Leben Oozyten ausscheiden, danach ist bei ihr die akute Erkrankung vorbei. Hiermit wird klar, dass man sich ohne viel Umstand gegen Ansteckung schützen kann und dass die Ansteckungsgefahr durch Katzen nicht so groß ist, wie es manchmal in den Medien erscheint. Eine schwangere Frau braucht ihre Katzen nicht wegzugeben oder zu meiden.

Ansteckung kann vermieden werden

Wird eine erste Infektion in der Schwangerschaft festgestellt, ist diese antibiotisch zu behandeln. Wenn am Anfang der Schwangerschaft der Verdacht einer frischen Infektion besteht, kann dies durch Antikörperbestimmung sichergestellt werden, um dann eine Therapie zu beginnen.

Behandlungsmöglichkeiten

Zusammenfassung: Über Toxoplasmose wird viel geredet, und viele haben Angst vor Ansteckung. Etwa 30 bis 50% der Schwangeren hatten vor der Schwangerschaft schon die erste Infektion und laufen deshalb aufgrund des Immunschutzes keine Gefahr. Die anderen können sich ohne viel Mühe schützen (kein rohes Fleisch und kein Kontakt mit Katzenkot). Wird doch eine frische Infektion festgestellt, kann diese antibiotisch behandelt werden. Nach Schätzungen wird momentan bei etwa 1000 Geburten ein infiziertes Kind geboren.

Windpocken und Gürtelrose (Varizellen und Zoster)

Windpocken sind eine sehr ansteckende Kinderkrankheit, deren Viren sich in kleinen Tropfen, die vom Wind (Wind-Pocken) weitergetragen werden, verbreiten. Bei Kindern ist es eine ungefährliche Krankheit. Nach einer Inkubationszeit von zwei bis drei Wo-

Symptome chen wird das Kind krank mit Fieber und Übelkeit. Es entwickeln sich über den ganzen Körper Bläschen mit wässerigem Inhalt, auch auf der behaarten Kopfhaut und auf den Schleimhäuten. Diese gehen rasch auf, um dann krustig abzuheilen. Sie sind nicht schmerzhaft, können aber jucken. Nach zehn Tagen ist meist alles vorüber. Schon drei bis vier Tage vor Krankheitsbeginn ist das Kind ansteckend und bleibt dies, bis die Krusten weg sind.

Erkrankung des Erwachsenen Bei Erwachsenen kann die Erkrankung schwerer verlaufen, nicht selten kommt eine schwierig behandelbare Lungenentzündung dazu. Vor allem abwehrgeschwächte Erwachsene wie diejenigen, die eine Chemotherapie bekommen, AIDS-Patienten und, wenn auch in viel geringerem Maße, Schwangere können durch Windpocken schwer krank werden. Da in der Bundesrepublik 93 bis 94% der Erwachsenen einen Immunschutz aufgrund einer in der Kindheit durchgemachten Windpockenerkrankung haben, gibt es jedoch nur wenige, die noch empfänglich dafür sind.

Sind die Windpocken ausgeheilt, können einige Viren in bestimmten Nervenzellen verborgen (latent) ruhen und warten. Bei ausgeprägter Schwäche oder Stress können diese Viren sich wieder bemerkbar machen in Form einer Gürtelrose. *Gürtelrose* Dies tritt meist bei älteren Menschen auf. Dabei erscheinen ähnliche Bläschen wie bei Windpocken in einem abgegrenzten Hautbezirk, jetzt aber stark schmerzend. Kinder können sich an diesen Bläschen anstecken und so die Windpocken bekommen.

Wenn eine Frau während der ersten 21 Wochen der Schwangerschaft Windpocken bekommt, *seltene Folgen für das Kind* können in sehr seltenen Fällen (1,2%) Fehlbildungen an den Gliedmaßen und Vernarbungen an der Haut des Kindes entstehen. In den meisten Fällen aber (98,8%!) wird die Schwangerschaft sich ganz normal weiterentwickeln.

Erkrankung um den Geburtstermin Für das Neugeborene kann eine bedrohliche Situation entstehen, wenn die Mutter um den Geburtstermin (etwa sechs Tage vor bis zwei Tage nach der Entbindung) an Windpocken erkrankt. Das Kind hat sich schon über den Mutterkuchen anstecken können, und nach einer kurzen Inkubationszeit von einigen Tagen erkrankt ungefähr jedes vierte Kind einer kranken Mutter an einer schweren Form der Windpocken, die in manchen Fällen tödlich ausgehen kann. Wenn diesen Kindern direkt nach der Geburt Immunglobuline gegeben werden, ist die Infektion häufig zu lindern.

Erkrankt die Schwangere zwischen dreißig und fünf Tagen vor der Entbindung, kann das Neugeborene in den ersten vier Lebenstagen höchstens einen Hautausschlag mit Bläschen bekommen ohne weitere Komplikationen.

Gürtelrose bei Schwangeren

Bekommt eine Schwangere Gürtelrose, so hat dies keinerlei Konsequenzen für die Schwangerschaft, so dass auch keine weitere Behandlung erforderlich ist.

Kontakt mit Kranken

Kommt eine Schwangere in Kontakt mit Windpocken oder Gürtelrose, sollte sie zum Arzt gehen. Wenn sie sich über ihren Immunschutz nicht sicher ist, d.h. wenn sie nicht weiß, ob sie die Windpocken gehabt hat, werden zuerst im Blut die Windpocken-Antikörper bestimmt. Hat sie keine und ist sie somit empfänglich, können innerhalb von drei bis vier Tagen nach Kontakt Immunglobuline (Antikörper) gespritzt werden. Hierdurch wird häufig einer Erkrankung vorgebeugt. Ein Schutz für später entsteht somit aber nicht.

vorbeugende Maßnahmen

Um den gefürchteten Neugeborenen-Windpocken vorzubeugen, wenn die Schwangere kurz vor dem Geburtstermin erkrankt, werden auch Immunglobuline verabreicht, und es kann versucht werden, die Entbindung noch einige Tage herauszuzögern. Wenn das Kind trotzdem geboren wird, bekommt es auch Immunglobuline. In der Geburtsklinik werden Mutter und Kind streng von den anderen Neugeborenen isoliert, bis alle Bläschen verkrustet sind. Gegen Stillen ist nichts einzuwenden.

Impfen

Impfen gegen Windpocken ist möglich, während der Schwangerschaft jedoch nicht.

Zusammenfassung: Windpocken kommen bei Schwangeren recht selten vor und haben nur sehr selten Folgen für das Ungeborene, es sei denn, die Mutter erkrankt in der Zeit um den Geburtstermin. Dann kann das Neugeborene bedrohlich krank werden.

Impfungen in der Schwangerschaft

möglichst nicht impfen

Im Allgemeinen gilt, möglichst keine Impfungen während der Schwangerschaft durchführen zu lassen. Die Impfstoffe sind zu unterscheiden in Lebendimpfstoffe (abgeschwächt) und Totimpfstoffe. Die erste Kategorie sollte überhaupt nicht gegeben werden. Hierzu gehören Masern-, Mumps-, Röteln-, Windpocken- und Tuberkuloseschutzimpfungen. Bei dringenden Auslandsreisen ist, wenn nötig, eine Impfung gegen Gelbfieber, Typhus und Cholera möglich, ohne das Kind zu gefährden (möglichst aber erst nach der 12. Woche). Impfungen gegen Tollwut, Zeckenencephalitis oder Diphtherie sind bei drohender Gefahr erlaubt. Die Tetanusimpfung kann bedenkenlos in der Schwangerschaft gegeben werden.

Auslandsreisen

Diese Auflistung gilt als Orientierung. Letztendlich muss die Betroffene mit ihrem Arzt Vor- und Nachteile abwägen und entscheiden.

Vorzeitige Wehen und Frühgeburt

Wehen

Normalerweise bedeuten Wehen den Anfang der Geburt: ein rhythmisches, schmerzhaftes Zusammenziehen der Gebärmutter und gleichzeitig ein Sich-Öffnen des Muttermundes. Die Gebärmutter ist, wie auch das Herz, ein Hohlorgan und Muskelorgan zugleich. Die Muskelkraft des Herzens wird fortdauernd rhythmisch eingesetzt, die der Gebärmutter vor allem während der Geburt.

wodurch werden Wehen ausgelöst?

Warum setzen irgendwann Wehen ein; woher weiß der Körper, dass es so weit ist und das Kind geboren werden kann oder soll?

Vieles deutet darauf hin, dass das Kind selbst den Anstoß gibt, wenn es geboren werden will. Es gibt der Mutter sozusagen ein Signal, worauf diese mit Wehen reagiert. Freigesetzte Hormone lassen die Wehen entstehen, aber nur dann, wenn Mutter und Kind dazu bereit sind. Ist dies noch nicht der Fall, z.B. bei einer frühzeitigen Geburtseinleitung, kann es lange dauern, bis die Gebärmutter auf die Medikamente (Hormone) anspricht und mit Wehen reagiert.

Der Einfluss von Wehen auf das Verhältnis zwischen Leib und Seele und umgekehrt

Eine Wehe kann aufgefasst werden als ein schmerzhafter Krampf der Gebärmuttermuskulatur. Jeder weiss aus Erfahrung, dass Schmerzen und Krämpfe bewirken, dass man sich zusammenzieht. Dabei kann man nicht verträumt oder entspannt sein. In voller Wachheit wird der Schmerz erlebt, er zieht die Seele tief in das Leibliche hinein.

Schmerz zieht zusammen

Die Therapie bei krampfartigen Schmerzen ist entsprechend: Durch die Anwendung von Wärme wird versucht, Entspannung zu bewirken und so die Seele wieder etwas vom Leibe zu lösen.

Im Vorangehenden haben wir von der Lockerung des Leib-Seele-Geist-Gefüges gesprochen. Da die werdende Mutter mit ihrer Seele und ihrem Geist nicht so stark mit der Leiblichkeit verbunden ist, hat sie eher die Neigung zum Verträumten, sie ist ein wenig aus sich »heraus« (siehe S. 51). Wo die Mutter Platz macht, kann das Kind ungestört und geschützt gedeihen.

In diesem Sinne bewirken die Wehen auch ein Ende des gelockerten Zustandes. Durch die krampfartigen Wehenschmerzen wird die Seele wieder hereingezogen. Leib und Seele bekommen wieder ihren normalen, festeren Bezug zueinander.

Schmerz verbindet Leib und Seele

Es kann aber auch umgekehrt sein: Gegen Ende der Schwangerschaft nimmt die Lockerung ab, die Seele verbindet sich wieder stärker mit dem Leib, und dadurch können die Wehen einsetzen.

Dass die engere Verbindung von Seele und Körper die Wehenneigung fördert, weiß jede Schwangere. Wenn sie plötzlich erschrickt, »vor Schreck *zusammen*fährt« merkt sie, wie die Seele sich in den Körper festgreift: In dem Moment wird der Bauch hart, es setzen Kontraktionen oder sogar einige Wehen ein. Das ist eine ganz natürliche, harmlose Reaktion. Auch körperlicher oder seelischer Stress sorgen für eine engere Anbindung der Seele an den Körper. Der lockere, entspannte und etwas gelöste Zustand der Schwangerschaft wird dadurch gestört: Die Wehenneigung wird gefördert.

Förderung der Wehenneigung

So führen einerseits die Wehenschmerzen Seele und Körper enger zusammen, und andererseits ermöglicht die festere Anbindung der Seele an den Körper die Entstehung von Wehen.

Vorzeitige Wehen

normale Kontraktionen

Während der ganzen Schwangerschaft zieht die Gebärmutter sich unregelmäßig zusammen. Solche Kontraktionen tun nicht weh, und nur aufmerksame Frauen mit einer dünnen Bauchdecke werden sie bemerken. Es handelt sich hierbei nicht um Wehen, und so haben sie auch keine Wirkung auf den Muttermund. Man könnte sie eher als »Übungen« der Gebärmutter für die spätere Wehentätigkeit bezeichnen. Normalerweise wird dieser Wehenbereitschaft durch die beschriebene Lockerung entgegengewirkt. Unter bestimmten Umständen können daraus aber vorzeitige Wehen entstehen.

Ursachen für vorzeitige Wehen

Die Ursachen für vorzeitige Wehen sind vielfältig, selten ist nur eine Ursache verantwortlich dafür. Zu unterscheiden sind Ursachen

die körperliche Ebene

- auf körperlicher Ebene, wie schwere körperliche Arbeit, bei der viel gehoben und getragen werden muss, aber auch mangelhafte Ernährung. Jede fieberhafte Erkrankung kann Wehen auslösen. Ständige körperliche Reizung verhindert auch die Entspannung der Gebärmutter, so dass Scheideninfekte, Blasenentzündungen, Gebärmutterfehlbildungen oder Myome ebenso wehenfördernd sind.

die Vitalitätsebene

- auf der Vitalitätsebene, wie ausgeprägte Erschöpfung, Schwäche oder Schlafmangel.

die seelische Ebene

- auf seelischer Ebene. Diese sind sehr häufig zu finden. Erstens sind da die Ängste. Wer zu sehr ängstlich angespannt ist, kann dadurch in eine seelische Verkrampfung geraten. Angst um das Ungeborene, Angst vor der Geburt, Angst vor der Mutterschaft, all dies kann Wehen verursachen. Zweitens gibt es nicht selten verleugnete oder unterdrückte tiefer liegende Konflikte oder auch Traumata (oft im Bereich der Sexualität), die eine Frau daran hindern, im Bereich des Unterleibes entspannt und gelockert zu sein. Drittens kann eine fehlende Geborgenheit in der Partnerschaft eine Frau für vorzeitige Wehen anfällig machen. Wenn die Vertrauensgrundlage nicht ausreicht, kann die Schwangere sich nicht so entspannen, wie sie möchte. Sie muss sich stärker »zusammenhalten«, wenn die schützende Geborgenheit von außen fehlt. Und da bei einer Schwangeren die gesamte körperliche Hülle dünner und durchlässiger ist, ist sie viel mehr als sonst auf die äußere und soziale Hülle angewiesen.

– auf der Persönlichkeits- oder Ich-Ebene. Wenn eine ehrgeizige Lebenseinstellung, starke Selbstbehauptung oder ein unflexibles Selbstbild der selbständigen Frau dem Geschehen-lassen-Können im Wege steht, kann das auch eine vorzeitige Wehentätigkeit begünstigen.

die Ich-Ebene

Können verfrühte Wehen auch vom *Kind* angeregt werden? Wenn ein Kind aus irgendeinem Grund in der Gebärmutter nicht mehr gut gedeihen kann, z.B. durch Unterversorgung über den Mutterkuchen, ist es besser, dass es geboren wird, auch wenn das noch etwas zu früh ist. Immer wieder kommt es vor, dass Mütter solcher Kinder vorzeitige Wehen bekommen. Im Nachhinein erkennt man dann, wie gut es war, dass die Wehen sich nicht bremsen ließen und das Kind früher geboren wurde.

vom Kind ausgelöste Wehen

Bei dieser Auflistung von Ursachen ist zu bedenken, dass selten eine allein der Auslöser ist. Die Infektion im Scheiden- oder Blasenbereich kann z.B. zusammen mit seelischem Stress auftreten. Vor allem für den Behandlungsansatz ist es wichtig, dies im Auge zu behalten.

selten ein Auslöser allein

Schließlich bleibt eine grundlegende Frage unbeantwortet. Warum bekommt diese Frau mit Stress, seelischen Spannungen oder Infektionen wohl vorzeitige Wehen und jene, die vielleicht sogar viel größere Probleme hat, nicht? Letztendlich hängt es von der individuellen Lebenssituation ab, was bestimmte Umstände bewirken können und was nicht.

individuelle Unterschiede

Voraussetzungen einer Behandlung

Wenn die Gebärmutter ab und zu hart wird, sind das noch keine vorzeitigen Wehen. Frauen, die etwas ängstlich eingestellt sind und durch eine dünne Bauchdecke die Regungen der Gebärmutter genauestens verfolgen, können dies irrtümlicherweise als Wehen interpretieren. Aus dieser ängstlichen und erhöhten Aufmerksamkeit kann ein Teufelskreis entstehen: Normale Kontraktionen verursa-

Ängstlichkeit

chen Angst, Angst und Spannung verursachen eine erhöhte Wehenbereitschaft, das wiederum bringt mehr Angst und Angespanntheit, und so geht es weiter. Das intensive Kontrollieren mittels Wehenschreiber kann den gleichen Effekt haben. So gibt es Frauen, die vor allem am Wehenschreiber Wehen haben und sonst viel weniger. Deshalb ist es wichtig zu wissen, dass zwei bis drei Kontraktionen pro Stunde normal sein können, ohne dass dies weitere Auswirkungen hat. Die erhöhte Aufmerksamkeit kann natürlich auch von ärztlicher Seite ausgehen. Wenn die Bedeutung von Kontraktionen überbewertet und der Frau gesagt wird, besonders aufzupassen und bei vermehrter Wehentätigkeit sofort wiederzukommen, kann das bei manchen Frauen eine entgegengesetzte Wirkung haben. Für eine andere kann es aber gerade notwendig sein.

normale Kontraktionen

Da der Einfluss der Seele beim Auftreten von vorzeitigen Wehen groß ist, ist es schwierig, den Mittelweg zwischen gelassener Entspannung und Vertrauen einerseits und der nötigen Aufmerksamkeit und Kontrolle andererseits zu finden. Jede Schwangere weiß aus Erfahrung, wie schnell sie von einer kurzen, vielleicht nicht so bedacht formulierten Bemerkung des Arztes oder der Hebamme verunsichert und verängstigt werden kann.

Verkrampfung und Entspannung

Wenn eine Schwangere mit Neigung zu vorzeitigen Wehen versucht, so konsequent wie möglich alle therapeutischen Ratschläge von der Hebamme, Freundin, Verwandten und vom Arzt zu befolgen, gerät sie leicht in eine Verkrampfung, die nicht gerade förderlich ist. Auf den entspannten Mittelweg kommt es an.

den Mittelweg finden

Im Zusammenhang mit vorzeitigen Wehen wird oft über den Einfluss von Geschlechtsverkehr gesprochen. Da Geschlechtsverkehr bei Überschreitung des Geburtstermins von manchen Hebammen empfohlen wird, um Wehen zu fördern, ist es verständlich, dass auch bei der Neigung zu vorzeitigen Wehen seine Wirkung anzunehmen ist. Dabei spielen mehrere Einflüsse zusammen: Zuerst kann die Bewegung am Muttermund einen Wehenreiz bedeuten, des Weiteren wird der Orgasmus der Frau meistens von Kontraktionen der Gebärmutter begleitet, und schließlich sind im Ejakulat des Mannes kleine Mengen von Hormonen (Prostaglandine) vorhanden, die in größerer Konzentration wehenanregend wirken Man kann nicht generell sagen, dass auf Geschlechtsverkehr besser

Einfluss von Geschlechtsverkehr

verzichtet werden sollte. Bei manchen Frauen kommt es dadurch schnell zur Wehentätigkeit, bei anderen kaum. Abhängig von der Ernsthaftigkeit der Wehen, von der Schwangerschaftswoche und von der individuellen Reaktion kann jede Frau für sich herausfinden, was geht und wann es zu viel wird.

Wirksamer als das genaue Befolgen von Ratschlägen ist ein gesundes Zwiegespräch mit dem Körper. Wenn die Frau die Sprache ihres Körpers versteht und sich darauf verlassen kann, weiß sie, was sie sich zumuten kann und wann Ruhe angesagt ist. Wenn sie sich das bewusst macht, wird sie ihr unabhängiges Selbstvertrauen wiederfinden.

Zwiegespräch mit dem Körper

Behandlungskriterien und -möglichkeiten

Wenn vorzeitige Wehen eine Verkürzung des Gebärmutterhalses und Eröffnung des Muttermundes verursachen, spricht man von einer drohenden Frühgeburt. Dann ist eine Behandlung notwendig. Bestehen nur unregelmäßige Kontraktionen ohne Reaktion am Muttermund, braucht dies nicht wehenhemmend behandelt zu werden. Werden diese Kontraktionen aber zunehmend regelmäßiger und häufiger, ist Vorsicht geboten.

drohende Frühgeburt

Bei der Neigung zu vorzeitigen Wehen wird ein bakteriologischer Abstrich vom Muttermund gemacht, um festzustellen, ob eine Infektion vorliegt. Ist dies der Fall, kann es sogar nötig sein, diese mit Antibiotika zu behandeln.

bakteriologische Untersuchung

Droht durch vorzeitige Wehen eine Frühgeburt, muss diese abgewendet werden. Körperliche Schonung bis hin zur Bettruhe ist dabei angesagt. Von der strengen Bettruheverordnung, die früher noch zu wochenlangem Liegen führte, ist man inzwischen wieder abgekommen. Aber eine Krankschreibung ist notwendig, ebenso Schonung im Haushalt. Die Schwangere sollte sich immer mal wieder hinlegen. Wie groß die Belastung noch sein darf und wie ausgeprägt die Schonung sein muss, ist nur durch aufmerksame Selbstbeobachtung herauszufinden. Bei hartnäckigen Wehen ist eine Krankenhausaufnahme meist nicht zu umgehen.

Schonung

aufmerksame Selbstbeobachtung

Schonung zu Hause ist oft eine Illusion, vor allem, wenn schon mehrere Kinder da sind. In einer solchen Situation muss gegebenenfalls eine Haushaltshilfe verordnet werden. Bei entspre-

Hilfe im Haushalt chender Diagnose kann der Frauenarzt auch über viele Wochen hinweg bis maximal acht Stunden täglich eine Haushaltshilfe anordnen. Manchmal kann diese Aufgabe auch von einer Freundin oder Bekannten übernommen werden; dies wird dann entsprechend von der Kasse vergütet.

Zur »Behandlung« einer Frau mit vorzeitigen Wehen oder der *Hebammenbetreuung* Neigung dazu eignet sich auch die intensive Hebammenbetreuung. Während wöchentlicher Termine werden Entspannungsübungen und -massagen durchgeführt sowie über mögliche Ängste oder Konflikte gesprochen. Diese Art der Betreuung kann oft eine Krankenhausaufnahme überflüssig machen.

Heileurythmie Eine weitere Behandlungsmöglichkeit ist die Heileurythmie, eine aus der Anthroposophie entwickelte Bewegungstherapie, wobei körperliche und seelische Bewegungen miteinander in Einklang gebracht werden.

medikamentöse Behandlung Wenn es nötig ist, *medikamentös* zu behandeln, wird von den meisten Frauenärzten zuerst *Magnesium* eingesetzt. Magnesium ist ein Spurenelement, für das in der Schwangerschaft ein erhöhter Bedarf besteht. Bei Mangel kann es zu Muskelkrämpfen kommen. So *Magnesium* ist Magnesium erfolgreich bei Wadenkrämpfen einzusetzen, die gehäuft während der Schwangerschaft auftreten. Bei Wehentätigkeit scheint es entspannend auf die Gebärmuttermuskulatur zu wirken.

Ein Medikament, das immer kritischer beurteilt wird, ist das *Fenoterol* häufig benützte Fenoterol (*Partusisten*®). In den vergangenen Jahren wurden viele Frauen mit vorzeitigen Wehen mit diesem Mittel behandelt, entweder als Tabletten oder als Infusion. Bei der Gabe per Infusion geht die Wehentätigkeit meistens rasch zurück. Die Wirkung der Tabletten wird von vielen Experten bezweifelt. Ein *Nebenwirkungen* Problem bei diesem Medikament sind die Nebenwirkungen, vor allem schneller Pulsschlag und innere Unruhe. Leider wirken diese Symptome sich ungünstig auf die seelische Verfassung der oft schon innerlich sehr angespannten Schwangeren aus. Die Risiken und Nebenwirkungen dieser Therapie und die fragliche Wirkung vor allem der Tablettenform erklären die wachsende Zurückhaltung bei der Anwendung.

Auch auf dem Gebiet der Homöopathie, Naturheilkunde und anthroposophischen Medizin gibt es Behandlungsmöglichkeiten. In

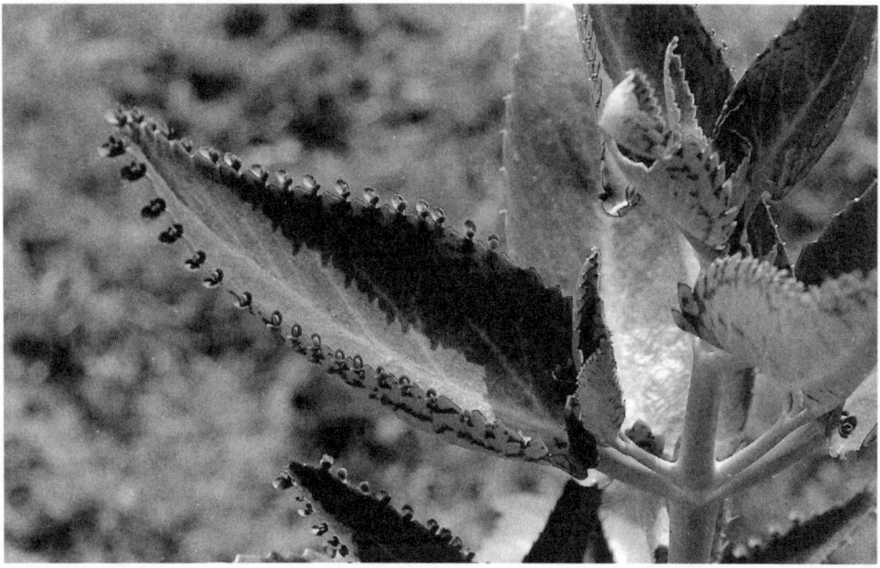

Bei vorzeitigen Wehen haben sich Präparate mit dem Wirkstoff der Bryophyllum-Pflanze besonders bewährt. Wie viele Medikamente der Naturheilkunde haben sie keine Nebenwirkungen.

diesem Zusammenhang verdient die Pflanze *Bryophyllum* (Goethe-Pflanze, Keimzumpe, Brutbäumchen oder auch fette Henne genannt) besondere Erwähnung. Sie wirkt vor allem allgemein entspannend und krampflösend, aber auch speziell auf Gebärmutterkrämpfe (Wehen). Außerdem fördert Bryophyllum die aufbauende, regenerative Tendenz, vor allem wenn die Frau angespannt ist und eine »kopflastige« Neigung hat. In der Behandlung der vorzeitigen Wehen wird sie als Pulver, Tabletten, Tropfen und im Extremfall per Infusion gegeben. Nebenwirkungen sind nicht bekannt. **Bryophyllum**

Frühgeburt

Der Zeitpunkt der Geburt ist für ein Kind ganz wesentlich. An den errechneten Termin halten sich bekanntlich nur die wenigsten. Manche wollen früher kommen, andere später. Was das Kind damit

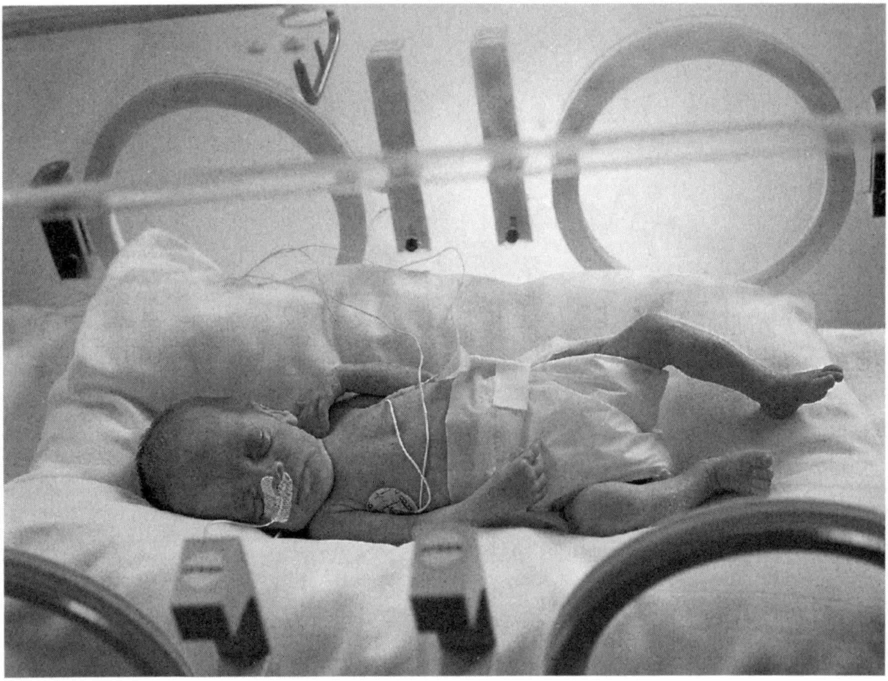

Bei der Behandlung von ›Frühchen‹ hat die Medizin enorme Fortschritte gemacht. Trotzdem bedeutet es für die junge Familie eine große Belastung, wenn die ersten Lebensmonate auf der Intensivstation verbracht werden müssen.

ausdrücken will, wissen wir nicht, aber diese Freiheit kann man ihm ab einem bestimmten Zeitpunkt lassen. Es ist gut, dass die Zeiten der programmierten Geburtshilfe weitgehend vorbei sind.

zeitliche Grenzen

Man spricht von einer Frühgeburt, wenn das Kind vor der 37. Schwangerschaftswoche geboren wird. Die untere Grenze liegt heutzutage ungefähr bei der 25. Woche, darunter hat das Kind kaum Überlebenschancen. Die große Spanne zwischen der 25. und der 37. Woche bietet unterschiedliche Probleme. Ein Kind aus der 36. Woche ist häufig munter und fit und kann sich ohne weitere Einschränkungen entwickeln. Dagegen wird ein Neugeborenes aus der 26. Woche vielleicht wochenlang künstlich beatmet und lange

Zeit im Brutkasten auf der Intensivstation einer Kinderklinik oder Kinderabteilung liegen. Für diese ganz Kleinen sind die Risiken für Komplikationen entsprechend groß.

unreife Organe

Dass diese Kinder ein geringes Gewicht haben und so klein sind, ist nicht das Hauptproblem. Entscheidender ist die Unreife einiger Organe. So können durch Unreife der Lungenbläschen Schwierigkeiten mit der Atmung und der Sauerstoffaufnahme auftreten. Dadurch und durch eine erhöhte Blutungsneigung können wiederum Hirnblutungen oder auch andere Komplikationen entstehen. Unter Umständen resultieren hieraus mehr oder weniger schwerwiegende und bleibende Schäden für die psychomotorische Entwicklung. Außerdem haben diese zu jungen Kinder eine erhöhte Anfälligkeit für Infektionen.

erhöhte Blutungsneigung

Infektionsanfälligkeit

eine belastende Situation

Obwohl die Fortschritte in der Behandlung dieser Frühgeborenen enorm sind, bleiben die Kinder am Anfang sehr gefährdet. Dazu kommt, dass es eine erhebliche Belastung für die Beziehung zwischen Eltern und Kind bedeutet, wenn die ersten Lebensmonate auf einer Intensivstation verbracht werden müssen. Die körperliche Nähe und Wärme muss entbehrt werden, und Angst und Sorgen sind zunächst sicher ständig anwesend. Seit einigen Jahren gibt es aber zunehmend viele Kinderkliniken, in denen die enge Beziehung zu Mutter oder Vater als therapeutisch hilfreich betrachtet und somit ermöglicht und gefördert wird. Hier wird den mutigen und erfolgreichen Methoden der Wiener Kinderärztin Marcovich gefolgt (siehe Literaturverzeichnis).

Es wird vieles zur Vorbeugung oder Vermeidung von Frühgeburten getan. Trotzdem gelingt dies häufig nicht.

Gründe für eine Frühgeburt

Anlass zu einer Frühgeburt geben die vorzeitigen Wehen, der vorzeitige Blasensprung, die Insuffizienz des Muttermundes und die Wachstumsverzögerung des Kindes. Die vorzeitigen Wehen wurden im Vorangehenden ausführlich behandelt.

Insuffizienz des Muttermundes

Normalerweise ist der Muttermund während der Schwangerschaft fest geschlossen. Ein festes Bindegewebe hält den Druck des Kindes auf den »Ausgang« der Gebärmutter aus. Gegen Ende der

Schwangerschaft wird dieses Gewebe unter Einfluss von Hormonveränderungen und Wehen weicher, und der Muttermund öffnet sich allmählich.

Bindegewebsschwäche

Die Insuffizienz des Muttermundes oder Zervixinsuffizienz bedeutet eine Bindegewebsschwäche dieses »Verschlusses«. Wenn das Ungeborene größer wird und mehr Druck auf den Muttermund ausübt, öffnet sich dieser allmählich, ohne dass Wehen vorhanden sind. So droht – je nach Schwangerschaftswoche – eine Fehlgeburt oder eine Frühgeburt. Die reine Muttermundinsuffizienz kommt jedoch höchst selten vor. Meistens sind vorzeitige Wehen die Ursache einer Muttermundsverkürzung und -eröffnung.

mögliche Behandlung

Als mögliche Behandlung der Zervixinsuffizienz wird eine *Cerclage*, das so genannte Muttermundbändchen, angelegt, womit der Muttermund »zugebunden« wird. Der Nutzen dieses Eingriffs wird unter Fachleuten widersprüchlich diskutiert. Da die echte Insuffizienz aber so selten vorkommt, ist dieser Eingriff auch selten notwendig. Ist bei einer Schwangeren in der Vergangenheit wiederholt eine späte Fehlgeburt aufgrund einer Insuffizienz eingetreten, kann eine vorbeugende Cerclage in der 14. bis 18. Woche erwogen werden. Ob eine Cerclage in späteren Wochen wesentlich zur Verlängerung der Schwangerschaft beiträgt, ist fraglich. Nach der 28. bis 32. Woche wird heute keine Cerclage mehr empfohlen. Wenn neben der Insuffizienz auch vorzeitige Wehen im Spiel sind, kann eine Cerclage diese Wehentätigkeit sogar anregen.

Als Alternative zu der Cerclage in der zweiten Schwangerschaftshälfte gilt das so genannte Arabin-Pessar, ein Gummiring, der um den Muttermund gelegt wird und diesen geschlossen hält.

Vorzeitiger Blasensprung

Man spricht von einem vorzeitigen Blasensprung, wenn Fruchtwasser abgeht, bevor Wehen eingesetzt haben (siehe auch S. 332). Wenn die Blase nach der 37. Woche »springt«, wird in der Regel eine baldige Entbindung angestrebt. Oft wird ein Blasensprung Wehen auslösen. Bleiben diese aus, müssen sie eventuell medikamentös angeregt werden. Die Blase kann aber auch viel früher aufgehen und so eine Frühgeburt oder sogar eine Fehlgeburt verursachen.

Die schwerwiegendste Komplikation beim vorzeitigen Blasensprung ist die so genannte aufsteigende Infektion. Normalerweise bietet die Fruchtblase dem Kind einen idealen Schutz gegen jegliche Bakterien. Fällt dieser Schutz weg, können Bakterien aus dem Scheidenbereich hochwandern und sich rasch in der Fruchthöhle vermehren. So entsteht eine Infektion, die sowohl das Kind als auch die Eihäute, den Mutterkuchen und gegebenenfalls die Gebärmutter befallen kann. Wenn diese Situation nicht schnell und adäquat behandelt wird, kann sie für Mutter und Kind sehr gefährlich werden.

aufsteigende Infektion

Das Vorgehen im Falle eines Blasensprungs vor der 36. Woche ist abhängig von der Schwangerschaftswoche und weiteren individuellen Gegebenheiten. Abzuwägen ist das Risiko der Infektion gegen das der Frühgeburt. Bei einem Blasensprung z.B. in der 28. Woche ist das eine schwere Entscheidung. Auf jeden Fall ist eine stationäre Aufnahme mit strenger Bettruhe notwendig. Wenn keine Anzeichen einer Infektion vorhanden sind, kann man versuchen, Zeit zu gewinnen. Dies kann eine wochenlange Behandlung bedeuten. Dabei wird häufig eine Lungenreifung (siehe folgende Seite) durchgeführt wie auch eine antibiotische Behandlung zur Vorbeugung einer Infektion. Gegebenenfalls kann es nötig sein, wehenhemmende Medikamente einzusetzen. Gelingt es nicht, eine Infektion zu vermeiden, wird es zur Entbindung kommen müssen, was möglicherweise einen Kaiserschnitt bedeutet. Kinder, die durch eine aufsteigende Infektion bei vorzeitigem Blasensprung infiziert wurden, müssen, vor allem wenn es sich um ein Frühgeborenes handelt, oft auf der Kinderintensivstation antibiotisch behandelt werden.

mögliche Vorgehensweisen

Gelegentlich kann ein vorzeitiger Blasensprung sich wieder schließen, und die Schwangerschaft wird sich normal weiterentwickeln. Fruchtwasser wird von den Eihäuten ständig neu gebildet und wieder aufgenommen, deshalb liegt ein Kind nach solch einem wieder geschlossenen Blasensprung nicht »trocken«.

sich schließender Blasensprung

Auch eine Wachstumsverzögerung des Kindes kann der Grund für eine bewusst gewählte Frühgeburt sein (siehe auch S. 278). Wenn das Kind zunehmend schlechter mit Sauerstoff versorgt wird, deshalb nicht mehr wächst und in eine kritische Situation gerät, kann

Wachstumsverzögerung

das mittels Ultraschall, Doppler- und CTG-Untersuchungen meist rechtzeitig festgestellt werden. Unter Umständen kann dies bedeuten, dass das Kind besser im Brutkasten weiterversorgt wird als in der Gebärmutter. In einem solchen Fall muss es auf schonendstem Wege, also per Kaiserschnitt, auf die Welt geholt werden.

Lungenreifung

Den Problemen, die durch die Unreife der Lungen beim Frühgeborenen auftreten können, lässt sich zum Teil vor der Geburt durch eine so genannte *Lungenreifungsbehandlung* vorbeugen. Wenn die drohende Frühgeburt rechtzeitig erkannt wird und nicht zu schnell verläuft, wird der Mutter über zwei Tage ein Cortison-Präparat (Celestan) verabreicht. Dies bewirkt eine Reifebeschleunigung der kindlichen Lungen. Eventuell kann diese Behandlung nach zehn Tagen noch einmal wiederholt werden. Frühgeborene Kinder, die so »vorbehandelt« wurden, haben deutlich weniger Probleme mit der Atmung und der Sauerstoffversorgung.

nicht alle müssen behandelt werden

Es ist natürlich nicht nötig, alle Frauen mit vorzeitigen Wehen so zu behandeln. Nur wenn zu erwarten ist, dass eine Frühgeburt sich nicht verhindern lässt, und die Schwangerschaft noch in einem Alter ist, in dem diese Atemprobleme auftreten können (manche Ärzte nehmen die 34. Woche als Grenze, andere die 36.), kann diese Behandlung in Erwägung gezogen werden.

Wachstumsverzögerung

Während der Vorsorgeuntersuchungen wird immer darauf geachtet, ob das Kind gut wächst. Wachstum gilt als deutlichstes Zeichen dafür, dass es dem Ungeborenen gut geht und die Versorgung und Ernährung ausreichend ist. Mutter und Hebamme oder Arzt sind zufrieden, wenn festgestellt wird, dass das Kind wieder ein Stück größer geworden ist.

Untersuchungsmethoden

Die gängigste Methode, um dies festzustellen, ist die Bestimmung der Höhe der Gebärmutter (Fundusstand) – z.B. zwei Querfinger oberhalb des Nabels oder drei Querfinger unterhalb des Rippenbogens – oder die Messung des Abstandes zwischen Schambein und oberem Rand der Gebärmutter mit einem Maßband (Symphyse-Fundus-Abstand).

Ultraschall

Mit Ultraschall kann die Größe des Kindes noch genauer gemessen werden. Dabei wird in der Frühschwangerschaft der Abstand zwischen Kopf und Steiß (Schädel-Steiß-Länge, SSL) und der Abstand zwischen beiden Schläfen (Biparietaler Durchmesser, BIP) genommen; in der späteren Schwangerschaft neben dem BIP die Länge des Oberschenkelknochens (Femurlänge, FL) und der Querdurchmesser des Rumpfes (Abdominotransversaler Durchmesser, ATD) wie auch andere Maße.

vorgetäuschte Genauigkeit

Die modernen Ultraschallgeräte können anhand der so erfassten Werte eine Schätzung des momentanen Gewichtes und der Schwangerschaftswoche geben. Diese technischen Möglichkeiten sind aber mit Vorsicht zu genießen. Es wird nämlich auf diese Weise eine Genauigkeit vorgetäuscht, die mit der Wirklichkeit nicht unbedingt übereinstimmt. Wenn ein Wert z.B. zwei Millimeter größer oder kleiner gemessen wurde, was durchaus möglich ist, errechnet der Computer schon eine andere Schwangerschaftswoche. Außerdem wird mit solchen Berechnungen immer ein Mittelwert angegeben, zu dem man sich die Streubreite hinzudenken muss. So ist der Mittelwert des BIPs in der 36. Woche 93 mm, wobei aber alles, was zwischen 86 und 99 mm liegt, als »normal« gilt. Deshalb sind diese Computerberechnungen der Ultraschalldaten sorgfältig zu interpretieren.

Bedeutung des Wachstums

Warum werden Wachstum und Größe so viel Bedeutung beigemessen? Es darf doch große und kleine Kinder geben?

Versorgung des Kindes

Das eigentliche Problem, das man rechtzeitig entdecken möchte, ist die Unterversorgung des Kindes. Bekommt es über längere Zeit etwas zu wenig Nahrung und Sauerstoff über den Mutterkuchen, wird es zuerst mit einem geringeren Wachstum darauf reagieren. Wenn die Versorgung sich nicht bessert, sondern noch knapper wird, wird es weniger lebhaft werden. Es wird träge, und die Kindsbewegungen nehmen ab (was die Schwangere selbst merken kann). Es bleibt aber noch genügend Sauerstoff für die lebenswichtigen Organe wie Gehirn, Herz und Nieren übrig. Kann durch eine ausgeprägte Unterversorgung aber auch der Bedarf dieser Organe nicht mehr gedeckt werden, gerät das Kind in Lebensgefahr.

Plazenta-insuffizienz

Man nennt diese Ursache der Wachstumsverzögerung auch die unzureichende Funktion des Mutterkuchens (Plazentainsuffizienz). Die Ursachen wiederum der Plazentainsuffizienz können in einer Gestose oder Bluthochdruck (siehe S. 237), im Rauchen, in Mangelernährung oder in körperlicher oder seelischer Erschöpfung liegen, aber häufig ist keine eindeutige Erklärung oder Ursache nachweisbar.

weitere Ursachen

Neben der Plazentainsuffizienz sind als weitere Ursachen der Wachstumsverzögerung anzuführen: bestimmte Fehlbildungen, manche Infektionskrankheiten und die Mehrlingsschwangerschaft (siehe S. 286).

Die echte Plazentainsuffizienz, die eine Bedrohung für das ungeborene Leben sein kann, kommt relativ selten vor. Da dies aber so schwerwiegende Konsequenzen haben kann, wird eine Wachstumsverzögerung manchmal überinterpretiert und überbehandelt.

Das Problem der »Normwerte«

eine schwierige Diagnose

Es ist nicht leicht, die Diagnose Wachstumsverzögerung klar zu stellen. So wie es kleine und große Kinder bei der Geburt gibt, so gibt es sie natürlich auch vor der Geburt. Reife Neugeborene, die am Termin geboren werden, gelten als »normalgewichtig«, wenn das Geburtsgewicht etwa zwischen 2500/2800 und 4200/4500 g liegt. Diese große Spannbreite kann es deshalb auch schon am Ende der Schwangerschaft geben.

In der Frühschwangerschaft lässt sich noch mit ziemlicher Genauigkeit sagen, wie viel z.B. die Schädel-Steiß-Länge in der 13. Woche betragen soll. Umgekehrt kann man bei unbekannter Schwangerschaftsdauer aus den gemessenen Werten schließen, in welcher Woche die Schwangerschaft sich befindet. Die Spannbreite des »Normbereiches« ist in den ersten Monaten noch recht schmal. Im letzten Drittel der Schwangerschaft ist es nicht mehr möglich, anhand der Ultraschallmessung die Schwangerschaftswoche zu bestimmen, da die individuellen Größenverhältnisse zunehmend eine

Rolle spielen. Viele Bedingungen machen da einen Einfluss geltend wie die Größe und das Ausgangsgewicht der Mutter (mehr als die des Vaters), ihre Lebensweise und Ernährung, ob es das erste oder das dritte Kind ist und anderes.

mehrere Messungen sind nötig

Für die Diagnose Wachstumsverzögerung hat eine einzige Ultraschallmessung wenig Bedeutung, da es nicht um eine absolute Größe geht, sondern um einen Verlauf. Zeigt der Verlauf von z.B. zweiwöchigen Messungen eine Abnahme des Wachstums und damit ein Abflachen der Wachstumskurve, dann spricht das für eine Wachstumsverzögerung, und zwar meist aufgrund einer Plazentainsuffizienz. Ein kontinuierliches Wachstum mit womöglich niedrigen Einzelwerten spricht hingegen für ein normales Wachstum bei einem kleinen Kind.

Doppleruntersuchung

Mit der Doppleruntersuchung lässt sich der Ernst einer Unterversorgung ermitteln. Früher als mit dem CTG ist mit Doppler eine bedrohliche Unterversorgung festzustellen. Diese Situation tritt selten auf, aber entscheidend wichtig ist die rechtzeitige Erkennung, um eingreifen zu können.

Behandlungsmöglichkeiten

Wenn ein Kind zwar etwas kleiner ist als »normal«, aber ein normales Wachstum aufweist, braucht es selbstverständlich nicht behandelt zu werden. Liegen dagegen deutliche Anzeichen einer Mangel- oder Unterversorgung vor wie Wachstumsverzögerung, dann ist eine intensive Betreuung und Überwachung von Mutter und Kind notwendig. Des Weiteren muss versucht werden, die Versorgung zu verbessern. Unter Umständen ist dafür eine stationäre Aufnahme erforderlich.

Erkrankungen der Mutter

Ist die Mangel- oder Unterversorgung auf Erkrankungen der Mutter – Bluthochdruck, Gestose oder Zuckerkrankheit – zurückzuführen, müssen diese natürlich zuerst behandelt werden. Selbstverständlich muss das Rauchen eingestellt werden und die Ernährung ausgewogen und ausreichend sein. Die sonstige Behandlung besteht aus einer Verbesserung der Durchblutung des Mutterkuchens, um dessen Funktion zu fördern. Dafür kann meistens nicht mehr getan werden als Bettruhe. Durch die Ruhe wird die Durch-

Verbesserung der Durchblutung

blutung der Unterleibsorgane verbessert. Die Kräfte der Mutter werden nicht für andere Anstrengungen gebraucht und sind nur für das Kind da.

medikamentöse Behandlung

Manchmal wird zusätzlich versucht, die Durchblutung mit Medikamenten zu fördern, was aber nur in bestimmten Situationen Erfolg bringt. Es wird z.B. Magnesium gegeben, um die Gebärmutter optimal zu entspannen. In der anthroposophischen Medizin und in der Naturheilkunde gibt es auch andere Behandlungsansätze.

Es ist leicht einsehbar, dass Anspannung, seelischer Stress und Sorgen keinen förderlichen Einfluss auf die Versorgung des Kindes haben können. Wie schwer es in solchen Situationen auch sein mag:

Gelassenheit und Zuversicht

Der Versuch, Gelassenheit und Zuversicht zu üben, wird sich lohnen. Ähnlich wie wir das für die vorzeitigen Wehen beschrieben haben, ist eine entspannte, gelöste Seelenverfassung die beste Voraussetzung für das Gedeihen des Kindes.

Zusammenfassung: Die echte Wachstumsverzögerung mit Mangel- oder Unterversorgung kann eine ernsthafte Bedrohung für das Ungeborene bedeuten. Mit den modernen diagnostischen Verfahren ist dies in der Regel rechtzeitig zu erkennen. Obwohl die Behandlungsmöglichkeiten relativ gering sind, ist im Ernstfall durch eine vorzeitige Entbindung, meistens Kaiserschnitt, zu helfen.

echte Wachstumsverzögerungen sind selten

Die echte Wachstumsverzögerung kommt nur sehr selten vor. Durch Fehlinterpretation der Ultraschallmessungen, zu starkes Festhalten an den so genannten Normwerten und aus Angst, eine gravierende Komplikation nicht zu erkennen, wird diese Diagnose öfter gestellt als nötig. »Besser zu viel als zu wenig« ist hier nicht angemessen, da die Diagnose als solche viel Angst, unnötige Kontrollen und unter Umständen sogar unnötige Eingriffe bedeuten kann.

Die Mitte zwischen Vertrauen und Kontrolle zu finden ist bei dieser Fragestellung schwierig. Es wird sowohl von der Einstellung des Arztes oder der Hebamme als auch von den werdenden Eltern abhängen, ob und wie diese Mitte gefunden wird.

Terminüberschreitung

die wenigsten Kinder kommen »pünktlich«

Nur etwa 5% der Kinder werden an dem errechneten Termin geboren. Trotzdem messen viele diesem Tag ziemliche Bedeutung bei, nicht nur die werdenden Eltern, sondern auch Verwandte und Bekannte. Wenn der Tag verstrichen ist, ohne dass das Kind geboren wurde, entsteht schon eine gewisse Unruhe. Es kommen zunehmend erwartungsvolle oder neugierige Nachfragen und Anrufe, was nicht gerade zur Gelassenheit und Ruhe der Mutter beiträgt. Viele Mütter ahnen aber, dass das Kind wohl selbst wissen wird, wann es geboren werden will. Diese Mütter oder Eltern warten lieber ab und wollen sich nicht zu schnell die Verantwortung abnehmen lassen.

Übertragung und Terminüberschreitung

Die meisten Kinder werden in der Zeit zwischen zwei Wochen vor bis zwei Wochen nach dem Termin geboren. Wenn die Geburt nicht eingeleitet wird, werden etwa 5% mehr als vierzehn Tage später geboren. In den deutschsprachigen Ländern spricht man bei mehr als zehn Tagen von einer *Übertragung*, vorher ist es nur eine Termin*überschreitung*. In den englischsprachigen Ländern liegt diese Grenze bei vierzehn Tagen.

Terminunklarheiten

Ein Problem bei der Überschreitung und Übertragung ist die Frage, wie sicher der Termin ist. Unsicher ist er, wenn die letzte Regelblutung nicht gewusst wird, wenn der Zyklus unregelmäßig war (z.B. mal 25 und mal 35 Tage) oder wenn die Schwangerschaft kurz nach Absetzen der Pille oder während der Stillzeit eingetreten ist, so dass der eigene Zyklus nicht bekannt ist. Bei solcher Terminunklarheit kann durch zwei Ultraschallmessungen in der Frühschwangerschaft ein annähernder Termin errechnet werden. Wäre eine vermeintliche Überschreitung auf einen Rechenfehler oder Messfehler zurückzuführen (was keine Ausnahme ist), dann würde unter Umständen zu früh eine Geburtseinleitung gemacht.

Veränderungen gegen Ende der Schwangerschaft

Gegen Ende der Schwangerschaft treten einige Veränderungen ein. Der Muttermund wird weicher und kürzer und öffnet sich manchmal schon ein wenig, es treten vermehrt Kontraktionen oder leichte Wehen ein, die Fruchtwassermenge nimmt allmählich ab, wodurch das Kind weniger Bewegungsfreiheit bekommt, und die so genannte Käseschmiere (Vernix) auf der Haut und im Fruchtwasser verschwindet. Wenn im Ultraschall noch viel Fruchtwasser mit Vernix zu sehen ist und der Muttermund noch fest geschlossen ist, dann wird keine Übertragung vorliegen, auch wenn die Berechnungen darauf hindeuten würden.

Grünes Fruchtwasser und Unterversorgung

Ein Grund der Unruhe, die bei den Eltern, Verwandten und manchmal auch bei den Ärzten oder Hebammen entstehen kann, wenn der Termin immer mehr überschritten wird, sind die Komplikationen, die auftreten können. Diese sind hauptsächlich das grüne Fruchtwasser und die Unterversorgung des Kindes.

grünes Fruchtwasser

Grünes Fruchtwasser entsteht durch die erste Verdauung des Kindes (Mekonium). Normalerweise hat es erst nach der Geburt seinen ersten Stuhlgang, es sei denn, es ist vor oder während der Geburt (vorübergehend) in Not geraten (es macht sozusagen »aus Angst in die Hose«). Da grünes Fruchtwasser als Zeichen einer durchgemachten Notsituation angesehen werden kann, ist es ein Grund, nicht länger zu warten und die Geburt einzuleiten. Grünes Fruchtwasser kommt nur selten bei Übertragung vor. Häufiger liegen andere Ursachen wie Unterversorgung und Sauerstoffmangel vor. Da die Geburt für die Kinder mehr oder weniger Stress bedeutet, ist grünes Fruchtwasser keine Seltenheit und kann meistens gelassen und ohne Panik hingenommen werden. Nach der Geburt werden Mundhöhle und Nase dieser Kinder meistens abgesaugt, damit das Fruchtwasser nicht in die Lunge kommt.

Ursachen

Unterversorgung

Die *Unterversorgung* bei der Übertragung kann ebenfalls ein Problem werden. Die Versorgungsmöglichkeiten des Mutterkuchens nehmen gegen Ende der Schwangerschaft ab, dagegen nimmt der Bedarf des Kind zu, so dass irgendwann dieser Bedarf nur noch mangelhaft gedeckt werden kann. Das kann im Extremfall zur Mangelversorgung und schließlich zur Unterversorgung führen.

Was wird gemacht, wenn der Termin überschritten ist?

Die Vorgehensweise bei Terminüberschreitung wird unterschiedlich gehandhabt. Manche Ärzte bestehen schon einige Tage nach dem Termin auf einer Geburtseinleitung (siehe S. 334), andere vertreten eine engmaschigere Überwachung, warten aber bei unauffälligen Befunden ruhig ab. Nach zehn bis zwölf Tagen wird dann meist doch eingeleitet. Was gemacht wird, braucht natürlich nicht nur von der Einstellung des Arztes abzuhängen. Selbstverständlich müssen auch die Eltern mit entscheiden können. Im Bereich der Naturheilkunde gibt es einige Medikamente, die eine wehenfördernde Wirkung haben und bei Terminüberschreitung verabreicht werden können. Je nach Konstitution und dem geburtshilflichen Befund kann unter anderem Frauenwurzel (Caulophyllum), Wanzenkraut (Cimicifuga) oder Küchenschelle (Pulsatilla) gegeben werden.

Geburtseinleitung

Die Überwachungsmethoden bei Terminüberschreitung sind die normalen Vorsorgeuntersuchungen mit CTG und gegebenenfalls Ultraschall oder Doppler. CTG-Belastungstest und Fruchtwasserspiegelung werden nicht routinemäßig eingesetzt, sondern nur bei besonderem Anlass. Auch die Beobachtung der Kindsbewegungen ist wichtig. Wenn diese deutlich weniger oder anders werden, kann das ein Grund sein, noch einmal kontrollieren zu lassen.

engmaschige Überwachung

Der *Wehen-Belastungstest* ist das medikamentöse Hervorrufen von Wehen über eine kurze Zeit, unter ständiger CTG-Überwachung, um beurteilen zu können, wie das Kind auf den Wehenstress reagiert. Wehen sind nicht nur für die Mutter anstrengend, sondern auch für das Kind. Während einer Wehe nimmt nämlich die Blutversorgung des Mutterkuchens für kurze Zeit ab und somit auch die Sauerstoffversorgung des Kindes. Wird das Kind nur grenzwertig gut versorgt, kann ein CTG in Ruhe optimal aussehen, bei der Belastung durch Wehen aber können Zeichen der Mangelversorgung auftreten. In einem solchen Fall kann nicht länger abgewartet und muss das Kind geboren werden (meistens per Kaiserschnitt). Alternative Methoden zum Belastungstest mittels Wehentropf sind Kniebeugen oder Wehenanregung durch Brustwarzenstimulierung.

Wehen-Belastungstest

Die Häufigkeit der Untersuchungen hängt von individuellen Faktoren und von den erhobenen Befunden ab.

Zeichen einer wirklichen Terminüberschreitung

Lag kein Rechen- oder Messfehler vor und ein Kind wird nach einer reellen Terminüberschreitung oder Übertragung geboren, dann wird es keine Käseschmiere mehr haben und die typischen Waschfrauenhände (und -füße) zeigen. Ohne Schutz der Käseschmiere weicht die Haut im Fruchtwasser auf und wird schrumpelig.

Mehrlingsschwangerschaft

Wenn in Afrika Zwillinge geboren werden, ist das ein großes Fest. Kommen Drillinge, ist das ein solch besonderer Segen Gottes, dass die ganze Umgebung jubelt und singt.

Zwillinge sind etwas Besonderes

Auch in unseren Regionen sind Zwillinge etwas Besonderes. Einem Kinderwagen mit Zwillingen wird auf der Straße meist mit einem Lächeln begegnet. Bei den Eltern ist die Reaktion auf die Geburt von Zwillingen oder gar Drillingen eher etwas gemäßigter und vermischt mit dem Gedanken an die Mehrarbeit, die dadurch auf sie zukommt. Es bedeutet eine größere Herausforderung als bei Einlingen.

die Perspektive des Kindes

Wie muss es für ein Ungeborenes sein, wenn es während dieser neun Monate in der dunklen, geborgenen, warmen Umhüllung nicht allein ist, wenn ein anderer auch anfängt, sich zu bewegen, und Platz einnehmen will? Was haben die zwei oder drei miteinander zu tun, wenn sie schon so früh alles miteinander teilen?

Häufigkeit

Statistisch gesehen gibt es auf 85 Geburten eine Zwillingsgeburt, auf 85 mal 85 eine Drillingsgeburt und auf 85 mal 85 mal 85 Vierlinge. Dies betrifft das natürliche Vorkommen von Mehrlingen. Durch die eisprungfördernden Maßnahmen im Rahmen einer Fertilitätstherapie und auch durch die IVF (Retortenbefruchtung) sind Mehrlinge viel häufiger geworden (siehe S. 180).

Zwillinge sind auch heute noch etwas ganz Besonderes. Für die Eltern stellt es allerdings erst einmal eine größere Herausforderung dar, wenn gleich zwei Schützlinge versorgt werden müssen.

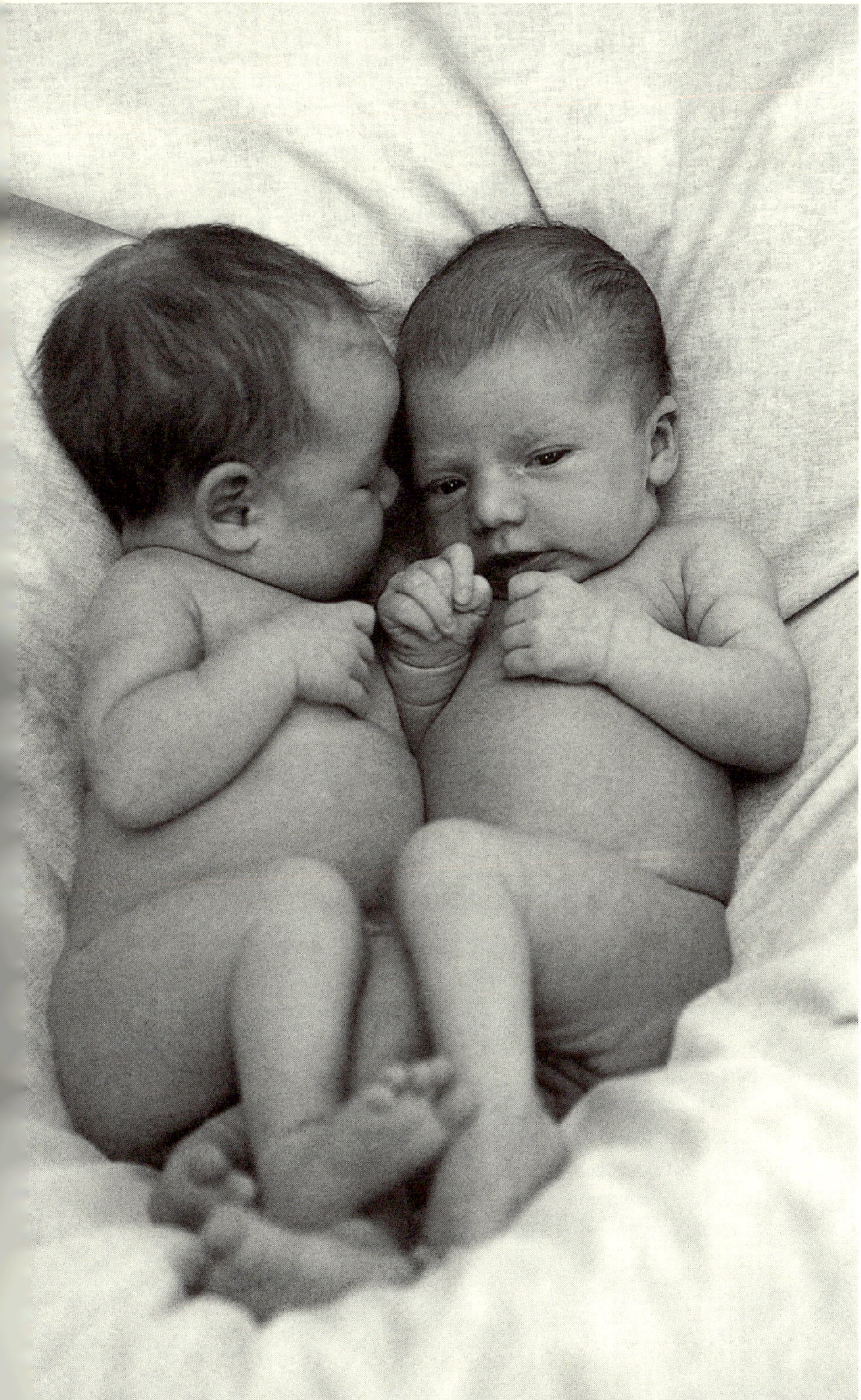

Eineiig oder zweieiig?

statistische Zahlen

Es sind eineiige und zweieiige Zwillinge zu unterscheiden. Etwa 30% der natürlich vorkommenden Zwillinge sind eineiig, 70% zweieiig. Die eineiigen haben genau die gleichen Erbanlagen und sind demnach immer vom gleichen Geschlecht. Die zweieiigen können so unterschiedlich sein wie zwei normale Geschwister, sie können verschiedene Geschlechter haben oder auch das gleiche.

wie entstehen Zwillinge?

Die eineiigen Zwillinge entstehen, wenn eine Samenzelle eine Eizelle befruchtet und diese sich in zwei Embryoanlagen teilt. Die zweieiigen entstehen, wenn zwei Samenzellen zwei Eizellen befruchten, d.h. es müssen zwei Eisprünge fast gleichzeitig stattgefunden haben.

Die Zwillinge mit einer gemeinsamen Fruchtblase sind immer eineiig. Wenn zwei Fruchtblasen vorliegen, gibt es zwei Möglichkeiten. Besteht die Trennwand zwischen den Fruchtblasen aus zwei Schichten, dann sind sie eineiig. Sind es vier Schichten, dann können es sowohl eineiige als auch zweieiige Zwillinge sein. Haben im letzteren Fall die Kinder verschiedene Geschlechter, müssen sie zweieiig sein, haben sie das gleiche Geschlecht, so ist nicht direkt herauszufinden, ob es sich um ein- oder um zweieiige handelt.

Vererbung

Nur das Vorkommen von eineiigen Zwillingen hat eine vererbbare Komponente. Tritt dies in der Verwandtschaft gehäuft auf, besteht eine größere Chance, dass es wieder vorkommt.

Besonderheiten und Risiken

Mehrlinge bedeuten nicht nur nach der Geburt, sondern auch schon vorher eine besondere Belastung für die Frau, die auch eigene Risiken birgt. Die Besonderheiten und erhöhten Risiken der Mehrlingsschwangerschaft sollen hier kurz behandelt werden.

eventuell stärkere Beschwerden

Schon in der Frühschwangerschaft können die üblichen Beschwerden wie Übelkeit und Erbrechen verstärkt auftreten. Auch später werden die gängigen Schwangerschaftsbeschwerden stärker und belastender sein.

kürzere Dauer der Schwangerschaft

Normalerweise dauert eine Zwillingsschwangerschaft keine 40 Wochen, sondern ein paar Wochen weniger. Es treten öfter vorzeitige Wehen ein, und die verschließende Funktion des Muttermundes lässt eher nach. Demzufolge ist es öfter nötig, den Muttermund und die Gebärmutter durch Bettruhe zu entlasten. Auch andere Maßnahmen gegen vorzeitige Wehen müssen öfter getroffen werden.

Gestose

Die Gestose (Ödeme, Bluthochdruck und Eiweiß im Urin) tritt bei Mehrlingsschwangerschaften auch etwas häufiger auf (siehe S. 238).

Mangelzustände

Durch den erhöhten Bedarf der Kinder können Mangelzustände wie Eisenmangel schneller auftreten. Eine ausgewogene Ernährung ist hier noch wichtiger als bei Einlingen.

unterschiedliches Wachstum

In sehr seltenen Fällen gibt es im Bereich des Mutterkuchens Verbindungen zwischen den Blutgefäßen der beiden Kinder, so dass eines der beiden auf Kosten des anderen schneller wächst. Das kleinere wird dann zunehmend im Wachstum zurückliegen, bis es sogar direkt gefährdet werden kann. Durch Ultraschalluntersuchungen sind solche Situationen in der Regel rechtzeitig zu bemerken.

Aufgrund der genannten Risiken werden Mehrlingsschwangerschaften intensiver kontrolliert und überwacht. Mit der häufigeren Durchführung der Vorsorge sind diese Risiken gering zu halten.

Über die Besonderheiten der Zwillingsgeburt siehe S. 315.

Blutgruppe und Schwangerschaft

Antigen-Systeme

Bei der ersten Vorsorgeuntersuchung wird bei jeder Schwangeren die Blutgruppe bestimmt. Jede Blutgruppe zeigt bestimmte Erkennungsmerkmale (Antigene) auf den roten Blutkörperchen (Erythrozyten). Hierdurch bekommt das Blut eine beschränkt individuelle Prägung und kann nicht beliebig an andere weitergegeben werden. Es gibt zwei wichtige Antigen-Systeme: das AB0- und das Rhesus-System. Das AB0-System besteht aus den Merkmalen A und B. Jemand kann auf seinen Erythrozyten das Antigen A haben, oder B, oder A und B (das nennt sich Blutgruppe AB), oder weder A noch B (das nennt sich Blutgruppe 0, null).

Das Rhesus-System bezieht sich auf das Rhesus-D-Antigen, das sowohl bei Rhesusaffen als auch beim Menschen vorkommt. Beim Menschen ist dieses Antigen auf den roten Blutkörperchen entweder vorhanden (Rhesus positiv) oder nicht (Rhesus negativ). Ungefähr 82% der Bevölkerung sind Rhesus-positiv, 18% negativ.

Diese beiden Systeme (AB0 und Rhesus) bestehen unabhängig voneinander, und alle Kombinationen sind möglich (A-negativ, 0-positiv, AB-positiv, usw.). Daneben gibt es noch einige andere Merkmale, die aber nur selten von Bedeutung sind.

die Rhesus-Problematik

Für die Schwangerschaft hat vor allem der Rhesusfaktor eine Bedeutung. Wenn die Mutter Rhesus-negativ ist und der Vater Rhesus-positiv (oder umgekehrt), wird das Kind in drei von vier Fällen positiv. Man spricht in der Vererbungslehre davon, dass der Rhesusfaktor sich *dominant* vererbt. Nur die Konstellation, wenn die Mutter negativ und Vater und ungeborenes Kind beide positiv sind, kann Probleme verursachen.

Da die Blutkreisläufe von Mutter und Kind getrennt sind, können die Blutkörperchen nicht von einem zum anderen gelangen. Der Mutterkuchen lässt sie nicht durch. Trotzdem ist es möglich, dass kleine Mengen kindlichen Blutes während der Entbindung und seltener auch während der Schwangerschaft in das mütterliche

Blutkontakt

Blut geraten. Auch bei einer Fehlgeburt oder einem Schwangerschaftsabbruch können kindliche Rhesus-positive Erythrozyten in das Blut der Mutter gelangen. Der mütterliche Organismus kann auf diese fremden Antigene mit der Bildung von Antikörpern rea-

Abwehrreaktionen

gieren. Das ist eine Abwehrreaktion des Immunsystems gegen körperfremde Substanzen. Das Rhesus-Antigen ist für diese Mutter fremd.

Wenn keine vorbeugenden Maßnahmen ergriffen werden (was heute kaum noch vorkommt), bilden sich in der genannten Konstellation (Mutter negativ, Vater und Kind positiv) bei etwa 4% der Fälle Antikörper bei der Mutter. Rhesus-Antikörper werden übrigens auch dann gebildet, wenn jemand mit Rhesus-negativer Blutgruppe versehentlich eine Rhesus-positive Bluttransfusion bekommt.

Diese Antikörper bleiben womöglich lebenslang erhalten. Sie sind vergleichbar mit den Antikörpern, die einen Menschen immun machen gegen eine bestimmte Infektionskrankheit. Erst bei einer nächsten Schwangerschaft werden diese Rhesus-Antikörper Probleme verursachen. Bei der ersten Schwangerschaft einer Rhesus-negativen Mutter können also keine Rhesus-Antikörper vorhanden sein (wenn kein Transfusionsfehler vorliegt). Ist das Kind bei einer nächsten Schwangerschaft wieder Rhesus-positiv und hat die Mutter Rhesus-Antikörper gebildet, kann das schwerwiegende Folgen für das Kind haben. Da Antikörper viel kleiner sind als Blutkörperchen, können diese im Gegensatz zu den Blutkörperchen von der Mutter durch den Mutterkuchen zum Kind gelangen. Mütterliche Antikörper und kindliche Rhesus-Antigene verbinden sich miteinander, dadurch werden die kindlichen Erythrozyten geschädigt und gehen zugrunde. Größere Mengen kindlicher roter Blutkörperchen werden abgebaut, und es entsteht eine Blutarmut des Ungeborenen (Morbus haemolyticus, Krankheit des vermehrten Blutabbaus). Die Folgen der Blutarmut, die unterschiedlich ausgeprägt sein kann, sind zweierlei:

Probleme bei einer zweiten Schwangerschaft

Blutarmut des Kindes

- Erstens bleibt nur noch eine geringere Kapazität für den Sauerstofftransport;
- zweitens entsteht durch den erhöhten Abbau des Blutes eine hohe Konzentration des Abbaustoffes Bilirubin, ein Gelbfarbstoff.

Folgen

Vor der Geburt gelangt dieser Gelbfarbstoff durch den Mutterkuchen zu der Mutter und wird von ihr ausgeschieden. Nach der Entbindung können Mutterkuchen und Mutter diesen Dienst nicht mehr übernehmen. Obwohl beim Kind nun der verstärkte Abbau durch die mütterlichen Antikörper nachlässt, ist in den ersten Tagen noch ein Überhang des Bilirubins vorhanden. Da der kindliche Organismus diesen noch nicht so schnell verarbeiten und ausscheiden kann, entsteht eine schwere Neugeborenen-Gelbsucht.

Neugeborenen-Gelbsucht

Diese ernsthaften Komplikationen sind aber heutzutage durch die Anti-D-Verabreichung eine Seltenheit geworden (siehe unten).

Über die Neugeborenen-Gelbsucht wurde bereits geschrieben (siehe S. 135). Tritt dieses Gelbwerden innerhalb der ersten vierundzwanzig Lebensstunden auf, liegt fast immer eine Rhesus-Unverträglichkeit im Sinne des oben beschriebenen Abbaus von kindlichen Erythrozyten durch mütterliche Rhesus-Antikörper vor. Das ist die ernste Form der Neugeborenen-Gelbsucht.

eventuelle Folgen

Unabhängig von der Ursache können durch hohe Konzentrationen des Bilirubins kindliche Gehirnschädigungen mit bleibenden Folgen entstehen, wenn nicht rechtzeitig behandelt wird. Die Behandlung besteht bei mäßig hohen Werten aus einer UV-Lichttherapie, bei höheren Werten muss unter Umständen ein Blutaustausch gemacht werden. Der größte Teil des kindlichen Blutes wird durch gespendetes Blut mit der gleichen Blutgruppe ersetzt, um damit die zu hohen Konzentrationen an Bilirubin schneller abbauen zu können.

starke Blutarmut beim Kind

Ist der Abbau des kindlichen Blutes durch mütterliche Rhesus-Antikörperwirkung derart, dass eine ausgeprägte Blutarmut eintritt, kann die Sauerstoffversorgung des Kindes unzureichend werden. In seltenen Fällen kommt es dadurch zu Wasseransammlungen im kindlichen Gewebe, zu Eiweißverlust und schließlich zu Organschädigungen. Das kann vor oder kurz nach der Geburt sogar zum Tode führen, wenn es nicht rechtzeitig entdeckt und behandelt wird. Abhängig von der Schwangerschaftswoche sind jedoch verschiedene Behandlungen möglich, die zu besprechen nicht mehr in den Rahmen dieses Buches gehört.

Anti-D-Prophylaxe

Zu den beschriebenen schweren Folgen einer Rhesus-Unverträglichkeit kommt es heute kaum noch. Dank der Anti-D-Prophylaxe (Prophylaxe = Vorbeugung) kann verhindert werden, dass die Rhesus-negative Mutter, auch wenn sie ein wenig Rhesus-positives kindliches Blut bekommt, Antikörper bildet. Wenn der Mutter innerhalb von 48 bis 72 Stunden nach der Entbindung Rhesus-Antikörper (Anti-D-Immunglobuline) gespritzt werden, verbinden sich diese zugefügten Antikörper mit den eventuell vorhandenen kindlichen Erythrozyten. So wird das kindliche Rhesus-Antigen unwirksam gemacht, noch bevor das mütterliche Immunsystem mit der Bildung von eigenen Antikörpern darauf reagieren kann. Auf diese Weise wird verhindert, dass die Mutter überhaupt gegen das Rhesus-Antigen sensibilisiert wird, d.h. Antikörper bildet.

Vermeidung der Antikörperbildung

wer wird behandelt?

Diese Anti-D-Spritze sollte allen Rhesus-negativen Müttern gegeben werden, die ein Rhesus-positives Kind geboren haben (deshalb wird bei den Kindern dieser Mütter direkt nach der Geburt aus dem Nabelschnurblut die Blutgruppe bestimmt), sowie allen Rhesus-negativen Frauen, die eine Fehlgeburt oder einen Abbruch hatten (wobei die Blutgruppe des Kindes natürlich unbekannt ist). Auch bei Blutungen in der Frühschwangerschaft bekommen Rhesus-negative Schwangere Anti-D gespritzt, da auch dann schon kindliches Blut zur Mutter übertreten kann.

Wirkungsdauer

Außerdem wird jeder Rhesus-negativen Schwangeren in der 28. bis 32. Woche eine zusätzliche Anti-D-Prophylaxe empfohlen. Dies ist eingeführt worden, um einer Rhesus-Sensibilisierung aufgrund des selten vorkommenden Blutübertritts vom Kind zur Mutter während der letzten drei Schwangerschaftsmonate vorzubeugen. Die Wirkung dieser Prophylaxe hält etwa zwölf Wochen an, und so werden in den genannten seltenen Fällen die kindlichen Rhesus-positiven Erythrozyten von den eingespritzten Antikörpern »abgefangen«, bevor die Mutter selbst Rhesus-Antikörper bildet. Wenn mit Sicherheit bekannt ist, dass der Vater des Ungeborenen auch Rhesus-negativ ist, muss das Kind auch diese Blutgruppe haben und es kann auf diese Prophylaxe verzichtet werden.

Antikörper-Suchtest

Der so genannte Antikörper-Suchtest, der im Mutterpass eingetragen wird, wird bei Rhesus-negativen Schwangeren am Anfang der Schwangerschaft und in der 28. Woche (bevor die zusätzliche Injektion gegeben wird) durchgeführt. Hiermit kann bestimmt werden, ob Antikörper bei der Mutter vorhanden sind, d.h. ob eine Sensibilisierung gegen den Rhesus-Faktor stattgefunden hat. Wenn Rhesus-Antikörper da sind, können diese bei einer vorigen Schwangerschaft (auch Fehlgeburt oder Abbruch) oder durch eine falsche Bluttransfusion entstanden sein, oder aber es hat ausnahmsweise während dieser Schwangerschaft eine Sensibilisierung durch kindliche Erythrozyten stattgefunden. In einem solchen Falle ist das Ungeborene dieser Schwangerschaft gefährdet, eine intensive Begleitung und Kontrolle ist nötig, um die oben beschriebenen Komplikationen rechtzeitig zu entdecken und zu behandeln. Durch die vorbeugenden Maßnahmen der Anti-D-Prophylaxe sind solche Komplikationen jedoch heutzutage eine Seltenheit geworden.

Das Rätsel

Es bleibt ein ungelöstes Rätsel der Natur, warum bei bestimmten Elternkonstellationen das zweite und die nachfolgenden Kinder unter Umständen lebensgefährlich bedroht sein können. Warum kann die Mutter durch das erste Kind so sensibilisiert werden, dass sie dadurch nachkommende Kinder vor der Geburt in gewissem Sinne abwehrt? Und warum passiert das dann nur manchmal und nicht immer in solch einer Konstellation? Natürlich ist diese Frage mit den Wirkungen der Rhesus-Sensibilisierung zu beantworten, so, wie man die Frage »Warum hast du mich geschlagen?« beantworten kann mit: »Weil meine Hand dich so kräftig berührt hat.«

die Frage nach dem Warum

Das Leben gibt uns ständig Rätsel auf, vor allem, wenn es mit Krankheit, Heilung, Geburt und Sterben zu tun hat. Diese Rätsel brauchen nicht gelöst zu werden, um therapeutisch damit umgehen zu können. Es ist ein Segen, dass die unmittelbar verursachenden Rhesus-Wechselwirkungen erkannt wurden, so dass ein vorbeugendes Eingreifen möglich ist. Das Rätsel ist damit aber noch nicht gelöst.

ungelöste Rätsel

Der Zuckerhaushalt in der Schwangerschaft

Der Zucker ist der wichtigste »Brennstoff« im Körper. Er wird größtenteils in Form von Kohlenhydraten aufgenommen und im Körper umgesetzt. Mit Hilfe des Hormons Insulin gelingt es dem Organismus, den Zucker weiter zu integrieren und aus dem Blut in die eigentlichen Stoffwechselprozesse in den Körperzellen aufzunehmen. So trägt Insulin dazu bei, das empfindliche Gleichgewicht zwischen zu viel und zu wenig Zucker im Blut herzustellen und zu bewahren.

Aufnahme von Insulin

Zuckerkrankheit während der Schwangerschaft

Wie empfindlich der Körper auf den Umgang mit Zucker reagiert, zeigen die Menschen, die zuckerkrank sind. Wenn sie sich nicht an die Diätvorschriften halten und zur rechten Zeit Insulin spritzen oder Medikamente einnehmen, kann es leicht zu einem Zuviel oder Zuwenig an Zuckergehalt im Blut führen. Durch einen zu hohen Blutzucker können ausgeprägte Störungen des Stoffwechsels, bleibende Organschäden und im Akutfall Bewusstlosigkeit auftreten. Bei zu niedrigen Blutzuckerwerten kommt es zu Hungergefühl, Schwäche, Unruhe, Schwitzen, Zittern und auch hier im Extremfall zu Bewusstlosigkeit. Es ist vor allem das Insulin, das dafür sorgt, dass der Zucker im Blut nicht zu hoch bleibt, sondern in die Stoffwechselprozesse aufgenommen wird. Ohne Hilfe des Insulins bleibt der Zucker wie eine Art Fremdstoff im Blut. Bei zu hohen Blutzuckerwerten kommt es zu einer Ausscheidung des Zuckers mit dem Urin. So entsteht der »süße Urin« und damit der Name Diabetes mellitus (= honigsüßer Durchfluss).

abweichende Blutzuckerwerte

Der Organismus eines Zuckerkranken kann von sich aus den Zucker nicht ausreichend aus dem Blut in den Körper aufnehmen und damit auch den Zuckergehalt im Blut nicht im richtigen Gleichgewicht halten. Er ist dafür auf helfende Maßnahmen von außen angewiesen. Manchmal ist dies mittels Diät und gleichmäßiger Verteilung der Mahlzeiten über den Tag (z.B. lieber sechs kleine Mahlzeiten als drei größere) möglich. In anderen Fällen muss regelmäßig Insulin gespritzt werden, um zu hohen Blutzuckerwerten vorzubeugen.

helfende Maßnahmen

Der Zuckerstoffwechsel in der Schwangerschaft

Abhängigkeit des Kindes

Das Ungeborene ist für seine Energiezufuhr hauptsächlich von dem mütterlichen Blutzucker abhängig. Störungen oder Schwankungen in der Höhe des Blutzuckers der Mutter können somit direkte Konsequenzen für das Kind haben.

Entgleisungen des Zuckerstoffwechsels

Für den Organismus einer Schwangeren ist es schwieriger als sonst, den Zuckerstoffwechsel zu lenken, das Gleichgewicht des Blutzuckers zu halten und die weitere Aufnahme und Verwendung des Zuckers im Körper zu regulieren, weil während der Schwangerschaft weniger Insulin gebildet wird. Außerdem ist dieses Insulin weniger wirksam. Deshalb sind Entgleisungen des Zuckerstoffwechsels mit zu hohem Blutzuckerspiegel in der Schwangerschaft keine Seltenheit. Liegt eine Neigung zur Zuckerkrankheit vor, die sich aber bis dahin noch nicht geäußert hat, kann diese in der Schwangerschaft zum ersten Mal auftreten.

Schwangerschaftszucker

Schwangerschaftszucker (Gestationsdiabetes) ist in der Regel eine milde Form der Zuckerkrankheit, die sich zeitlich auf die Dauer der Schwangerschaft beschränkt. Vorher gab es sie nicht, sie entsteht im Laufe der vierzig Wochen und ist nachher wieder verschwunden. Sie kommt ungefähr bei einer auf 30 bis 50 Schwangeren vor.

Da der Schwangerschaftszucker nur selten Beschwerden verursacht, wird er häufig übersehen, wenn nicht gezielt danach gesucht wird. Für das Kind sind die Folgen jedoch meist nicht so gering. Die häufigsten Folgen sind:

mögliche Folgen für das Kind

- hohes Geburtsgewicht (über 4500 g), so dass entsprechende Probleme bei der Geburt entstehen können;
- verzögerte Reifung der Organe (vor allem der Lunge), so dass ein Neugeborenes aus der 40. Woche vielleicht erst die Reifung der 37. Woche hat. Speziell bei Frühgeborenen kann dies Probleme verursachen;
- Mangelversorgung des Kindes durch Beeinträchtigung des Mutterkuchens;
- direkt nach der Geburt können bei dem Kind vorübergehend Entgleisungen des Stoffwechsels eintreten;

- im späteren Alter haben diese Kinder ein gering erhöhtes Risiko, zuckerkrank zu werden;
- bei der Mutter kann es häufiger zu einer Gestose (siehe S. 238) kommen sowie zu Blasen- oder Nierenbeckenentzündungen.

Frühschwangerschaft

Störungen des Zuckerstoffwechsels in der Frühschwangerschaft, was in der Regel nur bei schlecht eingestellten Patientinnen mit einem schon vorher bestehenden Diabetes vorkommt, können mit einem erhöhten Fehlbildungsrisiko einhergehen.

Zuckerbelastungstest

Nur aufgrund eines Zuckerbelastungstestes ist es möglich, die Diagnose Schwangerschaftszucker zu stellen. Hierzu wird eine bestimmte Menge Zuckerwasser getrunken, ein und zwei Stunden später wird dann der Blutzuckerwert bestimmt. So wird klar, wie der Körper auf Zucker reagiert und den Blutzuckerspiegel regulieren kann.
Ein solcher Suchtest ist u.a. sinnvoll bei folgenden Risiken:

- Zuckerkrankheit in der Verwandtschaft (Eltern oder Großeltern);
- Übergewicht;
- ein voriges Kind mit einem Geburtsgewicht über 4200 g;
- bestimmte Probleme bei einer vorigen Geburt, die auf einen Schwangerschaftszucker hinweisen (s.o.);
- Zucker im Urin bei der Vorsorge.

Behandlungsmöglichkeiten

Liegt ein Schwangerschaftszucker vor, so ist eine Behandlung mittels Diät in der Regel ausreichend. Regelmäßige Blutzuckerkontrollen sowie eine intensive Begleitung und Überwachung der Schwangerschaft sind notwendig. Nur selten ist es nötig, mit Insulin zu behandeln.

Zusammenfassung: Schwangerschaftszucker ist eine nicht seltene Störung des Zuckerstoffwechsels, die sich auf die Zeit der Schwangerschaft beschränkt und von der Schwangeren meistens nicht bemerkt wird. Durch die erhöhten Blutzuckerwerte können zum Teil ernsthafte Folgen für das Ungeborene entstehen. Erst in den letzten Jahren werden vermehrt gezielte Untersuchungen empfohlen und durchgeführt, um diese Komplikation rechtzeitig zu erkennen und zu behandeln.

Die Schilddrüse und Jod

Die Schilddrüse hilft bei der Regulation der Beziehung zwischen Körper und Seele. Ein zu intensives Eingreifen der Seele in die kör- *Überfunktion* perlichen Prozesse zeigt sich bei der Schilddrüsenüberfunktion: Viele Stoffwechselprozesse werden gehemmt, der Mensch ist mager, unruhig, schnell gereizt, gerät schnell ins Schwitzen und leidet unter Herzrasen und Durchfällen. Bei einer Schilddrüsenunter- *Unterfunktion* funktion gelingt es der Seele nur ungenügend, den Körper zu erfassen und zu aktivieren. Diese Menschen frieren leicht, sind oft müde und vergesslich und neigen zu Übergewicht und Verstopfung. Auch Fruchtbarkeitsstörungen können zum Teil auf eine Schilddrüsenunterfunktion zurückzuführen sein.

Normalerweise ist die Schilddrüse nicht sicht- oder tastbar. Eine vergrößerte Schilddrüse ist keine Seltenheit. Sie kann bei einem *Jodmangel* Jodmangel entstehen. Jod ist ein Spurenelement, das für den Aufbau der Schilddrüsenhormone notwendig ist. Bei zu wenig Jod versucht die Schilddrüse, die erforderliche Hormonmenge trotzdem zu bilden, und wird dadurch größer, d.h. sichtbar und tastbar. Man spricht von einem Struma oder Kropf.

Jodmangel ist die weitaus häufigste und harmloseste Ursache eines Kropfes, andere Ursachen sind Entzündungen oder Knotenbildung. In Gegenden, in denen das Trinkwasser zu wenig Jod enthält, wird häufig empfohlen, den Jodbedarf über jodiertes Speisesalz und den wöchentlichen Verzehr von Meeresfisch besser zu decken. Meersalz ist jodarm und kann deshalb diese Aufgabe nicht übernehmen. Selten kann bei ausgeprägterem Jodmangel nicht nur ein Kropf, sondern auch eine Unterfunktion der Schilddrüse entstehen.

erhöhter Jodbedarf Während der Schwangerschaft besteht ein erhöhter Bedarf an Schilddrüsenhormonen. Gleichzeitig wird vermehrt Jod durch die Nieren ausgeschieden. Der Jodbedarf ist deshalb erhöht – auch noch während der Stillzeit –, so dass es schneller zu einem Jodmangel kommt. Ist dieser eingetreten, bekommt das Kind in der Regel auch *Folgen für das Kind* zu wenig Jod. So kann es vorkommen, dass ein Kind mit einer vergrößerten Schilddrüse auf die Welt kommt. Auch während der Stillzeit ist das Kind für seinen Jodbedarf von der Mutter abhängig.

Wenn eine Frau während der Schwangerschaft oder Stillzeit einen Kropf oder sogar Anzeichen einer Unterfunktion entwickelt, wird zuerst eine Blutuntersuchung durchgeführt und gegebenenfalls ein Ultraschall der Schilddrüse veranlasst. Besagt das Ergebnis, dass die Hormonwerte normal sind und die Schilddrüse gleichmäßig vergrößert ist, wird ein Jodmangel die Ursache sein. ***Untersuchungen***

vorbeugende Maßnahmen Während der Schwangerschaft und Stillzeit wird allen Frauen empfohlen, beim Kochen jodiertes Salz zu verwenden und unter Umständen auch zusätzlich Jodtabletten (200 µg pro Tablette) einzunehmen. Der Jod-Tagesbedarf während der Schwangerschaft und Stillzeit beträgt etwa 250 µg. ***Tagesbedarf*** Zu viel Jod soll ohne Probleme von den Nieren wieder ausgeschieden werden, so dass die Gefahr einer Überdosierung gering ist. Wenn kein Kropf vorliegt, mit jodiertem Salz gekocht und auf jodhaltige Speisen (siehe S. 77) geachtet wird, ist in der Regel kein zusätzliches Jod in Tablettenform notwendig. Dies ist im Einzelnen mit dem betreuenden Arzt zu besprechen.

nach der Entbindung Während des ersten Halbjahres nach der Entbindung kann es außer dem Jodmangel auch noch zu einer anderen Schilddrüsenstörung kommen. Vor allem, wenn Frauen länger als etwa zehn Wochen über Müdigkeit, Niedergeschlagenheit, körperliche Schwere oder andere Anzeichen einer Über- oder Unterfunktion der Schilddrüse klagen, ist es sinnvoll, die Schilddrüsenfunktion zu überprüfen.

Zum Thema »Folsäure«

In den letzten Jahren ist festgestellt worden, dass ein Mangel eines bestimmten Vitamin B, nämlich der Folsäure, mit dem Vorkommen von Spina bifida, dem »offenen Rücken« zu tun haben soll.

Folsäure ist ein Vitamin, das in gängiger Vollwertkost ausreichend vorhanden ist, solange nicht ein erhöhter Bedarf besteht wie z.B. bei Frauen, die anti-epileptische Medikamente einnehmen, oder bei Schwangeren. ***erhöhter Bedarf*** Bei Folsäuremangel entsteht eine spezielle Form der Blutarmut.

Folsäuremangel Darüber hinaus vermutet man, dass Folsäuremangel in der frühesten Schwangerschaft einen Einfluss auf die Bildung der kindlichen Wirbelsäule und des Rückenmarks haben soll. Bei Frauen, die während der ersten sechs Wochen der Schwangerschaft (vier Wochen nach Konzeption) einen Folsäuremangel aufweisen, soll laut umfangreicher statistischer Untersuchungen ein gering erhöhtes Risiko auf ein Kind mit Spina bifida bestehen.

Häufigkeit Das bezieht sich in Deutschland auf etwa eine von 1000 Schwangerschaften (0,1%). Wenn eine Frau schon einmal ein Kind mit offenem Rücken hatte, steigt dieses Risiko auf etwa 6%.

vorbeugende Maßnahmen Dieses Wiederholungsrisiko lässt sich auf etwa ein Drittel bis ein Viertel senken, wenn die Frau ab vier Wochen vor der Konzeption bis acht Wochen nachher Folsäuretabletten einnimmt. Deshalb wird jeder Frau mit dieser Vorgeschichte empfohlen, ab dem Moment, wo nicht mehr verhütet wird und sie wieder schwanger werden will, täglich Folsäure zu sich zu nehmen.

In Deutschland wird momentan allen schwangeren Frauen empfohlen, Folsäure einzunehmen, auch nach den ersten acht Wochen. Dies ist sicherlich unnötig. Bei Frauen, die sich gut ernähren, ist auch die frühe Folsäure-Einnahme überflüssig. Folsäure ist vor allem in Weizenkeimen, Kichererbsen, Feldsalat, Broccoli, Spinat und anderem dunkelgrünem Blattgemüse vorhanden. Folsäure ist sehr empfindlich gegenüber Hitze, deshalb ist eine schonende Zubereitung (Dünsten mit Verwendung des Kochwassers) oder Rohverzehr zu empfehlen.

Ernährung

Myome und Schwangerschaft

Myome sind gutartige Wucherungen der Gebärmuttermuskulatur, die an beliebigen Stellen in der Gebärmutterwand wachsen können. Sie können klein sein und an mehreren Stellen gleichzeitig entstehen, können aber auch sehr groß werden (z.B. 20 cm Durchmesser). Manche wachsen schnell, andere nur sehr langsam. 20% der Frauen über 35 haben Myome, meistens aber ohne Beschwerden.

Beschwerden Die durch Myome verursachten Beschwerden sind in der Regel Schmerzen bei der Monatsblutung und / oder starke Blutungen. Es ist sehr unterschiedlich, ob und wie sehr Myome Beschwerden bereiten. In manchen Fällen sind diese so ausgeprägt oder die Myome so groß, dass eine Behandlung durchgeführt werden muss. Diese kann medikamentös (Hormontherapie), operativ oder eine Kombination von beidem sein.

Je nachdem, wo sich in der Gebärmutterwand ein oder mehrere Myome gebildet haben, können unter Umständen Probleme während einer Schwangerschaft entstehen:

mögliche Probleme

- Es kann sein, dass es schwieriger wird, schwanger zu werden, d.h. dass der Kinderwunsch nicht oder schwer in Erfüllung geht;
- bei ungünstiger Lage können Myome für ein erhöhtes Fehlgeburtsrisiko verantwortlich sein;
- in der späteren Schwangerschaft können gehäuft vorzeitige Wehen eintreten;
- es kommt öfter zu einer abweichenden Lage des Kindes, wie z.B. einer Querlage.

Wie groß dieses Risiko ist, lässt sich nicht pauschal sagen, da es von vielen individuellen Umständen abhängt. Im Allgemeinen kann man sagen, dass die meisten Schwangerschaften trotz Myome gut ausgetragen werden können, wobei gegebenenfalls eine wehenhemmende Therapie notwendig sein kann. Das Vorhandensein von Myomen ist nur sehr selten ein Grund, von einer Schwangerschaft abzuraten. Bei ausgeprägter Myombildung kann eine medikamentöse oder operative Behandlung *vor* Eintreten der Schwangerschaft sinnvoll sein, um die Risiken zu verringern.

Einfluss auf das Wachstum

Der Einfluss einer Schwangerschaft auf das Wachstum von Myomen ist nicht eindeutig vorauszusagen. In den ersten zwölf Wochen können Myome größer werden, wobei das selten ein echtes Wachstum ist, sondern sich eher um eine Anschwellung handelt. Im Wochenbett bilden sie sich aber zurück.

Entbindung

Bei der Entbindung kommt es häufiger als normal zu einem Kaiserschnitt, da die Wehentätigkeit beeinträchtigt sein kann. Auch kann ein Myom direkt »im Wege« liegen.

Überwachung, Komplikationen und Besonderheiten bei der Geburt

Die Geburt

Erwartung wird Erfüllung

Die Geburt ist der lang erwartete Höhepunkt der Schwangerschaft. Die neun Monate Erwartung werden Erfüllung. Das Verborgene und sorgfältig Behütete wird sichtbar. Das Kind, das in jeder Hinsicht von der Mutter abhängig war, wird geboren und muss jetzt selbst atmen und Nahrung aufnehmen. Die Mutter darf diese Aufgaben nun abgeben, sie *muss* sie abgeben, sie muss sich trennen und das Kind gebären. Der »Ausnahmezustand« Schwangerschaft wird damit beendet. Die kleineren oder größeren Schwangerschaftsbeschwerden hören auf und das »normale« Leben fängt wieder an, jetzt aber bereichert und erweitert durch die Sorge um das neue Kind.

seelische und körperliche Hochleistung

Die Geburt bedeutet für die werdende Mutter eine Hochleistung. Große körperliche und seelische Anstrengung und Ausdauer werden von ihr verlangt. Sie wird an die Grenze dessen kommen, was sie für sich für möglich und erträglich hält. Deshalb ist für viele Frauen die Geburt auch mit Angst und Ungewissheit verbunden. Bei einer guten Begleitung der Geburt, wenn nötig mit einer angepassten Schmerzlinderung, kann dieses Grenzerlebnis zu einem wirklichen Höhepunkt werden.

die Perspektive des Kindes

Für das Kind ist die Geburt ein richtiger Grenzübergang. Es muss die dunkle, warme, nasse, eng umhüllte kleine Welt verlassen und wird dafür in eine helle, kalte, trockene, laute und große Welt gestoßen, wo die Arme und Beine keinen Halt mehr in der Umgebung finden. Aus dem schwimmenden, schwerelosen Zustand gerät es in die Erdenschwere. Das eigene Leben fängt an, die eigene Atmung, der eigene Hunger, der eigene Schmerz und die eigene Freude. Aber bevor es so weit ist, muss auch das Kind die Geburt durchmachen und durchleiden. Nicht nur für die Mutter ist dieses Ereignis anstrengend und werden alle Kräfte gefordert, auch das Kind muss sehr viel aushalten. Mit einer enormen Kraft zieht sich die »wehende« Gebärmutter zusammen und drückt auf das Kind, immer wieder neu mit nur kurzen Erholungspausen. Die Sauerstoffversorgung über den Mutterkuchen kann während einer Wehe etwas nachlassen. Die Anforderungen an das Kind und der Stress, dem es ausgesetzt ist, können so groß werden, dass auch das Kind es kaum aushält.

Die Geburt ist eine Hochleistung für Mutter und Kind. Dies gilt vor allem für eine erste Geburt. Beim zweiten oder dritten Kind ist der Weg schon einmal gebahnt, und es ist für die Mutter auch nicht mehr neu und unbekannt. Trotzdem gilt für jede Geburt, dass die Anforderungen an alle Reservekapazitäten für beide groß sind.

die erste Geburt und weitere Geburten

Sie können aber auch *zu* groß werden. In manchen Fällen kann es sein, dass der Stress für das Kind *zu* viel wird, dass der Wehendruck auf das Kind *zu* groß wird, dass die Sauerstoffversorgung *zu* mangelhaft wird oder dass die Geburt *zu* lange dauert. So können unter Umständen (lebens)gefährliche Situationen für das Kind entstehen.

wenn die Belastung zu groß wird

Auch für die Mutter ist eine Geburt nicht ohne Risiken. Auch bei ihr können Komplikationen auftreten, die ohne Behandlung bedrohlich werden.

Geburtshilfe

Geburtshilfe ist die Kunst und die »Kunde« von der Art und Weise, Kind und Mutter bei der Geburt so zu begleiten, dass Überforderungen und bedrohliche Situationen rechtzeitig gesehen werden, um zu helfen, zu lindern oder einzugreifen. Deshalb muss der Geburtshelfer das Befinden von Mutter und Kind intensiv verfolgen und beurteilen. Gibt es Anzeichen, dass es dem Kind nicht mehr gut geht oder dass sich bei der Mutter Komplikationen ankündigen, muss entsprechend gehandelt werden.

Befinden von Mutter und Kind

Wird die Geburt der Natur überlassen, was in vielen Ländern noch der Fall ist, ist sowohl die kindliche als auch die mütterliche Sterblichkeit während oder kurz nach der Geburt noch relativ hoch.

Der Mensch ist durch seine Entwicklung in die Lage gekommen, sich ein umfangreiches Wissen über die Natur anzueignen und auf sie einzuwirken. Dadurch ist eine Kultur entstanden, die den Menschen aus seiner unmittelbaren Abhängigkeit von der Natur befreit hat. Er ist der Natur nicht mehr ausgeliefert, er kann eingreifen, lenken, fördern, aber auch vernichten. Dass diese Entwicklung neben den positiven Seiten auch viele Schattenseiten hat, die unter Umständen katastrophale Folgen haben können, braucht hier nicht weiter erläutert zu werden.

Kultur und Natur

Es ist die *Kunst* der Geburtshilfe, die natürlichen Vorgänge geschehen zu lassen und zu beobachten. Und es ist die *Kunde* der Geburtshilfe, die richtige Hilfe im richtigen Moment zu leisten, wenn sich Schwierigkeiten anbahnen.

Betreuung und Überwachung

Wie ist ein zuverlässiger Eindruck vom Befinden des Kindes unter der Geburt zu bekommen? Wie ist die Geburt so zu begleiten und zu betreuen, dass Mutter und Kind sich geborgen und sicher fühlen – und dies auch sind?

Eine erfahrene Hebamme kann bei einer Geburt oft nicht sagen, woher ein gutes oder ein ungutes Gefühl über den Geburtsverlauf kommt. Sie bildet sich ihr Urteil aufgrund vieler kleiner Anzeichen und Beobachtungen an der Frau und natürlich aufgrund ihrer Erfahrungen. Je intensiver sie Kontakt mit der Gebärenden hatte, desto zuverlässiger wird ihre Aussage sein.

Ein erfahrener Frauenarzt oder Geburtshelfer weiß, dass er den Eindruck oder das Urteil mancher Hebamme mindestens genauso ernst nehmen muss wie die Ergebnisse der medizinisch-technischen Geburtsüberwachung. Im Idealfall können sich beide Methoden, die der einfühlsamen Beobachtung oder intuitiven Beurteilung und die der apparativen Überwachung, gut ergänzen.

einfühlsame Beobachtung

Eine »Nebenwirkung« der modernen apparativen Überwachung ist die Tatsache, dass die Notwendigkeit einer intensiven Kontaktsuche und Wahrnehmung nicht mehr so zwingend gegeben ist. Deshalb drohen diese mehr intuitiven Fähigkeiten bei Hebammen und Ärzten zu verkümmern. Die technische Überwa-

»Nebenwirkung« der apparativen Überwachung

chung und die Notwendigkeit, sich »objektiv« abzusichern, haben zur Folge, dass die Geburtshelfer sich nicht mehr so auf ihre Intuition verlassen.

Geburtsmedizin und Geburtskunst

Mit der fortschrittlichen Entwicklung der Geburtshilfe in den letzten Jahrzehnten ist die Zahl der Komplikationen bei Mutter und Kind sehr zurückgegangen. Dies ist nicht nur auf die verbesserte medizinische Ausbildung oder auf das Wissen und Können der Ärzte und Hebammen zurückzuführen. Eine ebenso große Rolle spielen die zivilisatorischen Errungenschaften und der allgemein gestiegene Lebensstandard, aber natürlich auch die Tatsache, dass die Vorsorgeuntersuchungen heute von fast allen Schwangeren in Anspruch genommen werden.

Komplikationen sind seltener geworden

Mit den modernen medizinischen Möglichkeiten im Kreißsaal – wie CTG-Überwachung, Mikroblutuntersuchungen des Ungeborenen, Ultraschall usw. – können Notsituationen wie Sauerstoffmangel unter der Geburt rechtzeitig entdeckt werden. Durch eine schnelle Beendigung der Geburt, nötigenfalls mittels Kaiserschnitt, lassen sich Komplikationen mindern.

Notsituationen

Mit diesen Errungenschaften ist aber auch eine Einstellung zur Geburtshilfe entstanden, die die Geburt für ein Hochrisiko-Geschehen hält, das unter ständiger Intensivüberwachung stehen muss. Dabei hat sich die Ansicht verbreitet, die Geburt dürfe nicht länger primär der Natur überlassen werden, sondern gehöre in den Bereich der Intensivmedizin. Das geht auch mit einem starken Anstieg der Kaiserschnitte einher, was zum Teil auf eine Überbehandlung aus Vorsicht zurückzuführen ist. Diese extreme Richtung, die in manchen Kliniken noch betrieben wird, ist allerdings schon wieder über ihren Höhepunkt hinweg.

andere Einstellung zur Geburt

Außerdem wurde zunehmend erkannt, dass die kalte technisch-medizinische Umgebung und die mangelnde einfühlsam-persönliche Betreuung auf die Gebärende und damit auf den Geburtsverlauf keine günstige Auswirkung hat.

Auch andere Schattenseiten dieser Entwicklung wurden mehr und mehr sichtbar und öffentlich kritisiert, sowohl von Seiten der Eltern als auch der Hebammen. Die werdenden Eltern konnten intime und emotionale Aspekte der Geburt im Kreißsaal kaum noch er- und ausleben. Den Hebammen wurde bewusst, dass ihnen ihre eigentliche Arbeit geraubt worden war und sie zu Handlangern der Geburtstechnik gemacht wurden.

emotionale Aspekte

Gegenbewegungen wie »Zurück zur Natur« und »Natürliche Geburtshilfe ohne Technik« kamen auf. Alternative Geburtshäuser wurden gegründet und Hausgeburten wieder neu gelobt. Manchmal wurden dabei wiederum die Vorteile und Errungenschaften der Medizin übersehen.

alternative Entwicklungen

In Abhängigkeit von den Umständen muss immer wieder neu und undogmatisch eine Mitte zwischen menschlich-natürlicher Geburtshilfe und apparativer Geburtsmedizin gefunden werden. Im offenen Gespräch zwischen den Eltern, der Hebamme und dem Arzt kann über den Ort der Entbindung gesprochen werden (siehe S. 104). Erfahrene Hebammen können auch in häuslicher Umgebung mit nur wenigen Hilfsmitteln das Befinden von Mutter und Kind beurteilen.

einen Mittelweg finden

Es geht weniger um die Frage des Wo als um das Wie und mit wem. Unser Anliegen ist eine Geburtshilfe, die in der Geburt ein intimes Wunder der Menschwerdung sieht und zugleich die Möglichkeiten der modernen Medizin akzeptiert, um für Risiken gerüstet zu sein.

Die Dauer der Geburt

Wie lange darf eine Geburt dauern? Warum dauert sie manchmal zu lange? Was wird getan, wenn sie zu lange dauert?

keine eindeutigen Antworten

Schon solche einfachen Fragen sind nicht immer eindeutig zu beantworten. Jede Geburt hat ihre eigene Prägung, ihren Charakter und ihre eigene Dauer. Diese Dauer ist von vielen Faktoren abhängig. Erstens ist zu unterscheiden zwischen Erstgebärenden und Mehrgebärenden. Eine erste Geburt dauert meistens länger, aber auch da gibt es Ausnahmen. Weiter ist sie von der Stärke der Wehen, von der Häufigkeit der Wehen, von der Größe des Kindes, aber auch von der Entspannung der Frau abhängig. Ist die Gebärende ängstlich, verkrampft und vielleicht sehr müde, so wird der Muttermund sich viel langsamer öffnen als bei einer völlig entspannten Verfassung. Hier hat auch die Umgebung (Partner, Hebamme, Ärztin, Arzt) einen Einfluss auf die Geburtsdauer. Eine zuversichtliche, ruhige Stimmung trägt sehr zu einem günstigen Geburtsverlauf bei. Aber so, wie es träge Kinder und Draufgänger gibt, so gibt es auch Kinder, die sich unter der Geburt Zeit nehmen, und andere, die schnellstens heraus wollen.

beeinflussende Faktoren

Natürlich gibt es Richtlinien, wie lange eine Geburt dauern darf. Dies sind aber nur Richtlinien, die im individuellen Fall ganz anders aussehen können. So gilt für Erstgebärende, dass die Zeit vom *richtigen* Beginn der Wehen bis zur vollständigen Eröffnung des Muttermundes zehn bis zwölf Stunden dauern kann. Danach muss das Köpfchen noch tiefer in das Becken herunterkommen, bevor die Presswehen anfangen. Diese Phase kann etwa eine Stunde dauern. Nach einer Stunde Presswehen sollte das Kind geboren sein. Bei Mehrgebärenden sind diese Zeiten wesentlich kürzer.

Richtlinien

Der Grund, warum eine Geburt nicht *zu* lange dauern darf, liegt darin, dass die Belastung für das Kind unter dem Wehendruck zu groß werden kann und dass es auch für die Mutter zu einer Überforderung wird. Wann dieser Zeitpunkt eintritt, ist im Einzelfall abhängig vom Befinden des Kindes und der Mutter.

Die Wehen

Die Geburtsdauer ist das Ergebnis des Zusammenspiels der Wehen mit der Spannung im Muttermund und auch des Verhältnisses zwischen der Größe des Kindes und dem mütterlichen Becken.

Die Häufigkeit und Qualität der Wehen kann die Hebamme beurteilen, wenn sie ihre Hand auf den Bauch legt. Auch mit dem Wehenschreiber bekommt man in der Regel einen Eindruck von der Wehentätigkeit. Wie stark die Frau die Wehen empfindet, ist nicht immer als Maß der Wehenstärke zu nehmen. Schwache Wehen können unter Umständen starke Schmerzen verursachen.

Häufigkeit und Qualität

Wenn nichts Außergewöhnliches vorliegt und gute Wehen vorhanden sind, eröffnet sich (bei Erstgebärenden) der Muttermund stündlich um etwa einen Zentimeter weiter. Um den Geburtsfortschritt zu beurteilen, wird die Hebamme deshalb regelmäßig untersuchen, wie weit der Muttermund geöffnet ist.

zu schwache Wehen Geht die Geburt aufgrund von zu schwachen Wehen nicht weiter, gibt es mehrere Methoden, diese zu unterstützen. Manchmal hilft Herumlaufen oder ein warmes Bad. Auch gibt es homöopathische oder pflanzliche wehenfördernde Mittel. In manchen Situationen kann es sinnvoll sein, die Fruchtblase zu öffnen, und wenn es nicht anders geht, kann ein Wehentropf nötig sein.

Wehentropf Durch den Wehentropf wird das Hormon Oxytozin sorgfältig verdünnt und dosiert gegeben. Dieses Hormon unterstützt das körpereigene Oxytozin bei der Förderung der Wehentätigkeit. Wenn ein Wehentropf nötig ist, bedeutet das keineswegs ein Versagen. Die Wehenkraft bleibt die eigene, selbst erzeugte Tätigkeit, die nur durch das von außen zugeführte Oxytozin etwas unterstützt wird. Die Wehen werden auch nicht plötzlich viel stärkere Schmerzen bereiten. Lassen bei der werdenden Mutter nach langem Geburtsverlauf die Kräfte nach, kann es hilfreich sein, auf diese Weise die Wehen zu unterstützen.

Die Größe von Mutter und Kind

Eine weitere Ursache für einen verzögerten Geburtsverlauf bei guten Wehen ist ein relativ großer kindlicher Kopf im Vergleich zu einem relativ engen mütterlichen Becken. Manche Frauen haben ein schmales Becken, ohne dass dies etwas mit der Körpergröße zu tun hat. Wenn eine Frau mit engem Becken ein Kind mit großem *zu großes Kind* Kopf bekommt, verläuft die Geburt oftmals schwieriger und länger. Ist das Missverhältnis zu groß, kann es auch sein, dass die Geburt per Kaiserschnitt beendet werden muss. Vor der Geburt lassen sich solche Missverhältnisse mit Ultraschall nicht mit Sicherheit vorhersagen. Erst unter der Geburt bei guter Wehentätigkeit wird deutlich, ob das Köpfchen durchpasst.

Eine vergleichbare Situation kann entstehen, wenn das Köpfchen sich im mütterlichen Becken ungünstig gedreht hat. Gewöhnlich kommt das Kind mit dem Hinterkopf zuerst und hat das Gesicht zum Rücken der Mutter gerichtet. Bei anderen Kopfstellungen kann das Köpfchen sich manchmal noch drehen. Bleibt die Lage weiterhin ungünstig, weil das Kind »sich querstellt«, muss je nach Situation ein Kaiserschnitt gemacht werden oder ist die Hilfe der Saugglocke oder der Geburtszange nötig (siehe S. 323).

ungünstige Lage des Köpfchens

Komplikationen des Kindes unter der Geburt

Die Herzfrequenz

Zur Beurteilung des kindlichen Befindens unter der Geburt stehen in erster Instanz die kindlichen Herztöne zur Verfügung. Was früher mit dem Holzrohr gehört wurde, wird heute fast ausschließlich mit dem Cardiotokogramm (CTG, siehe auch S. 211) registriert. Der Vorteil der CTG-Überwachung ist, dass jetzt eine kontinuierliche Beurteilung der Herzaktion des Kindes möglich ist, wobei vor allem der Einfluss der Wehen auf die Herzfrequenz wichtig ist. Es ist in der Regel nicht nötig, dass während der ganzen Eröffnungsperiode ein CTG geschrieben wird. Oft sind es Absicherungsgründe, die dazu führen, dass in vielen Kliniken doch durchgehend kontrolliert wird. Für viele Frauen ist es eine Erleichterung, wenn sie auch »unverkabelt« liegen oder herumlaufen können. Nur bei kritischen Verläufen kann es nötig sein, dass ohne Unterbrechungen die Herzfrequenz registriert wird.

kontinuierliche Überwachung

In Ausnahmesituationen, d.h. wenn es schwierig ist, das CTG über die Bauchdecke zu registrieren (z.B. bei einer dickeren Bauchdecke oder einem sehr beweglichen Kind), kann die Herzfrequenz auch über eine so genannte Schädelelektrode abgeleitet werden. Dazu wird ein feines Kabel in der Kopfhaut des Kindes befestigt. Hiermit werden die elektrischen Veränderungen, die durch den Herzschlag erzeugt werden, registriert und die Herzfrequenz daraus abgeleitet. Diese Elektrode am Kopf wird für das Kind zumindest unangenehm oder schmerzhaft sein, wobei dies aber viel-

Schädelelektrode

leicht im Vergleich zu den Schmerzen, die durch den Wehendruck entstehen, eher gering ist. Zwingende Gründe für diese so genannte interne Ableitung gibt es allerdings selten. In manchen Fällen kann es auch Bequemlichkeit des Kreißsaalpersonals sein, um nicht immer wieder über die Bauchdecke die Herztöne suchen zu müssen.

Wie schon in der Einleitung dieses Kapitels erwähnt, ist die Geburt nicht nur für die Mutter, sondern auch für das Kind eine große Anstrengung. Erstens wird durch die Wehen viel Druck ausgeübt, der sich vor allem auf den kindlichen Kopf konzentriert, indem dieser den Muttermund langsam weitet. Dieser zarte kindliche Kopf muss den straffen Muttermund und den engen Geburtskanal dehnen und öffnen. Wenn der Wehendruck sehr groß ist oder wenn das Köpfchen nicht so viel aushalten kann – z.B. bei einer Frühgeburt –, kann die Herzfrequenz während der Wehen niedriger sein. Anschließend erholt das Kind sich wieder. Wird es aber zu viel oder hält dies zu lange an oder ist ein baldiges Ende der Entbindung noch nicht abzusehen, kann dieser Herzfrequenzabfall während oder auch nach einer Wehe zu einer Sauerstoffmangel- oder -unterversorgung des Kindes führen. In diesem Fall muss die Geburt möglichst bald zu ihrem Ende kommen. Abhängig von dem Stadium der Geburt kann das einen Kaiserschnitt bedeuten oder eine vaginale Geburt gegebenenfalls mit Hilfe von Zange oder Saugglocke.

zeitweilig erniedrigte Herzfrequenz

Es ist aber sicher nicht so, dass es dem Kind bei jedem Herzfrequenzabfall schlecht geht. Auch in diesem »Alter« haben die Kinder einige Reserven und können schon viel ertragen. Anhand von mehreren Kriterien im CTG kann beurteilt werden, ob in Ruhe weitergemacht werden kann oder ob eingegriffen werden muss. Im Zweifelsfall besteht die Möglichkeit, während der Geburt einige Tröpfchen Blut vom kindlichen Kopf zu entnehmen. Durch diese Blutuntersuchung kann festgestellt werden, wie die Sauerstoffversorgung ist und ob es dem Kind damit noch gut geht. Man nennt das eine Mikroblutuntersuchung (MBU). In manchen Kliniken werden solche Blutuntersuchungen relativ häufig gemacht.

Untersuchung der Sauerstoffversorgung

Der Mutterkuchen

Eine andere Ursache für eine Mangel- oder Unterversorgung während der Geburt ist eine nachlassende Funktion des Mutterkuchens. Gegen Ende der Schwangerschaft nehmen die Reserven des Mutterkuchens ab. Trotzdem wird die Versorgung des Kindes im Ruhezustand noch optimal sein.

Während einer Wehe ist die Durchblutung der Plazenta vermindert. Bei ausreichenden Reserven ist die Versorgung des Kindes gewährleistet. Reichen diese jedoch nicht mehr aus, kann es während oder nach einer Wehe zu einer kurzfristigen Unterversorgung und damit zu einem Herzfrequenzabfall kommen.

kurzfristige Unterversorgung

Auch hier hängt es vom Ausmaß und der Dauer der Unterversorgung und von der gesamten geburtshilflichen Situation ab, wie weiter verfahren wird. Manchmal muss mit Kaiserschnitt, Glocke oder Zange eingegriffen werden, manchmal kann weiter abgewartet werden.

Mit großer Sorgfalt wird versucht, dem Eintreten eines Sauerstoffmangels unter der Geburt vorzubeugen, um somit dem Kind einen optimalen »Grenzübergang« zu ermöglichen. Aus diesem Grund wird der Verlauf der kindlichen Herzfrequenz während der Geburt überwacht.

Die Nabelschnur

Eine dritte Ursache von kindlicher Unterversorgung ist die Nabelschnurkomplikation. Am bekanntesten ist die Nabelschnurumschlingung um den Hals des Kindes. Während der Schwangerschaft hat das Kind viel Platz, um sich in der Fruchtblase zu bewegen. Es kann auch mit der Nabelschnur »spielen« und diese sich um den Hals oder um einen anderen Körperteil schlingen.

Nabelschnurumschlingung

Wenn es zur Geburt kommt und die Wehen einsetzen, wird das Kind heruntergedrückt. Dabei kann die Nabelschnur unter Spannung geraten und sich während des Wehendrucks zuziehen oder zugedrückt werden. In dem Moment lässt die Blutzufuhr zum Kind nach, es entsteht ein Herzfrequenzabfall und ein Sauerstoffmangel. Sobald die Wehe vorbei ist und der Druck auf die Nabelschnur aufhört, normalisiert sich die Frequenz wieder. Je nach Ausprägung dieser Frequenzveränderungen und angesichts der übrigen geburtshilflichen Situation kann der Geburtshelfer beurteilen, ob ein Abwarten noch zumutbar für das Kind ist oder ob eingegriffen werden muss.

Die Lage des Kindes und die Mehrlingsgeburt

Es ist eine bemerkenswerte Geste, dass das Ungeborene gegen Ende der Schwangerschaft meistens mit dem Kopf nach unten liegt. Das Köpfchen liegt relativ fest und unbeweglich halb auf und im Becken der Mutter, die Beine sind frei beweglich nach oben gerichtet. Es ist genau das Gegenbild zur Haltung der Mutter. Wenn das Kind geboren wird, kommt es mit seinem Kopf zuerst auf die Erde, der Körper kommt nach.

Gegenbild zur Haltung der Mutter

Der Kopf ist bei der Geburt der Körperteil, der schon am meisten »fertig« ist. Er hat schon mehr als die Hälfte seiner endgültigen Größe erreicht. Somit wird er im Vergleich zum übrigen Körper nur noch wenig wachsen.

Warum liegt das Kind mit dem Kopf nach unten, warum kommt es meistens mit dem Kopf zuerst? Eine »pragmatische« Antwort kann sein, dass es für den Geburtsvorgang am günstigsten ist, wenn der harte Kopf den Muttermund aufdehnt. Aber es ist vielleicht nicht die einzige Antwort. Wahrscheinlich will die Natur mit dieser Geste noch mehr über das Wesen des Ungeborenen und sein Verhältnis zur Erde ausdrücken.

Die Schädellage

häufigste Lage

Die »normale« und weitaus häufigste ist also die Schädellage. Es ist die günstigste Lage für die Geburt. Der Kopf ist der härteste Körperteil und damit lässt sich der Muttermund am einfachsten aufdehnen. Außerdem ist der Kopf der größte Körperteil, und wenn dieser durch den Geburtskanal hindurchgekommen ist, folgt der Rest problemlos.

Die Steißlage

Etwa 7% der Kinder liegen gegen Ende der Schwangerschaft mit dem Kopf nach oben. Auch ein Kind in Steißlage kann in den meisten Fällen problemlos spontan geboren werden.

ungünstige Aspekte

Die Steißlagegeburt hat aber zwei Aspekte, die ungünstig sein können:

- Weil der Muttermund von dem weichen Po aufgedehnt wird, kann die Eröffnung länger dauern als bei der Schädellage;
- echte Probleme entstehen, wenn der Po und ein Großteil des Körpers geboren ist und der Kopf durch seine Größe nicht oder nur verzögert folgt. Wenn der Durchtritt des Kopfes durch das mütterliche Becken mühevoll ist und viel Zeit kostet, kann die Sauerstoffversorgung über die Nabelschnur unzureichend werden, da diese dabei zugedrückt ist.

Größenverhältnisse

Was bei der Entbindung aus einer Steißlage Probleme verursachen kann, sind die Größenverhältnisse und damit die Sauerstoffversorgung. Aus diesem Grunde war es längere Zeit hierzulande in den meisten Kliniken üblich, bei Steißlage häufig von vornherein einen Kaiserschnitt zu machen. Beim ersten Kind wurde bis vor einigen Jahren fast immer ein Kaiserschnitt durchgeführt.

Heute ist die allgemeine Einstellung der Frauenärzte / -ärztinnen zu der Steißlagengeburt differenzierter. Gegen Ende der Schwangerschaft wird mit Ultraschall sorgfältig die Größe des kindlichen Kopfes gemessen und mittels einer gynäkologischen Untersuchung ein Eindruck von den Größenverhältnissen des mütterlichen Beckens gewonnen. Sind diese und andere Voraussetzungen günstig, steht im Prinzip einer spontanen Steißgeburt nichts im Wege.

die Eltern haben meist die Wahl

Es wird dann, auch wenn es das erste Kind ist, ausführlich mit den Eltern über beide Entbindungsmöglichkeiten mit ihren Vor- und Nachteilen gesprochen. Aus heutiger Sicht sind beide Wege gleichwertig, und es kann von der Mutter oder den Eltern in Absprache mit dem Geburtshelfer frei der eine oder andere Weg gewählt werden. Dies setzt natürlich eine gute Aufklärung über die Risiken sowohl der Steißlagenentbindung als auch des Kaiserschnitts voraus. Ein Vorteil der normalen Entbindung liegt darin, dass die Anstrengung und die Empfindungen während der Geburt sowohl für die Mutter als auch für das Kind eine wichtige Erfahrung sein können. Andererseits sind die Risiken für das Kind bei einer Geburt aus der Steißlage wahrscheinlich etwas höher als bei der Schädellagengeburt. Die Risiken eines Kaiserschnitts sind für die Mutter heute nur noch geringfügig höher als bei der normalen Geburt.

Vor- und Nachteile der normalen Geburt

In einigen Kliniken wird in geeigneten Fällen versucht, das Kind in der Gebärmutter mit bestimmten Handgriffen und Druck von außen zu drehen. Hierzu wird die Gebärmutter meistens mit einem Medikament optimal entspannt, um die besten Wendungschancen zu bekommen. In manchen Situationen kann diese Wendung als dritte Alternative neben der normalen Geburt und dem Kaiserschnitt gelten. Aber auch diese Wendung hat ihre Risiken.

Drehungsversuche

Wie schließlich entschieden wird, hängt von vielen individuellen Umständen ab und muss im Gespräch und in sorgfältigen Überlegungen abgewägt werden.

alternative Wendungsversuche

Ein alternativer »Wendungsversuch« kann mit der »indischen Brücke« vorgenommen werden. Hierbei geht es darum, dass das Becken der Schwangeren höher liegt als ihr Oberkörper, so dass das Kind aus dem Becken »hochrutscht« und sich dann drehen kann. Wenn es nach der 34./35. Woche immer noch in Steißlage liegt, können ein- oder zweimal pro Tag für ca. zehn Minuten ein paar Kissen unter das Becken gelegt werden. Genauso gut kann die Frau, liegend auf dem Bett, ihre Beine über die Schultern des vor ihr knienden Partners legen, so dass ihr Becken auf seinem Schoß ruht. Zu steil braucht es nicht zu sein und anstrengend soll es auch nicht werden. Wichtig dabei ist eine optimale Entspannung. Häufig ist hierdurch eine Drehung zu erreichen.

Anfangs haben wir uns über die Gebärde der Schädellage gewundert und stellten die Frage, was diese nach unten gerichtete Haltung wohl ausdrücken will. Warum gibt es nun andere Kinder, die während der letzten Schwangerschaftsmonate auf ihrem Po »sitzen«, den Kopf nach oben haben, wie die Mutter? Es ist bestimmt ein anderes »Auf-die-Welt-Kommen«, ob zuerst mit dem Kopf oder zuerst mit dem Po oder sogar mit den Beinen. Manchmal ist es fruchtbar, sich solche Fragen zu stellen, auch wenn eine Antwort noch nicht in Sicht ist.

Die Querlage

Es gibt noch eine seltene Lage, die Querlage, wobei das Kind quer in der Gebärmutter liegt, sozusagen in der horizontalen statt in der vertikalen Richtung. Aus dieser Lage ist selbstverständlich keine normale Geburt möglich und es muss ein Kaiserschnitt gemacht werden. Die Ursache einer Querlage kann eine untypische Lage des Mutterkuchens sein oder eine untypische Form der Gebärmutter, eventuell entstanden durch Myome. Aber das Kind kann sich auch ohne nachweisbaren Grund »quer stellen«. Manchmal ist eine Drehung in Schädellage möglich.

keine normale Geburt möglich

Die Zwillingsgeburt

Bei der Zwillingsgeburt gibt es verschiedene Lagemöglichkeiten. Es können alle Variationen der genannten Lagen vorkommen, wobei es manchmal nötig ist, von vorneherein einen Kaiserschnitt zu machen. Am häufigsten sind beide Kinder in Schädellage, am zweithäufigsten ist eines in Schädellage und das andere in Steißlage. Aber es können auch beide quer liegen.

häufigste Lagen

Eine Zwillingsgeburt erfordert natürlich eine doppelte Sorgfalt, da sie anfälliger für Komplikationen ist. Häufiger als normal wird ein Wehentropf zur Unterstützung benötigt, wenn die große, ausgedehnte Gebärmutter selbst nicht mehr genug Kraft aufbringen kann. Da es unter Umständen schwierig ist, die Herzfrequenz beider Kinder zu registrieren und zu beurteilen, kann es nötig sein, die Frequenz des ersten Kindes mit der erwähnten Schädelelektrode (siehe S. 309 f.) abzuleiten.

anfälliger für Komplikationen

Trotz erhöhter Wachsamkeit und aufgrund der Tatsache, dass bei einer Zwillingsgeburt mehr Menschen (meistens zwei Hebammen, zwei ÄrztInnen, manchmal zwei KinderärztInnen) anwesend sind, herrscht im Kreißsaal häufig eine freudig heitere, erwartungsvolle Stimmung von einer Art, wie es sie bei Einlingsgeburten nicht gibt.

andere Stimmung

Der Mutterkuchen: Aufgabe, Lage und Komplikationen

Der Mutterkuchen ist als Ernährungs- und Versorgungsorgan des Kindes aufzufassen. Er erfüllt alle Funktionen, die später von den eigenen Organen selbständig übernommen werden. In der frühen Schwangerschaft entwickelt sich die erste Anlage der Plazenta so, dass sie etwas in das mütterliche Gewebe der Gebärmutter eindringt. Hierdurch entsteht eine gut durchblutete, in gewissem Sinne wunde (d.h. in diesem Falle offene) Stelle, an der die Plazenta direkt aufliegt. Wie eine nach außen gestülpte Lunge (und Darm) mit einer langen Verbindungsschnur zum Nabel des Kindes liegt der Mutterkuchen auf dieser Wunde in der Gebärmutterwand und nimmt aus dem mütterlichen Blut das, was er braucht, um es dem Kind zukommen zu lassen. Sobald das Kind dieses Organ nicht mehr braucht, nämlich nach der Geburt, wird es abgelegt oder besser gesagt zurückgelassen. Die eigenen Organe müssen jetzt seine Aufgaben übernehmen: Die Lunge muss sich sofort entfalten, der Darm kann sich etwas mehr Zeit lassen.

übernimmt Organfunktionen

Stoffaustausch

In der frühen Schwangerschaft liegt der Mutterkuchen um den ganzen Embryo herum, im Laufe der Zeit wächst er weniger schnell als die Fruchtblase und konzentriert sich so an einer Stelle. Ab der Mitte der Schwangerschaft kann man von einer deutlichen Lage des Mutterkuchens sprechen. Diese Lage ist mit Ultraschall zu sehen. Man spricht von einer Vorderwandplazenta, wenn der Mutterkuchen in Richtung der mütterlichen Bauchdecke an der Gebärmutterwand haftet. Bei der Hinterwandplazenta liegt er in Richtung des mütterlichen Rückens. Er kann auch seitlich oder oben liegen. Für den Schwangerschaftsverlauf und für die Geburt spielt das keine wesentliche Rolle.

Lage des Mutterkuchens

Liegt er aber halb oder ganz vor dem Muttermund, also vor dem »Ausgang«, dann wird es Probleme geben. Bei einer auf 250 Geburten kann dies vorkommen.

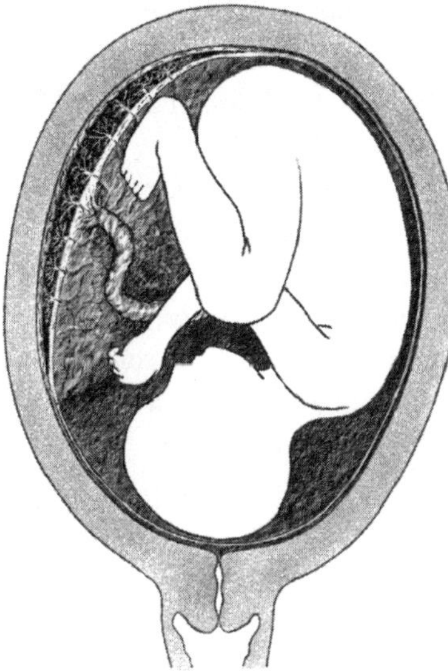

Im Mutterkuchen kommt der kindliche Blutkreislauf in engen Kontakt mit dem mütterlichen Blut. Auf diese Weise versorgt die Plazenta das Kind mit allen Stoffen, die es braucht, und ersetzt die Funktionen, die später von den Organen übernommen werden.

Der vorliegende Mutterkuchen (Plazenta prävia)

Die Risiken eines vorliegenden Mutterkuchens sind von zweierlei Art:

Risiken

- Während der Schwangerschaft kann es zu Blutungen kommen, wenn sich durch Dehnung der Gebärmutter oder Druck auf den Muttermund der Mutterkuchen etwas ablöst. Aus der wunden Stelle der Gebärmutter kann es dann zu leichten bis stärkeren Blutungen kommen. Dies wiederum kann die Entstehung von vorzeitigen Wehen fördern.
- Wenn der Mutterkuchen auch gegen Ende der Schwangerschaft noch vor dem Muttermund liegt, kann das Kind nicht auf normalem Wege geboren werden. Weil der »Ausgang versperrt« ist, muss ein Kaiserschnitt gemacht werden.

Blutungen und Wehen

Treten bei vorliegendem Mutterkuchen schon in der Mitte der Schwangerschaft Blutungen ein und besteht eine Wehenbereitschaft, kann strenge Bettruhe mit gegebenenfalls Wehenhemmung über viele Wochen nötig sein. Dies ist oft nur im Krankenhaus mit der notwendigen Überwachung zu gewährleisten.

Die vorzeitige Lösung

Unabhängig von der Lage des Mutterkuchens kann es in seltenen Fällen vor der Geburt zu einer teilweisen oder kompletten Lösung der Plazenta von der Gebärmutterwand kommen.

Symptome

Plötzlich auftretende sehr starke Schmerzen, ein harter Bauch und manchmal, aber nicht immer Blutungen können ein Hinweis darauf sein. Für Mutter und Kind kann dies eine akut bedrohliche Situation bedeuten. Direkte Kontrolle in einer Geburtsklinik ist angesagt, und, bei Bestätigung der Diagnose, ein Kaiserschnitt.

Die Ursachen für solch eine Lösung sind meisten unbekannt. Sie kommt glücklicherweise nur selten vor: etwa ein- bis zweimal auf 1000.

Geburtshilfliche Eingriffe: Kaiserschnitt, Saugglocke, Zange

verschiedene Hilfsmittel

Wenn das Kind während der Geburt in Not gerät, wenn es für das mütterliche Becken zu groß ist oder aus einem anderen Grund nicht auf natürlichem Wege geboren werden kann, gibt es einige Hilfsmittel. Entweder durch den Kaiserschnitt, wenn der Muttermund noch nicht vollständig geöffnet und das Köpfchen noch nicht tief genug ins mütterliche Becken eingetreten ist, oder sonst mit der Saugglocke oder der Geburtszange kann Kind und Mutter geholfen werden. Sollte dies nötig sein, verläuft die Geburt anders, als die Eltern es sich vorgestellt haben. Da aber das Befinden und unter Umständen sogar das Leben des Kindes (und in Ausnahmefällen auch das der Mutter) auf dem Spiel stehen, gehört diese Maßnahme dann zu dem individuellen Geburtserlebnis dazu.

immer mehr Eingriffe

Hier darf nicht unerwähnt bleiben, dass die Zahl der geburtshilflichen Eingriffe in den letzten zwei Jahrzehnten deutlich gestiegen ist. Eine Erklärung hierfür sind die zunehmend verbesserten Möglichkeiten der Geburtsüberwachung, durch die auch kürzere Phasen der Mangelversorgung registriert werden können. Ein erhöhtes Sicherheitsbedürfnis und die Angst, irgendetwas unbeachtet zu lassen und später dafür vielleicht angeklagt zu werden, bringt Geburtshelfer dazu, auf der »vorsichtigeren« Seite zu bleiben und lieber einen Kaiserschnitt zu viel als einen zu wenig zu machen. In Deutschland wird zur Zeit fast jedes vierte Kind durch einen Kaiserschnitt geboren.

übertriebenes Sicherheitsdenken

Erst in jüngster Zeit entstehen hier und da Bedenken über diese Entwicklung. Überwachung und Sicherheitsdenken sind sinnvoll und berechtigt. Damit kann man aber auch über das Ziel hinausschießen. Wer alle Risiken ausschließen möchte, darf eigentlich nicht schwanger werden. Das Leben wie auch Schwangerschaft und Geburt bedeuten in gewissem Sinne ein Wagnis. Hierzu braucht es Mut, Hoffnung und Zuversicht.

Aus kritischen Kreisen wird immer wieder der Vorwurf laut, dass die intensive Überwachung als solche durch Spannungen bei der Gebärenden und bei den Geburtshelfern bedrohliche Situationen herbeiführen kann, so dass gerade dadurch Eingriffe notwendig werden. Wie bei vielen medizinischen Möglichkeiten kommt es immer darauf an, wie damit umgegangen wird.

Kaiserschnitt

primärer Kaiserschnitt

Wenn von vornherein klar ist, dass eine normale Geburt nicht möglich ist – z.B. bei vorliegendem Mutterkuchen, bei Querlage und manchmal bei Steißlage des Kindes –, wird ein so genannter primärer Kaiserschnitt gemacht. Primär heißt hier, dass eine normale Geburt gar nicht erst versucht wird. Ein primärer Kaiserschnitt kann in Ruhe besprochen und dann geplant werden. Meist wird ein Zeitpunkt einige Tage vor dem errechneten Termin gewählt, es sei denn, es treten schon vorher Wehen ein.

sekundärer Kaiserschnitt

Sekundär nennt man einen Kaiserschnitt, wenn zuerst eine normale Geburt angestrebt wurde und sich im Verlauf der Entbindung herausstellt, dass es auf diesem Wege doch nicht geht. Der Grund dafür kann beim Kind liegen, oder aber bei der Mutter. Ein kindlicher Grund wäre z.B. eine zunehmende Verschlechterung der Herzfrequenz. Je nach Ernst der Lage gibt es einen mehr oder weniger großen Zeitdruck. Unter Umständen kann ein sehr eiliger Kaiserschnitt notwendig sein.

Ein anderer Grund für einen sekundären Kaiserschnitt ist gegeben, wenn sich im Laufe der Geburt zeigt, dass das Köpfchen nicht durch das mütterliche Becken passt. Es kann entweder für dieses Becken absolut zu groß sein, was meistens nicht vor der Geburt festzustellen ist, oder der Kopf dreht sich während der Geburt in eine ungünstige Stellung. Normalerweise kommt der Kopf mit dem Hinterkopf zuerst, das Angesicht zum Rücken der Mutter gewendet. Diese Haltung ist für den Geburtsvorgang am günstigsten. Liegt das Kind anders, kann es entweder schwieriger werden oder unmöglich. Dann ist der Kaiserschnitt die einzige Lösung.

der »erste« Kaiserschnitt

Wahrscheinlich war der römische Kaiser Caesar nicht das erste Kind, das durch einen Kaiserschnitt geboren wurde, aber es war wohl das erste Kaiserschnitt-Kind, das berühmt wurde. Laut Überlieferung hat seine Mutter diese Operation sogar überlebt. Sie starb erst, als der Sohn zehn Jahre alt war.

Durch die operativen Fortschritte und durch die Narkosemöglichkeiten haben aber erst seit etwa hundert Jahren die Risiken des Eingriffs für die Mutter deutlich abgenommen.

Vorgehen

Vorgehen: Als Vorbereitung auf die Operation muss die Schambehaarung rasiert werden. Ein Dauerkatheter wird in die Harnblase gelegt, und in die Armvene kommt ein Tropf. In der Regel wird als Narkose die Peridural- oder die Spinalnarkose benutzt, da die Frau dabei wach bleiben kann und die Narkosebelastung für das Kind wesentlich geringer ist. Nur noch in Ausnahmen oder wenn große Eile geboten ist, wird eine Vollnarkose durchgeführt. Bei der eigentlichen Operation werden zuerst die Haut und die Bauchdecke oberhalb der Schamhaargrenze eröffnet, um so in die Bauchhöhle zu gelangen. Die Gebärmutter wird im unteren Bereich quer aufgeschnitten und das Kind durch diese Öffnung herausgeholt und gleich abgenabelt. Von der anwesenden Hebamme wird es in Empfang genommen und versorgt. Nachdem auch der Mutterkuchen herausgenommen ist, können die verschiedenen Schichten wieder vernäht werden. Ein unkomplizierter Kaiserschnitt dauert in der Regel 20 bis 40 Minuten.

»sanfte« Operationsmethode

In letzter Zeit wird vermehrt eine als »sanft« bezeichnete Operationsmethode (nach Misgav-Ladach) angewandt, wobei so wenig Gewebe wie möglich geschnitten und das meiste stumpf mit den

Fingern erweitert und gedehnt wird. Dies hat den Vorteil, dass weniger Gewebe verletzt wird, die Heilung anschließend schneller verläuft und die Operationsdauer deutlich kürzer ist.

nach der Operation

Nach der Operation können während der ersten zwei bis drei Tage, wie nach jeder anderen Bauchoperation, noch etwas Wundschmerzen auftreten. Langsamer Kostaufbau und Infusionen, bis der Darm sich von dem Eingriff erholt hat, sind erforderliche Maßnahmen. Nach drei bis vier Tagen ist das körperliche Befinden meist schon gut, die Seele braucht oft noch etwas länger. Normalerweise spricht nichts dagegen, am Tag der Operation schon mit dem Anlegen und Stillen anzufangen. Der Wochenfluss ist nach einem Kaiserschnitt viel weniger und schneller vorbei als nach einer normalen Geburt.

die nächste Geburt

Der Spruch »einmal Kaiserschnitt, immer Kaiserschnitt« gilt heute nicht mehr. Wer ein- oder auch zweimal einen Kaiserschnitt hatte, kann bei einer nächsten Schwangerschaft im Prinzip auch normal entbinden, wobei dies natürlich von den Gründen abhängt, die den Kaiserschnitt erforderlich machten. Es wird aber meistens empfohlen, mit einer erneuten Schwangerschaft ein Jahr zu warten, um den Narben in der Gebärmutterwand Zeit zum Abheilen zu geben.

Erholung

In der Regel bleibt eine Frau nach einem Kaiserschnitt etwa sieben Tage stationär. Obwohl die erste Erholung recht schnell geht, kann es noch lange dauern, bis sie sich wieder fit und kräftig fühlt. Schonung und Zurückhaltung sind in den ersten Wochen deshalb ratsam, um einen Rückschlag zu vermeiden.

statistische Zahlen

In Deutschland lag 2000 die durchschnittliche Kaiserschnittrate bei 24% (1993 waren es noch 16%!).

die Perspektive des Kindes

Macht es für das Kind etwas aus, ob es per Kaiserschnitt oder auf »normalem« Wege zur Welt kommt? Die Antwort ist eindeutig: ja! Die Art der Geburt eines jeden Menschen ist typisch für ihn, es gehört zu seiner Eigenart, zu der Färbung seiner Biographie. Ob ein Kind mühsam in stundenlanger Schwerstarbeit geboren wird oder innerhalb kurzer Zeit »herausflupt«, ob es mit der Saugglocke oder per Kaiserschnitt geholt werden muss, ob es sich sofort laut schreiend meldet oder erst eine längere Eingewöhnungszeit braucht, aber auch, ob es morgens früh oder spät abends kommt, all das sind Besonderheiten, die einerseits das Leben mitprägen und andererseits zu den Eigenheiten dieses individuellen Menschen gehören.

der Tastsinn

Beim Kaiserschnitt kommt noch etwas Besonderes dazu. Der meist mühsamere Weg durch den engen Geburtskanal hindurch ist wie ein erstes intensives Tasterlebnis zu verstehen. Das »Kaiserschnitt-Kind« hat diesen Widerstand und diese Tasterfahrung nicht bekommen. In der modernen Entwicklungspsychologie des Kindes wird zunehmend auf die Bedeutung der frühen Entwicklung des Tastsinns hingewiesen. Körperkontakt, natürliche Materialien der Kleidung und des Spielzeugs unterstützen demnach die stabile Entwicklung des Kindes.

Wenn einem Kind seine erste intensivste Erfahrung nicht gegeben werden kann (weil ein Kaiserschnitt dringend notwendig war), muss darauf geachtet werden, dass der Tastsinn in den ersten Lebensjahren vermehrt berücksichtigt wird. Wenn ein Kaiserschnitt zu umgehen ist (beim so genannten Wunsch-Kaiserschnitt), sollte dieser Aspekt zumindest mit überlegt werden.

Der Wunsch-Kaiserschnitt

Kliniken als Dienstleistungs-unternehmen

Seit einigen Jahren gibt es zunehmend Kliniken, die es den schwangeren Frauen selber überlassen wollen, ob sie ihr Kind per Kaiserschnitt oder auf vaginalem Wege gebären wollen. Da sich inzwischen die Risiken für die Mutter beim Kaiserschnitt nur noch gering von denen der »normalen« Geburt unterscheiden, sollte es der Frau freigestellt werden, wie sie entbinden will, meinen einige Geburtshelfer. Es gibt viele Frauen, die die Belastung und den Schmerz einer vaginalen Entbindung umgehen wollen und sich dafür lieber geplant operieren lassen möchten. In Fachkreisen wird diese Tendenz (noch) kontrovers diskutiert, obwohl viele Kliniken sich als Dienstleistungs-Unternehmen verstehen und auf möglichst viele Wünsche ihrer Patienten eingehen. Als Trend passt der Wunsch-Kaiserschnitt in die leidfreie Gesellschaft, die eine schmerzfreie Geburt ermöglichen möchte.

Saugglocke und Geburtszange

Wenn der Muttermund ganz eröffnet ist und das Köpfchen schon tief genug in das mütterlichen Becken eingetreten ist, kann die Phase der Presswehen anfangen, und das Kind ist bald geboren. Auch in dieser Phase können noch Situationen eintreten, die Hilfe von außen erforderlich machen. Gründe hierzu können sein: ***Gründe***

- eine Verschlechterung der Herzfrequenz und damit ein möglicher Sauerstoffmangel beim Kind;
- eine unzureichende Wehen- und Presskraft, vor allem, wenn das Kind einen großen Kopf hat oder das Köpfchen nicht günstig liegt und dadurch schwerer durch das Becken hindurchkommt.

In der Regel ist in dieser Geburtsphase kein Kaiserschnitt mehr nötig. Es reicht eine Unterstützung für den normalen Geburtsweg. Dies kann die Saugglocke oder die Geburtszange sein, mit der während einer Presswehe der Kopf gelenkt und etwas mitgezogen wird. Eine aktive Beteiligung der Gebärenden, d.h. kräftiges Mitpressen, ist dabei die Voraussetzung. So wird von der Mutter von oben geschoben und gepresst und vom Geburtshelfer gleichzeitig von unten gezogen.

Die *Saugglocke* (Vakuum-Extraktor) besteht aus einem großen Saugnapf aus Metall oder Kunststoff. Sie wird auf den kindlichen Kopf aufgesetzt und bleibt dann durch Unterdruck kräftig haften. Während einer Presswehe kann dann vorsichtig mit der Saugglocke gezogen und gelenkt werden. ***Saugglocke***

Wenn das Kind geboren ist, ist häufig an der Stelle, wo die Glocke saß, eine Beule zu sehen. Dies ist eine harmlose Schwellung, die in der Regel nach ein bis drei Tagen wieder abgeklungen ist. Ein wenig Arnika-Salbe unter dem Mützchen wirkt lindernd.

Die Vakuum-Extraktion ist eine Methode, die erst seit ungefähr vierzig Jahren in dieser Form zur Verfügung steht, Versuche in dieser Richtung gab es aber schon vor zweihundert Jahren.

Die *Geburtszange* besteht aus zwei »Löffeln«, die um das Köpfchen gelegt werden, an die Schläfen des Kindes. Der Kopf wird umfasst, indem die Stiele der beiden Löffel zusammengefügt wer- ***Geburtszange*** den. So kann, während die Gebärende in einer Wehe mitpresst, mit der Zange behutsam gezogen und gelenkt werden.

Nach der Geburt kann das Kind in Ausnahmefällen eine Druckmarke des Löffels am Kopf haben, auch diese ist nach einigen Tagen wieder verschwunden.

Im Gegensatz zu der Saugglocke gibt es die Geburtszange schon seit fast eintausend Jahren.

wann wird welche Methode angewendet?

Wann wird die Saugglocke und wann die Geburtszange benützt? Diese Frage klingt so einfach, aber die Antwort ist nicht so eindeutig zu geben. Als allgemeine Faustregel gilt, dass die Glocke gebraucht wird, wenn das Köpfchen noch etwas höher im Becken steht. Wenn es tiefer gekommen ist und schon auf den Damm drückt, ist sowohl die Glocke als auch die Zange geeignet.

Es gibt Geburtshelfer, die mit der Geburtszange »großgeworden« sind und damit sehr geschickt und schonend einem Kind bei der Geburt helfen können, andere verstehen das Handwerk mit der Saugglocke besser. So hängt es von der Fähigkeit und der Ausbildung des Arztes ab, ob im Einzelfall für die Saugglocke oder die Geburtszange entschieden wird. In vielen Situationen sind beide Methoden gleichwertig.

Risiken

In Bezug auf *Risiken* für Kind und Mutter ist zu bedenken, dass der Einsatz von Glocke oder Zange meistens einen guten Grund hat: nämlich, um einen Sauerstoffmangel oder einen zu großen Geburtsstress abzuwenden. Wenn die Risiken der Hilfe größer sind als die, die verhindert werden sollen, dann würde man natürlich nicht eingreifen.

schmerzhaft für das Kind?

Inwiefern tut man dem Kind mit der Zange oder mit der Glocke weh? Selbstverständlich spürt das Kind diese Geräte am Kopf, und es tut ihm auch weh, aber auch ohne Glocke oder Zange ist der Durchtritt des Kopfes durch das mütterliche Becken ein schmerzhafter Prozess. Die große Kraft, mit der die Mutter presst und das Köpfchen durch den engen Ausgang drückt, bedeutet Stress und Schmerz für das Kind. Bei zu großem Stress oder Sauerstoffmangel kann deshalb eine Verkürzung dieser Phase durch Glocke oder Zange sehr sinnvoll sein.

Häufigkeit

Die Häufigkeit von Saugglocken- und Zangengeburten liegt bei etwa 15%.

Dammriss und Dammschnitt

Kurz bevor das Köpfchen geboren wird, drückt es auf den Damm, um diesen zu dehnen. Der Damm muss während der Geburt enorm aufgedehnt werden. Die Hebamme bemüht sich, den Kopf nur langsam kommen zu lassen, um damit dem Damm Zeit zum Dehnen zu geben und den erforderlichen Platz entstehen zu lassen. Wenn das Dammgewebe straff ist und die letzte Phase der Geburt mit kräftigen Presswehen sehr schnell verläuft, hat der Damm nicht die Zeit nachzugeben und wird möglicherweise reißen, wenn nicht vorher geschnitten wird.

Zeit zum Dehnen

Erst in dem Moment, wenn der Damm den Kopf straff umspannt, also bei der letzten oder vorletzten Presswehe, ist einzuschätzen, ob er genügend nachgeben wird und der Kopf am Damm vorbeigeführt werden kann oder ob ein Schnitt gemacht werden muss, um einem größeren Riss vorzubeugen.

Es ist nicht nötig, mittels eines Dammschnitts jeden Riss zu verhindern. Wenn Dammrisse gut vernäht werden, heilen diese mindestens ebenso gut und beschwerdenfrei ab wie Dammschnitte. Größere Risse können sowohl beim Nähen als auch bei der Heilung Schwierigkeiten bereiten. Deshalb ist es sinnvoll, diese durch einen rechtzeitig gesetzten Schnitt gar nicht erst entstehen zu lassen.

größere Risse

Wenn der Damm so aufgedehnt ist und unter Spannung steht, ist die Empfindlichkeit des Gewebes stark herabgesetzt. Deshalb wird das Schneiden oder Reißen oft gar nicht gespürt.

wird oft gar nicht gespürt

Nach der Geburt der Plazenta wird der Schnitt oder Riss genäht. Hierbei wird immer eine örtliche Betäubung gemacht. Kleinere Risse brauchen nicht immer genäht zu werden.

Die Häufigkeit von Dammschnitten ist in den verschiedenen Kliniken und Geburtshäusern sehr unterschiedlich, sie variiert von 10 bis 80%, im Durchschnitt etwa 60%.

Häufigkeit

Schmerzen und Schmerzlinderung unter der Geburt

Die Geburt als Grenzerlebnis

die Frage nach dem Warum

Warum tut eine Geburt weh? Warum muss dieses schöne Erlebnis der Schwangerschaft durch so schmerzhafte Wehen abgeschlossen werden?

Die Geburt bedeutet, dass Kind und Mutter sich körperlich voneinander trennen müssen. Die Mutter kann sich körperlich dem Kind nicht länger so vollständig zur Verfügung stellen. Die Schwangerschaft wird ihr mehr und mehr zur Last, sie schläft schlecht, die etwas verträumte Stimmung nimmt ab und sie merkt, dass es langsam »reicht«. Sie will wieder körperlich nur sich selbst gehören. Die Geburt kündigt sich an.

Aber auch dem Kind »gefällt« es im Mutterleib immer weniger, es wird zu groß, um sich noch länger wohl zu fühlen. Das, womit die Mutter es bis jetzt versorgt hat, reicht nur noch gerade aus. Das Kind braucht langsam mehr, und vor allem etwas anderes.

Wandel der Beziehung

Die enge Einheit geht zu Ende. Die Mutter muss sich körperlich wieder selbst behaupten können. Sie muss das Kind leiblich aus sich heraus setzen, um ihm seelisch, von Mutter zu Kind oder von Mensch zu Mensch begegnen zu können. Die Geburt ist die Überleitung von einer Art organischer Symbiose zu einer seelischen Beziehung. Die umhüllende Hingabe der Schwangerschaft muss Platz machen für Wehen, das heißt für ein Heraussetzen, ein Herausbefördern auf die leibliche Ebene. Diese abweisende Gebärde der Wehen oder der Geburt wird begleitet von der freudigen Erwartung, das Kind jetzt auf neue Weise aufnehmen zu können. Die seelische Beziehung zwischen Mutter und Kind, die ja schon vorher bestanden hat, bekommt nach der Geburt eine ganz andere Bedeutung.

im Schmerz wird das Selbst erlebt

Die Mutter wird körperlich wieder mehr sie selbst, und gerade das drückt sich in dem Geburtsschmerz aus. Im Schmerz wird das Selbst und das eigene Leibliche erlebt. Nicht jemand anderes wird erlebt, sondern das Erlebnis des Schmerzes ist auf sich selbst gerichtet. Schmerz ist auch als gesteigerte leibliche Empfindung zu verstehen. Mit diesem Schmerz wird für das Kind der Weg in die Welt freigemacht. Mit jeder schmerzhaften Wehe wird die Pforte (der Muttermund) zum Erdenleben des Kindes etwas mehr geöffnet. Damit hat dieser spezielle Schmerz seine Erfüllung, seinen Sinn. Er kann anders erlebt und ertragen werden als Schmerzen, die durch eine Verletzung oder eine Krankheit entstanden sind.

die Perspektive des Kindes

Auch das Kind erlebt auf seine Weise mehr und mehr sich selbst, behauptet sich, indem es ebenfalls durch den Stress, den Schmerz und die Bedrängnis der Geburt hindurchgeht. Aber es wird diesen Geburtsschmerz wahrscheinlich nicht so leiblich empfinden wie die Mutter. Bei ihm steht ein großartiger »Grenzübergang« im Vordergrund.

ein Grenzerlebnis

Durch den Schmerz und die Anstrengung kommen viele Frauen unter der Geburt an einen Punkt, wo sie sagen, nicht mehr weiter zu können. Nicht nur das Kind, sondern auch die werdende Mutter erreicht eine Grenze: Sie fühlt sich völlig erschöpft und kann nicht mehr. Die Geburtssituation führt sie bis an die Grenze des Möglichen oder dessen, was sie für sich für möglich hält, und oft sogar darüber. Vielleicht werden in diesem Schwellenerlebnis nicht nur die Grenzen der körperlichen Kräfte erlebt, sondern auch etwas von der neuen Grenze zwischen ihr und dem Kind. Vielleicht ist es sogar ein Abglanz von den Erfahrungen des Kindes. Die Vielschichtigkeit der Erlebnisse, vom größten Schmerz und vollkommener Erschöpfung zu höchstem Glück und Euphorie spiegelt etwas von der Bedeutung des Geschehens.

größter Schmerz und höchstes Glück

Die Geburt ist nicht nur für die Frau, sondern auch für den Partner und somit für ihre Beziehung etwas Außergewöhnliches und Neues. Wird das vom Partner erkannt und ahnend verstanden, kann das für die Partnerschaft auch neue Impulse bedeuten.

Schmerzlinderung

jeder empfindet es anders

Jede Geburt bringt außergewöhnliche Schmerzen mit sich. Aber wie diese Schmerzen von jeder einzelnen Frau ertragen werden, ist unterschiedlich. Es hängt mit der leiblichen Konstitution zusammen, mit der Müdigkeit und mit der Dauer der Geburt. Aber auch die innere und äußere Stimmung und die eigene Verfassung haben ihre Wirkung. Die Stimmung im Raum, bei den Menschen, die mit dabei sind, kann unterstützend, aber auch störend auf die Verfassung der Gebärenden wirken. Drohende Komplikationen, Angst, strenge Überwachung mit wenig Bewegungsmöglichkeiten sind nur einige von den vielen negativen Einflüssen auf die Grenze dessen, was die Frau ertragen kann.

Im Vorangegangenen (S. 123 f.) sind einige schmerzlindernde und entspannende Maßnahmen beschrieben worden wie ein Bad, Massage, der Pezzi-Ball oder bestimmte Haltungen und Bewegungen. Wenn dies nicht zu dem gewünschten Erfolg führt, kann die Situation eintreten, dass Schmerz und Verspannung sich gegenseitig verstärken. Durch die Verspannung geht der Muttermund nur sehr verzögert auf, und die Geburt kommt nur langsam voran. Die werdende Mutter wird mit den Schmerzen nicht fertig und braucht *Schmerzlinderung.*

Schmerz und Verspannung

Möglichkeiten der Linderung

Zur Verfügung stehen: pflanzliche und homöopathische Medikamente, Akupunktur, allopathische schmerzlindernde Medikamente, Periduralanästhesie (PDA). Leider werden die allgemein entspannenden Maßnahmen nicht immer ausreichend eingesetzt, so dass Methoden wie die PDA schnell zur Anwendung kommen.

pflanzliche und homöopathische Mittel

Es würde den Rahmen dieses Buches sprengen, auf die einzelnen Medikamente einzugehen. Allgemein kann zu den pflanzlichen und homöopathischen Mitteln gesagt werden, dass es in dieser Gruppe Medikamente zur Schmerzlinderung, zur Verstärkung der Wehen und zur Entkrampfung gibt. Nicht jede Frau spricht gleich gut hierauf an. Die Kunst, für die einzelne Frau das richtige Medikament zu finden, ist leider nur wenigen Geburtshelfern gegeben. Eine intensive Beschäftigung mit dieser Heilmethode und ihren Medikamenten ist Voraussetzung. Benützt werden unter anderem Frauenwurzel (Caulophyllum), Jasmin (Gelsemium), Küchenschelle (Pulsatilla) und Tollkirsche (Belladonna). Das Gleiche trifft im Wesentlichen auch für die Akupunktur zu. Sie bietet manchen Frauen eine deutliche Schmerzlinderung. Von beiden Methoden sind keine Nebenwirkungen oder negative Einflüsse auf das Kind bekannt. Nicht nur in Geburtshäusern, sondern auch in immer mehr Krankenhäusern werden diese zu der Alternativ-Medizin gehörenden Behandlungen angeboten.

Akupunktur

Die allopathischen Medikamente, die zur Schmerzbehandlung eingesetzt werden, sind krampflösende Mittel und leichte bis starke Schmerzmittel. Letztere sollten zurückhaltend genommen werden, da sie sowohl für die Mutter als auch für das Kind eine allgemein dämpfende, betäubende Wirkung haben können.

allopathische Mittel

Periduralanästhesie

Die Periduralanästhesie (PDA) ist eine Methode der lokalen Betäubung. Die Nerven, die aus dem Rückenmark austreten, werden auf einer bestimmten Höhe betäubt. Dadurch wird sowohl die Schmerzempfindung als auch in geringerem Ausmaß die Muskelkraft vermindert. Je nach Dosierung des Betäubungsmedikamentes ist eine Schmerzlinderung, aber auch eine vollkommene Schmerzfreiheit zu erreichen.

unterschiedliche Dosierung

Die Periduralanästhesie wird manchmal Rückenmarkspritze genannt. Diese Bezeichnung ist falsch, denn es wird nichts *in* das Rückenmark gespritzt. Um das Rückenmark herum befindet sich ein mit Flüssigkeit gefüllter Raum (auch Liquor genannt), in dem das Rückenmark und auch das Gehirn »schwimmen«. Dieser Raum wird nach außen hin abgeschlossen durch eine Art Bindegewebsschicht, Dura genannt. Um diese Duraschicht befindet sich wiederum ein schmaler freier Raum, der so genannte Periduralraum. Zwischen den verschiedenen Wirbelkörpern treten Nerven aus dem Rückenmark heraus und durchqueren die Dura und den Periduralraum, um sich dann weiter im Körper zu verzweigen. Wenn in diesen Periduralraum ein Betäubungsmittel gespritzt wird, werden die dort verlaufenden Nerven betäubt. Das bedeutet, dass diese Nerven keine Schmerzempfindung weiterleiten können und auch die Motorik zum Teil oder ganz ausfällt.

der Periduralraum

Lässt die Wirkung der ersten Dosis nach etwa zwei bis drei Stunden nach, kann ggf. durch einen noch liegenden Katheter wieder etwas nachgegeben werden. Gegen Ende der Geburt, wenn die Pressphase ansteht, sollte die Wirkung der Betäubung fast oder ganz vorbei sein, da sonst das Mitpressen kaum möglich ist.

Dauer der Wirkung

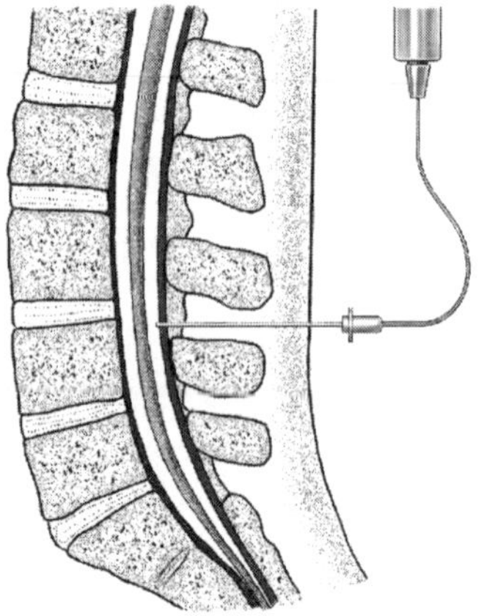

Bei der Periduralanästhesie (PDA) kann durch die Injektion eines Betäubungsmittels in den so genannten Periduralraum der Wirbelsäule die Schmerzempfindung von der Taille abwärts teilweise oder auch völlig ausgeschaltet werden.

Vorteile der PDA

örtliche Wirkung Das betäubende Medikament wirkt fast ausschließlich örtlich in diesem Periduralraum, so dass keine weitere Wirkung bei Mutter oder Kind auftritt.

Bei verzögerten Geburtsverläufen mit schmerzhaften Wehen und einer Neigung zur Verkrampfung kann die PDA Schmerzlinderung und Krampflösung bringen, um damit die Wirkung der Wehen zu verstärken und die Geburt schneller voranzubringen. **Krampflösung**

Die PDA kann auch zur Narkose bei einem Kaiserschnitt genutzt werden. Bei höherer Dosierung des Mittels wird eine vollständige Betäubung der unteren Körperhälfte erreicht, so dass schmerzfrei operiert werden kann. Manchmal merkt die Frau zwar, dass etwas gemacht wird, jedoch ohne Schmerzen. Auf diese Weise kann die Mutter das Kind, direkt nachdem es geboren ist, sehen und hören. **vollständige Betäubung möglich**

Nachteile und Risiken der PDA

Wer zum Teil in der unteren Körperhälfte betäubt ist, erlebt den Geburtsvorgang anders, weniger intensiv. Das Gefühl der Eröffnung und das Tiefergehen des Kindes wird zum Teil von der Frau nicht bemerkt. Wenn eine PDA wirklich nötig ist, wird gerade durch diesen Effekt der Teufelskreis »Schmerz-Spannung-Ver- **Geburtsvorgang wird anders erlebt** spannung« durchbrochen. Wenn es vielleicht auch ohne PDA gut gegangen wäre, könnte vor allem im Nachhinein ein Bedauern über das Versäumte empfunden werden. Ein Nachteil ist auch, dass bei höheren Dosierungen die Muskelkraft abnimmt, so dass die Gebärende vorübergehend nicht mehr gut herumlaufen kann.

Minderung der Muskelkraft

Manchmal kann es beim oder kurz nach dem Spritzen zu einer Kreislaufschwäche kommen, die in seltenen Fällen auch eine vorübergehende Kreislaufschwankung des Kindes verursachen kann.

der Kreislauf

Zusammenfassung: Die Periduralanästhesie kann als sehr geeignete und hilfreiche Schmerzlinderung für langwierige und schwere Geburten betrachtet werden. Abhängig von der Klinik wird sie bei 5% bis 40% der Entbindungen eingesetzt (im Durchschnitt 20%).

Häufigkeit

Der Umgang mit Schmerzen

Keine Frau kann vorher sagen, wie sie die Geburtsschmerzen verarbeiten wird. Wer sonst nicht sehr schmerzempfindlich ist, kann vielleicht plötzlich schlecht mit den Wehenschmerzen umgehen, und auch das Umgekehrte kommt vor. Bei der Geburt wird die Frau in eine Situation versetzt, die mit nichts zu vergleichen ist. Sie weiß nicht, wie sie da reagieren wird.

unvorhersagbare Situation

Manche Frauen nehmen sich ganz bewusst vor, auf alle Schmerzmittel zu verzichten, und wollen eine natürliche Geburt. Solche Überlegungen sind sehr wichtig und stärken für eine schwierige Situation. Während der Geburt selbst geht es aber um die Kunst, sich auf das Geschehen einzulassen und manchmal den Empfehlungen der begleitenden Hebamme zu folgen, auch wenn diese nicht ganz mit den eigenen Vorstellungen übereinstimmen. Zu strenge Vorstellungen können einem auch im Wege stehen.

sich auf das Geschehen einlassen

Die Geburt führt Mutter und Kind an eine Grenze. Trotz Anstrengung, Schmerz und Stress kann dieses Erlebnis ein einmaliger Höhepunkt werden, für die Mutter bewusst erlebbar, für das Kind bedeutungsvoll als Eintritt in das eigene Leben.

Blasensprung

die Aufgabe der Fruchtblase

Die Fruchtblase ist eine dünne, durchsichtige Haut, aus zwei aufeinander liegenden Schichten bestehend. Sie birgt das Fruchtwasser, gegen Ende der Schwangerschaft etwa einen Liter. Fruchtwasser ist eine klare Flüssigkeit, mit einigen kleinen weißen Käseschmiereflocken durchsetzt und von süßlichem Geruch. Außerdem schützt die Fruchtblase ihren »Inhalt«, das Ungeborene und das Fruchtwasser, gegen Einflüsse von außen. Bakterien und Viren können nicht (oder selten) aus der Scheide in die Fruchthöhle eindringen. Diese umhüllende und schützende Aufgabe erfüllt die Fruchtblase normalerweise so lange, bis der Zeitpunkt der Geburt erreicht ist.

Bei den meisten Schwangeren öffnet sich die Fruchtblase während der Geburt. Manchmal wird sie aufgemacht, um die Wehen etwas anzuregen, oder wenn die Blase bei vollständig geöffnetem Muttermund noch nicht von selbst aufgegangen ist.

vorzeitiger Blasensprung

Trotzdem ist es keine Seltenheit (etwa bei jeder fünften Schwangeren), dass unerwartet Fruchtwasser abgeht, noch bevor Wehen eingesetzt haben. Man nennt dies einen vorzeitigen Blasensprung.

Anregung von Wehen

Befindet sich die Schwangerschaft bei einem vorzeitigen Blasensprung noch nicht in der 37. Schwangerschaftswoche, so ist eine Frühgeburt wahrscheinlich. In der Regel bedeutet Fruchtwasserabgang den Beginn der Entbindung. Durch den Blasensprung werden meistens Wehen angeregt. Früher war das absichtliche Öffnen der Blase eine bewährte Methode zur Geburtseinleitung. Nur wenn zu früh in der Schwangerschaft etwas Fruchtwasser abgeht und lediglich ein kleiner Riss in der Fruchtblase war, kann es sein, dass diese sich unter strenger Bettruhe wieder schließt.

gleich ins Krankenhaus gehen

Deshalb soll bei einem Blasensprung vor der 37. Woche ohne viel Zögern ein Krankenhaus aufgesucht werden. Mit einem längeren stationären Aufenthalt ist zu rechnen, da man versuchen wird, es nicht zur Geburt kommen zu lassen. Die Behandlung wird aus Bettruhe und meistens wehenhemmenden Mitteln bestehen. Manchmal ist eine antibiotische Therapie nötig, um einer Infektion des Ungeborenen vorzubeugen. Die größte Gefahr eines länger bestehenden

Blasensprunges ist die Infektion, da jetzt Bakterien aus der Scheide ungehindert »hochwandern« können. Wenn die Wehen nicht mehr aufzuhalten sind oder wenn erste Zeichen einer beginnenden Infektion auftreten, wird es zur Geburt kommen. Für ein Frühgeborenes bedeutet eine solche Infektion (Sepsis) eine schwere Sonderbelastung, die aber in den meisten Fällen, je nach Schwangerschaftswoche, mit Intensivtherapie gut zu behandeln ist.

Infektionsrisiko

Bei Fruchtwasserabgang vor der 37. Woche ist also kein Geburtshaus aufzusuchen oder eine Hausgeburt ins Auge zu fassen, sondern ist es nötig, in einer Klinik die Möglichkeiten der modernen Medizin in Anspruch zu nehmen.

Auch ab der 37. Woche muss bei Fruchtwasserabgang etwas unternommen werden. Die Schwangere soll sich auf den Weg zum Krankenhaus oder zum Geburtshaus machen oder bei einer geplanten Hausgeburt die Hebamme benachrichtigen. Panik und große Eile sind keineswegs nötig. Von Bedeutung ist hier, ob der Kopf des Kindes schon fest im Becken ist und den Ausgang sozusagen abschließt. Während der letzten Vorsorgeuntersuchungen kann die Hebamme oder der Arzt gefragt werden, wie weit der Kopf schon im Becken sitzt oder ob er noch beweglich darüber ist. Saß der Kopf fest, kann jetzt beim Blasensprung noch in Ruhe die Tasche gepackt (wenn sie noch nicht fertig war) und können andere Kinder noch untergebracht und anderes geregelt werden. War der Kopf noch beweglich über dem Beckeneingang zu tasten, dann besteht im Prinzip die Gefahr, dass ein Teil der Nabelschnur mit dem Fruchtwasser herausschwimmt und dann zwischen Kopf und Becken abgeklemmt wird. Man nennt dies einen *Nabelschnurvorfall.* Obwohl auch bei beweglichem Kopf ein Nabelschnurvorfall sehr selten ist, können die Folgen für das Kind fatal sein. Deshalb wird empfohlen, bei Blasensprung und beweglichem Kopf liegend ins Krankenhaus gefahren zu werden, gegebenenfalls mit dem Krankenwagen. Wenn dort festgestellt wird, dass das Kind in Ordnung ist und der Kopf jetzt gut abdichtet und fest ist, kann wieder aufgestanden werden.

Nabelschnurvorfall

Auch bei einem Blasensprung kurz vor oder am Termin können die erwarteten Wehen ausbleiben. Besteht ein Blasensprung am Termin länger als 24 Stunden, steigt auch hier das Risiko einer

Infektion. Aus diesem Grunde wird in den meisten Kliniken, wenn nach einiger Zeit noch keine Wehen eingetreten sind, die Geburt medikamentös eingeleitet. Mit etwas Geduld und gegebenenfalls einem Bad, einem Einlauf oder einem pflanzlichen Medikament bekommen fast alle Frauen mit Blasensprung am Termin von selbst Wehen. Zu viel Zeit gibt es aber aus den genannten Gründen nicht, so dass im Einzelfall je nach Situation gehandelt werden muss.

Geburtseinleitung

Auf jeden Fall ist Fruchtwasserverlust oder auch vermeintlicher Fruchtwasserabgang ernst zu nehmen, unabhängig von der Schwangerschaftswoche. Der Arzt kann feststellen, ob es sich tatsächlich um Fruchtwasser oder möglicherweise nur um einen verstärkten wässerigen Ausfluss handelt.

vermeintlicher Fruchtwasserabgang

Geburtseinleitung

Es gibt mehrere Gründe, die es nötig machen können, eine Geburt medikamentös einzuleiten. Diese sind:

Gründe

- länger bestehender (über 24 Std.) Blasensprung um den Termin herum ohne eigene Wehen (s.o.);
- Terminüberschreitung, Übertragung bei sicherem Termin (siehe S. 283) und dabei Hinweise auf drohende Mangelversorgung;
- Wachstumsstillstand und andere Zeichen einer Unterversorgung durch den Mutterkuchen (siehe S. 279 f.).

Auch wenn in der Regel viele Gründe für einen natürlichen Geburtsbeginn sprechen, gibt es Situationen, in denen es für das Kind einfach besser ist, nicht länger zu warten. Wir würden aber vielen Geburtshelferinnen und -helfern etwas mehr Geduld wünschen, um dem Kind und der Frau eine Chance zu bieten.

wehenfördernde Medikamente

Im Bereich der anthroposophischen oder homöopathischen Medizin gibt es einige Medikamente, die wehenfördernd sind. Manche Frauen sprechen gut darauf an. Als echte Geburtseinleitung reicht es aber nicht immer aus. Ein Einlauf kann auch wehenanregend sein.

Die Möglichkeiten der Geburtseinleitung mit gängigen Medikamenten haben sich in den letzten Jahren deutlich verbessert. Wo früher nur der so genannte Wehentropf (mit Oxytozin) zur Verfügung stand, wird heute hauptsächlich mit Scheidenzäpfchen oder Gel (Prostaglandin) eingeleitet. Prostaglandin wirkt primär auf den Muttermund und macht diesen reif und weich, so dass er sich langsam öffnet. Als Folge dieser Veränderung am Muttermund reagiert der Körper von selbst mit Wehen. So kommt die Geburt in Gang.

Wehentropf

Eine Geburt, die mit Prostaglandin eingeleitet wurde, kann häufige und starke Wehen mit sich bringen, so dass die Frauen sich oft etwas überrumpelt fühlen. Die Geburtseinleitung mit dem Wehentropf wird nur dann vorgenommen, wenn der Muttermund schon reif, weich und etwas geöffnet ist.

Komplikationen bei der Nachgeburt

Wenn das Kind geboren und abgenabelt ist, muss noch auf die Nachgeburt, den Mutterkuchen, gewartet werden. Nachdem das Kind die Gebärmutter verlassen hat, zieht diese sich schnell zusammen. Normalerweise löst sich der Mutterkuchen schon durch diese Kontraktion und wird durch Wehen herausgestoßen. Mit dem gelösten Mutterkuchen kommt auch Blut. An der Stelle der Gebärmutter, wo der Mutterkuchen saß, entsteht eine wunde, blutende Stelle. Da die Gebärmutter sich ständig zusammenzieht, ist diese Blutung nur gering. Von der Geburt des Kindes bis zur Geburt des Mutterkuchens kann es dreißig Minuten oder länger dauern.

Dauer bis zur Nachgeburt

In diesem scheinbar einfachen Ablauf können manchmal solche Komplikationen stecken, dass es ohne medizinische Hilfe sogar zu Sterbefällen kommen kann. Wenn es früher oft hieß: »Die Mutter starb bei der Geburt ihres Kindes«, handelte es sich meistens um Komplikationen in dieser Phase. Das ist auch der Grund, warum der Mutter eigentlich erst nach der Geburt des vollständigen Mutterkuchens gratuliert werden sollte. Dann erst ist die Geburt vorbei und überstanden.

keine einfache Phase

Wir stehen hier wieder vor einem der vielen Rätsel der menschlichen Natur. Was hat es zu bedeuten, wenn nach einer normalen

Schwangerschaft und einer normalen Geburt das Leben der Mutter für kurze Zeit so dem Schicksal ausgeliefert ist und möglicherweise in Gefahr kommt? Nachdem die Mutter sich in der Schwangerschaft körperlich der kindlichen Entwicklung so zur Verfügung gestellt und sich während der Geburt so angestrengt und bemüht hat – wie ist so eine Situation zu begreifen? Auch wenn die Risiken durch die moderne Medizin äußerst gering geworden sind, stellt der natürliche Verlauf einen doch vor Rätsel, die nur schwer zu lösen sind.

heute geringe Risiken

Der unvollständige Mutterkuchen

Wenn der Mutterkuchen nur unvollständig herauskommt, muss noch ein Teil in der Gebärmutter haften geblieben sein. Hebamme oder Arzt bzw. die Ärztin untersuchen den Mutterkuchen deshalb immer sorgfältig auf Vollständigkeit, da auch kleine Reste große Folgen haben können. Bleibt ein Teil der Plazenta unbemerkt in der Gebärmutter, können verstärkte und anhaltende Nachblutungen sowie eine Infektion der Gebärmutter entstehen. Durch den manchmal hohen Blutverlust wird der Widerstand der Frau geschwächt und damit die Infektionsanfälligkeit gesteigert. Deshalb muss bei einem unvollständigen Mutterkuchen immer gleich, nachdem das festgestellt wurde, eine Ausschabung der Gebärmutter gemacht werden. Meistens wird dies in einer kurzen Vollnarkose getan.

verstärkte Nachblutungen

Der ungelöste Mutterkuchen

Es kommt auch vor, dass der Mutterkuchen sich gar nicht löst, auch nicht nach medikamentöser Behandlung der Gebärmutter. Dabei kann es zu einer verstärkten Blutung kommen. Wenn es nicht blutet, kann ein bis zwei Stunden gewartet werden, bevor in Narkose der Mutterkuchen durch den Geburtskanal, also ohne Schnitt, geholt werden muss. Wenn es blutet, kann nicht so lange gewartet werden und wird sofort eingegriffen. Dieser Eingriff dauert ungefähr fünf Minuten und findet meistens im Kreißsaal statt. Manchmal gelingt es mit Akupunktur, dass ein ungelöster Mutterkuchen sich löst.

Eingriff in Narkose

Akupunktur

Die verstärkte Nachblutung

atonische Nachblutung

Eine seltene und gefürchtete Komplikation ist die so genannte *atonische Nachblutung*. Wenn der Mutterkuchen normal und vollständig gekommen ist, nimmt die Blutung aus der wunden Haftstelle in der Gebärmutter durch das Zusammenziehen der Muskulatur (Nachwehen) schnell ab. Zieht sich die Gebärmutter aus irgendeinem Grund nicht zusammen, kommt die Blutung aus der Stelle, wo der Mutterkuchen saß, nicht zum Stillstand. Dann kann in kurzer Zeit eine lebensbedrohliche Menge Blut verloren werden, wenn nicht eingegriffen wird. Die atonische (= ohne Spannung) Nachblutung muss deshalb schnell mit starken wehenfördernden Mitteln behandelt werden.

Eine ganz andere Ursache einer verstärkten Nachblutung ist ein Riss im Muttermund. Mit einer einfachen Untersuchung ist dies festzustellen und meistens ohne großen Aufwand zu nähen.

Routinemaßnahmen

Um das Auftreten der erwähnten Komplikationen auszuschließen, wird in vielen Kliniken jeder Frau generell nach der Geburt des Kindes ein wehenförderndes Mittel gegeben, um somit die Nachgeburt schnell kommen zu lassen. Gegebenenfalls wird danach, wenn der Mutterkuchen vollständig ist, nochmals eine Spritze gegeben, um den Blutverlust gering zu halten und das Risiko der atonischen Nachblutung zu verringern. Ein individuelleres Vorgehen wäre es, wenn diese Medikamentengabe vom Geburtsverlauf und dem Zustand der Gebärmutter nach der Geburt abhängig gemacht würde, da sie häufig schon kräftig vorhandene Nachwehen deutlich verstärkt.

Komplikationen im Wochenbett

Einleitung

Während der Schwangerschaft ist die Konzentration und die Erwartung auf die Geburt gerichtet. Die Geburt gilt als Höhepunkt und Abschluss der Schwangerschaft, dann kommt das Kind endlich wirklich auf die Erde. Über die unmittelbare Zeit danach, das Wochenbett, wird meistens nicht viel nachgedacht. »Erst die Geburt und dann sehen wir weiter.« Aber so wie die Geburt eine lange Vorbereitung hatte, so hat sie auch eine »Nachbereitung«. Diese Phase gehört deshalb nicht weniger zu dem ganzen Geschehen dazu als die Schwangerschaft selber. Und auch noch in dieser Phase können Komplikationen eintreten, die manchmal sogar sehr ernst zu nehmen sind.

»Nachbereitungsphase«

Das Wochenbett ist eine Zeit der Umstellung, der Erholung, aber auch eine Zeit mit Stress. Die Umstellung betrifft sowohl den Körper als auch die Seele. Körperlich hört der Zustand der »anderen Umstände« auf, die üblichen Beschwerden der letzten Schwangerschaftswochen wie Sodbrennen, Wassereinlagerungen, schlecht schlafen sind vorbei. Der Körper »normalisiert« sich wieder. Die Gebärmutter wird mit den Nachwehen schnell kleiner, mit dem Wochenfluss kommen die Blut- und Wundsekret-Ausscheidungen. Die Brust stellt sich um auf das Stillen.

Umstellungsprozesse

Diese Zeit wird oft die der Hormonumstellung genannt, wobei diese Hormonveränderung auch wiederum eine *Folge* von der Beendigung der Schwangerschaft ist. So gesehen kann sie nicht die erklärende *Ursache* von Veränderungen im Wochenbett sein.

Hormonveränderungen

In kurzer Zeit finden sehr viele eingreifende Veränderungen statt. Die Veränderung, jetzt wirklich Mutter zu sein (wenn es das erste Kind ist) und ein Kind sich gegenüber zu haben statt in sich, kommt noch dazu. Und dieses Kind wird weiterhin viel von der

Mutter verlangen. Waren die Nächte in den letzten Schwangerschaftswochen unruhig, so sind es die nach der Geburt aus anderen Gründen erst recht. Deshalb ist es schwierig, die notwendige Erholung tatsächlich zu finden, vor allem wenn es eine lange, schwere Geburt oder ein Kaiserschnitt war.

unruhige Nächte

Während der Schwangerschaft akzeptiert es die Umgebung, wenn die Frau nicht voll belastbar ist und diese oder jene Beschwerden hat. Aber nach den ersten zehn Tagen des Wochenbetts soll das vorbei sein. Häufig wird von der jungen Mutter erwartet, dass sie sich spätestens nach zwei bis drei Wochen doch von der Entbindung erholt haben müsste. »Dann braucht sie doch nicht mehr über Müdigkeit, Stress und Kopfschmerzen zu klagen!« Bei vielen Frauen dauert diese Zeit aber drei bis fünf Monate. So lange kann es dauern, bis sie sich an das neue Leben mit dem neuen Alltag gewöhnt hat und bis sie wieder zu Kräften gekommen ist. Viele junge Mütter haben während dieser Zeit wiederholt Beschwerden wie Kopfschmerzen, Rückenschmerzen, Stimmungsschwankungen, Gereiztheit, Konzentrationsschwierigkeiten oder Schlafstörungen und fühlen sich schneller erschöpft. Da dies aber von der Umgebung wenig akzeptiert wird, ist es auch für die betroffene Frau schwieriger, damit umzugehen. Sie schämt sich vielleicht sogar dafür, fühlt sich unfähig oder meint, dass es womöglich krankhaft sei. Den meisten Frauen ist schon viel geholfen, wenn ihnen erklärt wird, dass solche Beschwerden dazugehören und ganz normal sind und dass sie nicht die einzige Frau ist, die *nicht* »immer strahlend in einem aufgeräumten Haushalt freudig für Kind und Mann sorgt«.

Erwartungen von außen

mögliche Beschwerden

In welcher Umgebung eine Wöchnerin sich während der ersten Woche am besten erholen und auf die neue seelische und körperliche Situation einstellen kann, ist individuell sehr verschieden. Manche finden sich auf einer gut geführten Wochenstation am besten zurecht, andere wollen nichts lieber als so schnell wie möglich nach Hause. Mit geeigneter Hilfe und der Unterstützung vom Partner, einer Freundin oder Verwandten kann das Wochenbett zu Hause optimal verlaufen.

die Umgebung

Während der ersten Zeit kann die Frau noch sehr labil sein, an-

Labilität

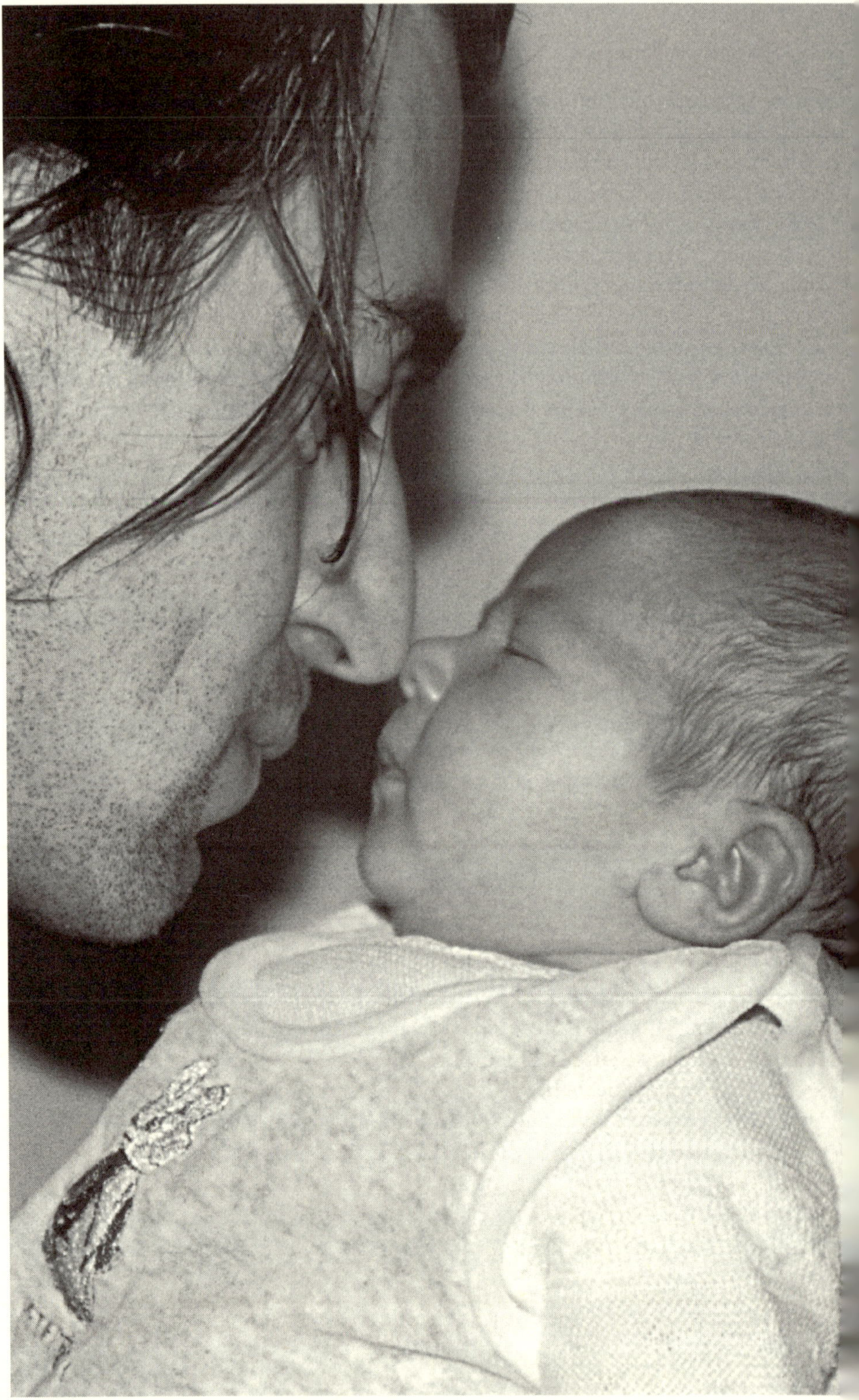

fällig für Stimmungen und auch für Infektionen. Außerdem kann sie sich gegen gut gemeinte *Über*versorgung (z.B. von der Mutter oder Schwiegermutter) manchmal schlecht wehren. Diese Labilität ist normal und verschwindet im Laufe der Zeit.

Für manche Frauen kommt es in den ersten Wochen bis Monaten nach der Geburt zu Krisensituationen, wenn Besuche keine Ruhe geben, wenn das Kind ständig weint, wenn die Milch nicht reicht oder sich schmerzhaft staut und sie einfach total erschöpft sind. Diese Schwankungen zeigen, wie sehr alles miteinander zusammenhängt: das Verhalten des Kindes mit der Verfassung der Mutter, die Spannungen zwischen den Erwachsenen mit dem Milchstau, die Blähungen des Kindes mit den Stimmungen usw.

Krisensituationen

Abgesehen von diesen Veränderungen und Umstellungen können auch mehr oder weniger ernsthafte Komplikationen entstehen. Einige der wichtigsten Komplikationen des Wochenbetts werden hier besprochen.

Probleme im Unterleib

Nachwehen

Die große Wunde in der Gebärmutter, wo die Nachgeburt saß, scheidet zuerst blutiges und dann immer heller werdendes Sekret aus. In der ersten Woche ist dieser Wochenfluss meist noch blutig, in der zweiten Woche bräunlich-gelblich und danach wird er immer heller. Nach vier bis sechs Wochen ist es meistens vorbei. Bei Erstgebärenden hält der Wochenfluss meist länger an als bei Mehrgebärenden. Nach einem Kaiserschnitt ist er oft kurz und schwach.

Wochenfluss

Durch die Nachwehen wird die Wundfläche kleiner, und der Wochenfluss wird herausgedrückt. Deutlich spürbare und schmerzhaf-

Wenn der Vater sich genügend Zeit nehmen kann, verläuft die Zeit des Wochenbetts meist auch zu Hause optimal, selbst wenn die Mutter noch nicht so einsatzfähig ist, wie sie sich das vielleicht vorgestellt hat.

Entstehung von Nachwehen

te Nachwehen treten nur während der ersten vier Tage nach der Geburt auf. Bei Mehrgebärenden sind sie schmerzhafter als bei Erstgebärenden. Für manche Frauen sind diese Nachwehen sogar noch schmerzhafter als die eigentlichen Wehen. Dieses Zusammenziehen der Gebärmutter wird durch das Stillen, durch Kälte und durch Bewegung angeregt. Deshalb wird bei zu geringer Rückbildung der Gebärmutter manchmal eine Eisblase auf dem Unterleib (nicht zu lang und zu oft, sonst entsteht noch eine Blasenentzündung) und ausreichend Bewegung empfohlen. Umgekehrt hilft bei zu starken Nachwehen eine Wärmflasche (nicht zu lange!). Weiter gibt es verschiedene Naturheilmittel, wenn die Beschwerden zu stark werden (Arnica, Magnesium Phosphoricum, Ammi visnaga).

lindernde Maßnahmen

Wochenflussstau

Wenn der Wochenfluss unzureichend herauskommt, entsteht eine Stauung. Dies kann innerhalb der ersten zehn Tage auftreten. Dabei ist die Gebärmutter groß und schlaff, der Wochenfluss fließt nicht ab und das wenige, das doch kommt, riecht unangenehm. Die Wöchnerin fühlt sich schlapp (und bleibt deshalb im Bett liegen), hat gering erhöhte Temperatur bis leichtes Fieber und bekommt oft Kopfschmerzen. Der gestaute Wochenfluss ist eine fruchtbare Umgebung für Bakterien, so dass sich hier schnell eine Entzündung entwickeln kann.

Symptome

Um eine solche Stauung rechtzeitig zu entdecken, wird von der Hebamme oder vom Arzt die Rückbildung der Gebärmutter am Anfang regelmäßig kontrolliert. Zur Behandlung stehen die erwähnte Bewegung und die Eisblase zur Verfügung sowie einige pflanzliche Mittel und Methergin® als allopathisches Medikament zur Kontraktion der Gebärmutter. Dadurch werden die Nachwehen angeregt, die Gebärmutter entleert sich und die Beschwerden verschwinden rasch. Allgemein zur Förderung der Gebärmutterrückbildung und zur Vorbeugung eines Staus dient der Rückbildungstee (Frauenmantel und Hirtentäschel), ein bis zwei Tassen täglich während der ersten zehn Tage nach der Entbindung.

Behandlungsmöglichkeiten

Wochenbettfieber

Wird eine solche Stauung nicht rechtzeitig bemerkt und adäquat behandelt, kann sich rasch eine Entzündung entwickeln. Im Ernstfall kann es zu dem gefürchteten Wochenbettfieber kommen. Dies war früher (und ist es in einigen Ländern noch immer) eine nicht seltene Todesursache bei Wöchnerinnen. Nicht nur die Innenseite, sondern die ganze Gebärmutter entzündet sich. Es entsteht hohes Fieber mit starken Bauchschmerzen. Die Wöchnerin ist schwer krank. Ihr kann nur mit einer Intensivtherapie geholfen werden.

Symptome

Durch eine gute Wochenbettbetreuung kommt es heute nur noch äußerst selten zu dieser ernsthaften Komplikation. Natürlich darf nicht jedes Fieber im Wochenbett als Wochenbettfieber gedeutet werden. Die Ursache dafür kann auch ein Wochenflussstau sein, ebenso ein Milchstau oder eine Brustdrüsenentzündung.

heute selten

Dammnaht-Beschwerden

Wenn nach einem Dammschnitt oder -riss genäht wird, heilt dieser in der Regel problemlos ab. Manchmal kann es entlastend sein, in der ersten Woche einen Sitzring zu benützen. Auch werden häufig Sitzbäder empfohlen, obwohl dies bei einer normalen Abheilung nicht nötig ist. Zur Unterstützung der Heilung können während der ersten fünf Tage nach der Entbindung Arnika-Tropfen (D6) eingenommen werden.

Unterstützung der Heilung

Zweierlei Dammnaht-Probleme können auftreten: Sie kann groß, geschwollen und schmerzhaft sein, oder sie kann aufgehen.

mögliche Probleme

Bei schmerzhafter Rötung und Schwellung ist es sinnvoll, Ruhe einzuhalten, um den Damm so wenig wie möglich zu belasten. Weiter empfiehlt sich, die Naht regelmäßig mit Eisbeuteln oder Quarkkompressen zu kühlen. Wenn nach zwei bis drei Tagen keine Linderung eingetreten ist, müsste die Hebamme oder der Arzt nachschauen.

lindernde Maßnahmen

Wird die Schwellung durch einen Bluterguss verursacht (lilablaue Verfärbung), ist Kühlung mit Arnika-Gel am besten.

Sollte die Naht aufgehen (selten), muss vom Arzt oder der Hebamme beurteilt werden, ob sie neu genäht werden muss. Manchmal heilt es von selber ab und wirken unterstützende Sitzbäder mit Salz oder Ringelblumen. Bei einer größeren Naht ist es besser, wenn sie (eventuell in einer kurzen Vollnarkose) neu genäht wird.

Schürfungen und kleine Risse

Sind bei der Geburt nur Schürfungen entstanden oder ein kleiner Riss, der nicht genäht zu werden brauchte, empfiehlt es sich, täglich ein Sitzbad zu nehmen. Als Zusatz geeignet sind in diesem Fall z.B. Eichenrinde zur Gerbung, so dass es nicht so schmerzt, oder Ringelblume (Calendula-Tinktur) zur Förderung der Abheilung.

Probleme mit der Brust

Das Stillen

das Kind bestimmt die Menge

Wie viel Milch die Brust geben kann, liegt zum größten Teil bei dem Kind. Wenn es kräftig und regelmäßig trinkt, gibt die Brust meistens genau die Menge, die es braucht. »Die Nachfrage bestimmt das Angebot.« Natürlich dauert es einige Zeit, bis das Kind sich an die Brust und an das Trinken gewöhnt hat, so wie auch die Brust sich auf das Kind und auf die Milchproduktion einstellen muss. Der Rhythmus des Stillens wird somit vom Kind und von der Mutter bestimmt. Wenn dieses gegenseitige Sich-Kennenlernen erfolgreich war, entstehen in der Regel keine Stillprobleme mehr.

Aber auch die Mutter muss sich auf das Stillen einstellen. Sie muss bei sich und bei dem Kind herausbekommen, in welcher Umgebung, in welcher Haltung und in welchem Rhythmus dies am besten geht.

Einflüsse auf die Milchbildung

Sie wird auch herausfinden, dass sie mit ihrer eigenen Trinkmenge die Milchbildung beeinflussen kann. Fördernd ist der Milchbildungstee (max. drei bis vier Tassen pro Tag), bestehend aus: Anisfrüchten, Brennnesselblättern, Fenchelfrüchten und Kümmelsamen. Die Mutter kann merken, was sie für sich tun muss, um nachher wieder genug geben zu können, ohne »ausgesaugt« zu werden. Auch wird sie erfahren, wie sehr Stimmungen, Spannungen und Stress einen unmittelbaren Einfluss auf die Menge und auf das Fließen der Milch haben. Bei manchen Frauen ist dieser Zusammenhang deutlicher ausgeprägt als bei anderen. Manchmal bedeutet eine seelische Spannung auch eine Spannung in der Brust, die Milch kann nicht mehr fließen, wird festgehalten und staut sich. Aber nicht bei jeder Frau ist der Zusammenhang zwischen einem Milchstau und der Seele so offensichtlich.

Milchstau

Von einem Milchstau sprechen wir, wenn in einem Teil der Milchdrüse die Milch nicht mehr gut abfließt. Es entsteht ein harter, schmerzhafter und später auch roter Knoten. Dieser kann unterschiedlich groß sein, er kann sogar ein Viertel der Brust einnehmen. Ein Milchstau ist schnell wieder wegzubekommen durch Kühlung *nach*, Wärme *vor* dem Stillen und Massage (zart) *währenddessen*. Außerdem hilft es, das Kind oft anzulegen, die Brust gut leer trinken zu lassen und selbst auch reichlich zu trinken.

helfende Maßnahmen

Brustdrüsenentzündung

Wenn es nicht gelingt, den Milchstau zu lösen, können die gestaute Milch und das Brustdrüsengewebe sich leicht entzünden. Es entsteht eine zunehmend schmerzhafte Rötung. Der entzündete Teil der Brust fühlt sich sehr fest und warm an. Die Frau entwickelt hohes Fieber und fühlt sich schlapp und krank. Es handelt sich dann um eine Brustdrüsenentzündung (Mastitis).

Symptome

Wie das behandelt werden muss, hängt davon ab, wie ausgeprägt die Entzündung ist. Wenn möglich, wird zuerst die gleiche Behandlung wie beim Milchstau fortgesetzt oder begonnen. Voraussetzung für eine Heilung ist Bettruhe. Solange Fieber besteht und die Brust rot und schmerzhaft ist, müssen der Frau der Haushalt und die Sorge für die Kinder abgenommen werden (Partner, Haushaltshilfe). Sie muss in Ruhe schlafen, stillen, trinken und sich auskurieren können. Nach dem Stillen wird am besten ein Quarkwickel auf die entzündete Brust gelegt. Quark kühlt gleichmäßig und lang, da seine Flüssigkeit langsam verdampft. Für den Wickel wird Magerquark etwa ein bis zwei Zentimeter dick auf einer Stoffwindel verteilt (über einen

Behandlungsmöglichkeiten

etwa handtellergroßen Bereich), die Windel übergeschlagen und auf die Brust gelegt. Das geht nur im Liegen! Nach etwa ein bis zwei Stunden ist der Quark trocken und kühlt nicht mehr. Dann mit warmem Wasser abwaschen.

trotzdem stillen?

Darf das Kind die Milch aus der entzündeten Brust trinken? Es können sich doch Bakterien in dieser Milch befinden? Da diese Bakterien aber normalerweise harmlos sind und häufig auf der Haut oder in der Mundhöhle sowohl von Kindern als auch von Erwachsenen vorkommen, werden sie beim Trinken keine Probleme verursachen. Kommen diese Bakterien allerdings irgendwohin, wo sie nicht hingehören, z.B. in die Milchdrüsen, dann können eitrige Infektionen entstehen. Deshalb darf auch bei einer fieberhaften Brustdrüsenentzündung normal weitergestillt werden.

Brust muss ganz entleert werden

Es ist für die Heilung nötig, dass die Brust immer wieder leer getrunken oder gepumpt wird. Die Vermutung, dass die Brust mit einer elektrischen Milchpumpe besser leer wird als mit dem trinkenden Kind, trifft nicht zu.

reichlich trinken

Wenn die Mutter weiterstillen möchte, ist es vor allem wichtig, auf reichliches Trinken zu achten. Da eine Brustentzündung meistens in einer Phase auftritt, in der der Mutter sowieso schon alles zu viel zu werden scheint, ist sie oft der Versuchung nahe, mit dem Stillen aufzuhören. Eine Entzündung ist an sich aber kein Grund, das Stillen aufzugeben, bei guter Anleitung und Begleitung geht es nach Abklingen der Entzündung in der Regel wieder problemlos. Es ist ratsam, bei einer Brustentzündung die Hilfe einer Hebamme einzuholen. Wenn solche oder andere Probleme oder Komplikationen vorliegen, werden die Hebammenleistungen von den Kassen bezahlt.

nicht aufgeben!

antibiotische Behandlung

Fast immer ist die Entzündung mit den genannten Methoden zu heilen. Wenn aber zu spät mit der Behandlung angefangen wird oder wenn sie doch erfolglos bleiben sollte, ist in Ausnahmefällen eine antibiotische Behandlung notwendig. Bei den gängigen Antibiotika kann trotzdem weitergestillt werden, da diese kaum in die Milch übergehen. Manchmal wird aber leider empfohlen abzustillen, obwohl es auch möglich ist abzupumpen, die Milch zu verwerfen und nach der antibiotischen Therapie wieder weiterzustillen.

Brustdrüsenabszess

Selten bildet sich als Folge einer heftigen Brustdrüsenentzündung ein Abszess, eine mit Eiter gefüllte Höhle. Hier ist die Behandlung ausschließlich operativ. Eine antibiotische oder homöopathische Behandlung hilft da nicht weiter. In Vollnarkose wird die Höhle eröffnet und gespült, anschließend muss die Wunde langsam wieder zuwachsen. In einem solchen Fall sollte aus der Brust nicht weitergestillt werden.

operative Behandlung

Zusammenfassung: Wenn bei einem beginnenden Milchstau oder einer Entzündung schnell fachliche Hilfe (Hebamme!) hinzugezogen wird, dann ist diese Komplikation in der Regel, ohne das Stillen aufgeben zu müssen, gut zu behandeln.

Sonstige Probleme

Haarausfall

Die Mehrheit der Frauen klagt nach der Entbindung über Haarausfall. Bei stillenden Müttern ist dies noch etwas mehr der Fall als bei nichtstillenden.

Diese Reaktion des Körpers ist normal und hört immer ohne Behandlung von selbst wieder auf. Keine Frau wird dadurch kahl. Manchmal kann es bis zu sechs Monate dauern, bis der Haarausfall aufhört.

normale Reaktion des Körpers

Die Zeit der Schwangerschaft ist gekennzeichnet von einer deutlich erhöhten Vitalität des Körpers. Der Körper ist eingestellt auf Bildung und Aufbau und weniger auf Abbau und Absterben. Dies drückt sich auch auf der hormonellen Ebene aus, in der das Östrogen (das vor allem mit Aufbau und Vitalität zu tun hat) in hohen Konzentrationen vorhanden ist.

Was die Funktionen im Körper betrifft, so findet hier ein ständiger Aufbau und Abbau statt, die im Gleichgewicht gehalten werden müssen. So wachsen auch ständig neue Haare, aber es sterben ungefähr gleich viele ab und fallen aus. Während der Schwanger-

Auf- und Abbauprozesse

schaft überwiegt die Aufbau-Tendenz im Körper, so dass deutlich mehr Haare dazukommen als ausfallen. Nach der Entbindung verschwindet dieser »Vitalitätsüberschuss«, und es tritt das ursprüngliche Gleichgewicht wieder ein. Manchmal ist sogar die Stillzeit von einer Betonung des Abbaus im Körper geprägt.

schwindender »Vitalitäts-überschuss«

Für die Haare bedeutet dies, dass nach der Geburt zuerst viel mehr Haare ausfallen werden als neue dazukommen. Bis sich das wieder ausgeglichen hat, können Monate vergehen.

Haarausfall ist somit ein normales Zeichen des »Ent-schwangerungs-vorgangs«, was deshalb nicht mit medizinischen Haarlotionen oder anderen Medikamenten behandelt werden muss.

Die Schilddrüse

Während des ersten halben Jahres nach der Entbindung kann es neben dem bereits erwähnten Jodmangel (siehe S. 298) auch zu einer anderen Schilddrüsenstörung kommen. Vor allem, wenn Frauen länger als etwa zehn Wochen über Müdigkeit, Niedergeschlagenheit, Schwermut, Gereiztheit, Vergesslichkeit, Konzentrationsschwäche, Lustlosigkeit oder andere Anzeichen klagen, könnte eine Über- oder Unterfunktion der Schilddrüse vorliegen. Dann ist es sinnvoll, eine Blutuntersuchung vornehmen zu lassen. Bei nicht wenigen Frauen (etwa einer von 15 bis 20) kann nach der Entbindung eine Entgleisung der Schilddrüsenfunktion entstehen, wobei sowohl eine zu starke als auch eine zu schwache Wirkung (oder erst zu stark und dann zu schwach) eintreten kann. Diese Entgleisung ist fast immer vorübergehend, sie hört von selbst nach einigen Monaten wieder auf (in Ausnahmefällen kann sie bis zu einem Jahr anhalten). Eine hormonelle Behandlung ist meistens nicht notwendig. Im Rahmen einer anthroposophischen Therapie gibt es mehrere Behandlungsmöglichkeiten, die aber nicht nur auf die Funktion der Schilddrüse gerichtet sind.

Über- oder Unterfunktion

Behandlungs-möglichkeiten

Für Frauen, die es noch lange nach der Geburt schwer haben, kann es eine Erleichterung sein, wenn festgestellt wird, dass eine »echte« Ursache vorliegt. Die anhaltende Müdigkeit und andere Beschwerden können nämlich dazu führen, dass die betroffene Frau anfängt, an sich selbst zu zweifeln. Die Tatsache, dass eine Schilddrüsenerkrankung, die von selber wieder weggeht, mit im Spiel ist, kann das Selbstvertrauen wieder etwas stärken und sie von dem »Verdacht« befreien, dass sie unfähig sei und durch alles überfordert würde.

Ursachen

Über die Ursache dieser Entgleisung kann Folgendes gesagt werden. Die Abwehrlage, die während der Schwangerschaft herabgesetzt ist und so die Entwicklung eines »fremden« Körpers erlaubt, wird nach der Entbindung wieder aktiviert. In Bezug auf die Schilddrüse bedeutet dies, dass es vorübergehend zu so genannten Autoimmunreaktionen kommen kann, d.h. dass die wieder verstärkten Abwehrkräfte eigenes Gewebe (in diesem Falle Schilddrüsengewebe) antasten.

Wiederherstellung des Gleichgewichts

Außerdem wird sich das ursprüngliche Gleichgewicht zwischen Körper und Seele, so wie es vor der Schwangerschaft bestanden hat, nach der Entbindung wieder einpendeln. Der Körper und die Stoffwechselprozesse hatten sich auf eine losere Verbindung eingestellt und werden jetzt wieder mit einer engeren Zusammenfügung leben müssen. Man kann sich vorstellen, dass dieses Wiedereinfinden in die eine oder andere Richtung ausschlagen kann.

Zusammenfassung: Bei Schwäche, Müdigkeit, Schwermut und ähnlichen Beschwerden, die nach der Geburt länger als etwa zehn bis zwölf Wochen anhalten, sollte an die Schilddrüse gedacht werden. Es könnte sich um eine Funktionsentgleisung der Schilddrüse handeln, die meistens ohne Behandlung von selbst vorübergeht.

Unglücklich nach der Geburt

Eine schwangere Frau ist in Erwartung, sie freut sich über das heranwachsende Leben, sie freut sich auf das Kind. In der häufig etwas verträumten Stimmung einer Schwangeren erwartet sie nicht nur dieses Kind, sondern auch einen neuen Abschnitt ihres eigenen Lebens. Wie sehr ihr Leben sich ändern wird, kann sie sich in der Regel schlecht vorstellen, vor allem, wenn es sich um das erste Kind handelt.

ein neuer Lebensabschnitt

Bei den meisten Schwangeren sind vor allem in den letzten Monaten die Vorstellungen von dem Leben nach der Geburt eher rosig. Die werdenden Eltern werden oft von einer gehobenen, erwartungsvollen Stimmung getragen.

Der »Heultag«

Die Geburt ist eine Hochleistung für die Frau, aber auch der Abschluss der Zeit der Erwartungen. Die Erwartung hat der Realität Platz gemacht.

einstellen auf die neue Situation

Die Wöchnerin ist zuerst erschöpft und versucht sich langsam auf die neue Situation einzustellen. Die Umstellungen und Probleme des Wochenbetts wurden bereits beschrieben. Viele Frauen haben während der ersten zehn Tage nach der Geburt einen oder mehrere »Heultage«. Es handelt sich meistens um Weinen ohne deutlichen oder nur einen banalen Anlass. Dazu kommen häufig Gereiztheit oder Trauer. Manchmal fließen die Tränen aber auch einfach so, aus Erschöpfung oder weil die Frau sich nicht mehr von der Erwartung getragen fühlt. Durch Weinen kommt die junge Mutter zur Ruhe, sie kommt zu sich und möchte eben auch einmal wieder allein sein. Ungehindertes Weinen kann dabei helfen.

weinen hilft

Natürlich fühlen manche Frauen sich wegen solcher Gefühlsäußerungen unbegründet schuldig, da die Umgebung vielleicht von ihr erwartet, dass sie glücklich und fröhlich ist. Trotzdem ist es normal (zwei von drei Wöchnerinnen haben solche Heultage) und hat nichts mit einer Wochenbettdepression zu tun. Sehr oft haben Gefühle etwas Uneindeutiges, sie beinhalten nicht selten etwas Zwiespältiges. Nach einer Fehlgeburt steht die Trauer im Vordergrund, aber manche Frauen erleben auch eine gewisse Erleichterung, die sie sich aber kaum einzugestehen trauen, da die Umgebung darüber entsetzt wäre. Diese Gefühle der Trauer und trotzdem auch der Erleichterung widersprechen sich nicht, sie sind beide gleichzeitig wahr und als solche aus der Natur des Gefühlslebens zu verstehen.

zwiespältige Gefühle

Das Gleiche gilt auch für die Zeit nach der Geburt. Selbstverständlich ist das Glücksgefühl und die Freude über das Kind und die gut überstandene Geburt immens groß. Das erwartet die Umgebung auch von der jungen Mutter. Aber gleichzeitig können

Trauer, Leere oder Einsamkeit im Gefühlsleben walten, ohne der Freude Abbruch zu tun. Allerdings gestehen viele Wöchnerinnen solche Gefühle sich oder gar dem Partner nicht ein. Wenn es gelingt, diese Vielfältigkeit des eigenen Gefühlslebens und auch der Empfindungen der anderen anzunehmen, kann man verhindern, dass ungelebte Gefühle sich festsetzen.

Vielfältigkeit der Gefühle annehmen

So gibt es eben Heultage, die meist am nächsten Tag schon wieder vorbei sind. Wenn dieser Zustand jedoch ausnahmsweise eine ganze Woche lang anhält, sollte dies zumindest mit der betreuenden Hebamme oder dem Arzt besprochen werden. Es ist dann vor allem wichtig, eine Entlastung im Haushalt zu bekommen.

Der Alltag

Wie schon im vorigen Kapitel angedeutet, bringt die erste Zeit nach der Geburt viele Veränderungen für die Mutter mit sich. Sie wird nicht mehr getragen von der Zweisamkeit der Schwangerschaft. Trotz Schwere im Körper gaben die »anderen Umstände« ihrer Seele auch eine gewisse Leichtigkeit. Außerdem durfte sie gegen Ende der Schwangerschaft nicht mehr so viel tun, sie wurde mehr oder weniger geschont.

Nach der Geburt ist die Zeit der Zweisamkeit im Körperlichen vorbei. Die Frau muss wieder zurückkommen, zurück in den Alltag des normalen Lebens. Im Vergleich zum schwangeren Zustand kann dieser Alltag aber mit einem Mal grau und nüchtern erscheinen.

Es ist sehr unterschiedlich, wie das Leben mit dem neuen kleinen Menschenkind aufgenommen und angenommen wird. Den meisten Frauen fällt der Einstieg in das veränderte Dasein nicht sehr schwer. Sie freuen sich über ihr Kind und an den neuen Aufgaben.

zurück zur »nüchternen Normalität«

Für andere kann diese nüchterne Normalität abstoßend werden. Die Frau merkt im Laufe der ersten Wochen und Monate, wie viel das Kind von ihr fordert. Dabei hat sie doch während der Schwangerschaft und Geburt schon so viel von sich gegeben! Außerdem fehlt ihr die Hilfe, die in den ersten Wochen von Verwandten oder Bekannten geboten wurde. Merkt die junge Mutter dann auch noch, dass der Vater doch eher eine konventionelle Rollenverteilung befürwortet, wird alles doch ganz anders, als sie erwartet hat. Sie fühlt sich einsam und isoliert, und es gelingt ihr dann schlecht, die Verbindung zum Kind, zum Partner und zu sich selbst in der richtigen Weise zu leben.

vielfältige Anforderungen

Der neue Alltag fordert einen hohen Einsatz. Das Kind will gefüttert, gebadet und gewickelt werden, es braucht Aufmerksamkeit, schläft vielleicht nachts noch nicht durch, schreit vielleicht viel, will getragen werden usw. Die Wäscheberge türmen sich, der Haushalt will versorgt sein, die Einkäufe müssen erledigt werden. Das Leben als Mutter kann dann darin bestehen, dass sie sich nur noch mit dem Kind beschäftigt, keine freie Kapazität mehr für andere Interessen hat, abends nur noch müde ist, nicht mehr zum Lesen kommt und keine Freunde mehr besucht. Wenn der Partner ihr jetzt nicht entgegenkommt oder sie sich selbst nicht aufrafft oder es sich nicht gönnt, wirklich Zeit für sich zu haben und etwas nur für sich zu tun, dann können das Einsamkeitsgefühl und die innere Leere größer werden. Es können erneut Heultage und eine große Traurigkeit eintreten, was der Frau dann wieder ein schlechtes Gewissen verursacht.

innere Leere

In den ersten Wochen nach der Geburt muss die junge Mutter einen neuen Zugang zu ihrem Leben finden. Die »Ausnahmesituation Schwangerschaft« ist vorbei, und neue Forderungen werden an sie gestellt. Wenn die inneren und äußeren Umstände ungünstig sind und ihr bei diesem Einstieg nicht genügend Hilfe und Verständnis entgegengebracht wird, kann diese Situation sehr problematisch werden.

von den Erfordernissen überrumpelt

Oft wird die Mutter von den Erfordernissen überrumpelt. Eine Vorbereitung auf das, was sich während der Geburt abspielt, und eine innere und äußere Vorbereitung auf die Zeit danach kann verhindern, dass sie sich der neuen Situation zu sehr ausgeliefert fühlt. Vorbereitet zu sein gibt ihr eine innere Stärke, auch wenn sie nicht weiß, wie es wirklich sein wird. Diese Vorbereitung betrifft natürlich beide Eltern.

frei verfügbare Zeit

Ungünstig ist auch die Situation, wenn die Frau meint, allein für alles zuständig zu sein, vor allem, wenn sie dies im Stillen anders erwartet und erhofft hatte. Sie sollte sich regelmäßig einen freien Abend gönnen können, Freunde besuchen oder mal ohne Kind in die Stadt gehen. Für das Kind ist es schon besser, wenn es nicht allzu früh überallhin mitgenommen wird und stattdessen in Geborgenheit gedeihen kann. Das muss aber nicht bedeuten, dass die Mutter das Haus ebenso wenig verlassen soll.

Hat sie nach der Entbindung das Gefühl, der Situation ausgeliefert zu sein und nicht mehr hinterherzukommen, dann fehlt der Impuls, sich aktiv mit den neuen Umständen zu verbinden. Der Wille, sich bewusst und gezielt zu engagieren, wird zunehmend geschwächt. Und gerade dieser Wille ist aber während dieser Wochen von der Mutter, aber auch von dem Vater gefordert. Meistens sind die Umstände günstig, und beide schaffen es, sich in den neuen Verhältnissen zurechtzufinden. Gelingt es jedoch nicht, sich den Forderungen zu stellen und sich außerdem eigene Freiräume zu schaffen, kann durchaus eine Spirale aus Einsamkeit, Leere und Gefühllosigkeit entstehen.

Wille, sich bewusst zu engagieren

Viele Mütter erleben ab und zu etwas von diesen Stimmungen, schaffen es aber trotzdem, an dem Teufelskreis vorbeizukommen. Nur manchmal sind diese Barrieren so groß, dass professionelle Hilfe notwendig ist, um wieder von Herzen ja zum Leben sagen zu können.

Die Depression

Die Wochenbettdepression ist weder eine mysteriöse, unverständliche Krankheit, die einen plötzlich überfällt, noch primär die Folge der Hormonumstellung oder anderer organischer Veränderungen. Es ist keine Krankheit, gegen die man wehrlos wäre. Nach der »Ausnahmesituation« der Schwangerschaft ist es die extreme Form des Unvermögens, sich wieder in das »normale« Leben, jetzt ergänzt durch den anstrengenden Alltag mit einem Säugling, einzufinden. Es ist für jeden nachvollziehbar, was da passieren kann.

Bei dieser Depression verselbständigen sich die Beschwerden. Die Frau wird schwermütig, hat das Gefühl, dass sie nichts mehr betrifft, was in ihrer Umgebung vor sich geht. Sie will und kann sich zu nichts mehr aufraffen, empfindet Selbstzweifel und Aussichtslosigkeit, aber auch Müdigkeit, und sie leidet unter Schlaf- und manchmal Essstörungen. Bestehen mehrere dieser Beschwerden über längere Zeit (z.B. länger als zwei Wochen), spricht man

Symptome

von der postnatalen Depression. Diese tritt nicht gleich nach der Entbindung auf, sondern eher etwa zwei bis vier Monate später. Es ist keine sehr seltene Komplikation.

Liegt eine solche Depression nach der Geburt vor, kann diese mehrere Monate anhalten und sich dann von selbst wieder geben. Sie setzt sich nicht in eine chronische Depression fort. Notwendig ist aber, diese Gefühlslage weder verharmlosen noch verheimlichen zu wollen, sondern professionelle Hilfe in Anspruch zu nehmen. Mit Psychotherapie, bei der meist auch der Partner einbezogen wird, und einer strukturellen Entlastung im Haushalt (z.B. einer Haushaltshilfe als Kassenleistung) ist diese Zeit in der Regel gut zu überstehen. Selten ist eine medikamentöse antidepressive Therapie nötig.

professionelle Hilfe

Warum die eine Frau empfänglich für eine Depression ist und eine andere nicht ist im Einzelnen nicht zu sagen. Sicher hängt es mit vielerlei Faktoren zusammen wie der körperlichen Konstitution, einer familiären Belastung, der sozialen Umgebung und der Partnerschaft.

Auch vorbeugend lässt sich einiges regeln. Wenn beide Eltern schon während der Schwangerschaft Folgendes berücksichtigen, werden zumindest günstige Voraussetzungen geschaffen:

günstige Voraussetzungen

- dem Gefühl, »ausgeliefert zu sein«, schon während der Schwangerschaft so viel wie möglich eine eigene Aktivität entgegensetzen durch Engagement, Vorbereitung, Information und eigene Urteilsbildung (damit ist auch ein Anliegen dieses Buches formuliert);
- gute Absprachen über eine Verteilung der Aufgaben nach der Geburt können die notwendigen Freiräume ermöglichen. Regelmäßig »mal ganz rauskommen« muss für die junge Mutter möglich sein!
- Das Gefühl, »hinter den Dingen herzulaufen« und vom Alltag bestimmt zu werden, kann durch eine eigene Planung, Regie und Gestaltung des Tages überwunden werden.

Die Wochenbettpsychose

Sehr selten kann während der ersten Wochen nach der Entbindung (also früher als die Depression) eine psychiatrische Krankheitssituation eintreten, für die oft keine äußeren Ursachen zu finden sind. Dabei treten Realitätsverlust und Wahnvorstellungen auf. Die Außen- und Innenwelt werden anders erlebt und wahrgenommen. Emotionen, Ängste und auch Aggressionen können unberechenbar sein. Frauen mit dieser ernsthaften psychiatrischen Erkrankung müssen fast immer klinisch behandelt werden.

oft keine äußeren Ursachen

Meistens ist dann eine medikamentöse antipsychotische Therapie unumgänglich. Manche psychiatrischen Kliniken haben spezielle Mutter-Kind-Abteilungen für solche Behandlungen, so dass das Neugeborene mitgenommen und zum Teil selber versorgt werden kann.

medikamentöse Therapie

Zusammenfassung: Nach der Entbindung vollzieht sich eine Fülle von Veränderungen, sowohl im Körperlichen und Seelischen als auch im Sozialen. Außerdem kommen viele neue Aufgaben vor allem auf die junge Mutter, aber auch auf den Vater zu. Sie können leicht als Überforderung empfunden werden oder es tatsächlich sein. Wenn die Mutter darüber manchmal verzweifelt ist und in Ruhe gelassen werden will, dann ist das normal. Die Kunst für die ersten Monate nach der Entbindung ist es, die Herausforderungen des neuen Alltags anzunehmen, ohne davon bestimmt und überwältigt zu werden.

normale Reaktion

Nur selten kommt es zu der ernsthaften seelischen Entgleisung der Wochenbettpsychose. Etwas häufiger ist die postnatale Depression, die erst nach zwei bis vier Monaten eintritt und besser zu behandeln ist.

ernsthafte Erkrankungen selten

Ausklang

Wir haben die breite Palette der leichteren und auch schwerwiegenden Probleme, die im Laufe einer Schwangerschaft, Geburt oder im Wochenbett auftreten können, besprochen. Angesichts der Vielzahl dieser möglichen Komplikationen könnte man geneigt sein zu vergessen, dass die problemlose Schwangerschaft und Geburt das Normale ist. Das Bewusstsein für die Schwierigkeiten kann aber auch die ehrfurchtsvolle Bewunderung für die Tatsache wecken, dass es fast immer gut geht, dass jeden Tag Hunderte von Kindern lebend und gesund zur Welt kommen.

Wie ein gut gesteuertes Schiff, das auf einer langen Meeresreise zwischen scharfen Klippen und gefährlichen Strömungen hindurchfährt, wird das Kind durch die Schwangerschaft geleitet. Und wie das Schiff durch die hohen Wellen und die gewaltige Kraft der Brandung mal sachte oder mal mit einem Ruck auf den Strand gesetzt wird, so wird das Kind mit der wellenartigen Bewegung der Wehen aus dem Wasser auf die Erde geboren.

Es ist, als ob das Kind während dieser Zeit, die schon vor der Empfängnis beginnt, von einem Engel begleitet und dann in unsere Verantwortung übergeben wird. Der Engel lässt es mit der Geburt nicht im Stich, er ist ihm von diesem Zeitpunkt an auf andere Weise nah. Und wenn die Reise eine für uns unerwartete oder auch schmerzhafte Wendung nimmt, braucht das nicht zu bedeuten, dass dies für den Engel mit seinem Kind auch unerwartet und ungewollt war. Im Gegenteil, der Engel weiß, was für das Schicksal dieses Kindes das Richtige ist.

Während der Schwangerschaft und der Geburt können wir als werdende Eltern und Geburtshelfer mit allen uns zur Verfügung stehenden Mitteln versuchen, die Fahrt zu überwachen und bei der

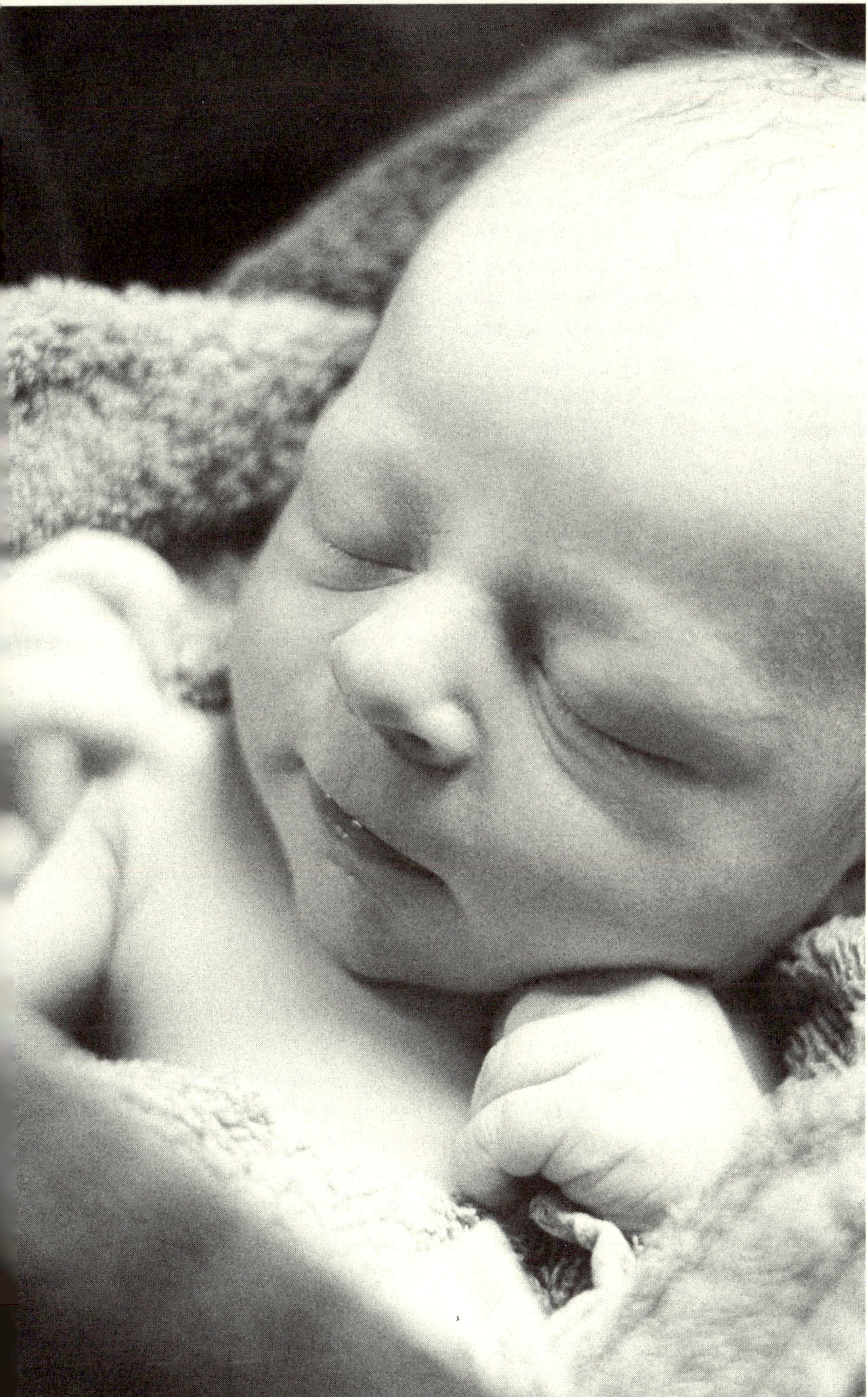

Landung zu helfen. Wir bemühen uns, die Klippen rechtzeitig zu erkennen, und können tatsächlich manchmal rettend eingreifen. Aber wir dürfen nicht vergessen, dass es in erster Linie das Kind und sein Engel sind, die den Kurs bestimmen. Wenn wir uns als Helfer verstehen, die die Schwangerschaft begleiten und Zeugen werden vom Wunder des Eintritts eines Menschen auf die Erde, dann können wir wahrscheinlich viel mehr für dieses Kind tun, als wenn wir ständig daran denken, »alles unter Kontrolle« haben zu wollen.

Das Leben gibt uns immer wieder Rätsel auf. Es gibt vieles, was wir mit unserem normalen Verstand nicht begreifen. Wer dies anerkennt, erlebt diese Rätsel als fragenden Lichtblick in eine andere, größere Welt. Am Beginn und am Ende eines Lebens werden wir mit diesen Fragen oft in erschütternder Weise konfrontiert. Sie scheinen uns auf die Beschränktheit unseres Alltagsbewusstseins hinweisen zu wollen. So kann auch ein Gefühl der Ehrfurcht erwachen, wenn uns die Verbindung bewusst wird, die jedes Kind während der Schwangerschaft und zur Stunde seiner Geburt zwischen dieser und jener Welt schafft.

III. Anhang

Vitamin K_1 – ölige Tropfen

Inhalt

10 ml verdünnte Lösung zum Einnehmen zur Deckung des Tagesbedarfs.

Zusammensetzung

10g enthalten:

Phytomenadion (Vit. K_1)	3,13 mg
Oleum Amygdalarum	ad 10,0 g

(2 Tropfen = 25 µg Phytomenadion)

Anwendungsgebiete

Zur Vorbeugung einer Vitamin K-Mangeldurchblutung bei gesunden, voll gestillten Neugeborenen in Absprache mit dem Kinderarzt.

Art und Dauer der Anwendung

In den ersten drei Lebensmonaten werden dem Säugling 1 x täglich jeweils 2 Tropfen verabreicht. Die Einnahme sollte direkt vor einer Milchmahlzeit erfolgen. Die erste Verabreichung erfolgt innerhalb des ersten Lebenstages.

Hinweise

Die »Vitamin K_1 – ölige Tropfen« sollten lichtgeschützt und im Kühlschrank bei 2-6°C aufbewahrt werden.
Nach Anbruch ist die Lösung 12 Wochen haltbar.
Danach verbleibende Restmengen sind zu verwerfen.
Die Flasche beim Tropfen senkrecht halten.

Arzneimittel für Kinder unzugänglich aufbewahren!
Apothekenpflichtig
nach Angaben des Gemeinschaftskrankenhauses Herdecke

Adressen

Krankenhäuser mit einer anthroposophisch orientierten geburtshilflichen Abteilung

Filderklinik
Haberschlaiheide 7, 70794 Filderstadt
www.filderklinik.de

Gemeinschaftskrankenhaus Herdecke
Beckweg 4, 58313 Herdecke
www.gemeinschaftskrankenhaus.de

Gemeinschaftskrankenhaus Havelhöhe
Kladower Damm 221, 14089 Berlin
www.havelhoehe.de

Ita-Wegman-Klinik
CH-4144 Arlesheim
www.wegmanklinik.ch

Paracelsus-Spital
Bergstr. 16, CH-8805 Richterswil (bei Zürich)
www.paracelsus-spital.ch

Hebammenverbände

Bund deutscher Hebammen
Postfach 1724, 76006 Karlsruhe
www.bunddeutscherhebammen.de

Bund freiberuflicher Hebammen e.V.
Freiheitsstraße 11, 41352 Korschenbroich
www.bundfreiberuflicherhebammen.de

(Adressen von Hebammen können bei den beiden Verbänden sowie den örtlichen Gesundheitsämtern erfragt werden.)

Beratungsstellen und Selbsthilfegruppen

Arbeitskreis Down-Syndrom e.V.
Am Schäferhof 27, 27308 Kirchlinteln. Tel. 04236-94 101
www.down-syndrom.de

Arbeitsgemeinschaft Gestose-Frauen e.V.
Kapellener Str. 67a, 47661 Issum. Tel. 02835-2628
www.gestose-frauen.de

Beratungstelle für natürliche Geburt
Richard-Wagner-Str. 9, 80333 München

Bundesverband für Körper- und Mehrfachbehinderte e.V.
Brehmstr. 5-7, 40239 Düsseldorf
www.bvkm.de

CARA e.V. – Beratungsstelle zur vorgeburtlichen Diagnostik
Große Johannesstraße 110, 28199 Bremen. Tel. 0421-591154
(Beratung, auch telefonisch, zur vorgeburtlichen Diagnostik, um Frauen und ihren Partnern eine reflektierte Entscheidung zu ermöglichen)

Nationale Kontakt- und Informationsstelle zur Anregung
und Unterstützung von Selbsthilfegruppen
Albrecht-Achilles-Straße 65, 10709 Berlin. Tel.030-8914019

Notmütterdienst (Vermittlung von Adressen von sog. »Notmüttern« im Falle von Krankheit oder Abwesenheit)
Sophienstr. 28, 60487 Frankfurt. Tel. 069-776611

Pro Familia – Deutsche Gesellschaft für Sexualberatung und Familienberatung
Stresemannallee 3, 60596 Frankfurt. Tel. 069-639002
(Büros von Pro Familia sind in den meisten Städten, siehe Telefonbuch)
www.profamilia.de

Verband allein erziehender Mütter und Väter e.V.
Beethovenallee 7, 53173 Bonn. Tel.0228-352995
www.verband-alleinerziehender-mütter-und-väter.de

Zum Thema »Fehlgeburt, Totgeburt und früher Kindstod«

Initiative Regenbogen »Glücklose Schwangerschaft e.V.«
In der Schweiz 9, 72636 Frickenhausen
Tel. 05565-1364
www.initiative-regenbogen.de
www.schmetterlingskinder.de

Hier ist eine Liste mit regionalen und örtlichen Gruppen zu erhalten. Regelmäßige Gruppentreffen, Hilfe und Beratung. Das Buch *Nur ein Hauch vom Leben* (Fischer) ist im Buchhandel erhältlich.

Sonstiges

Gesellschaft Anthroposophischer Ärzte in Deutschland
Roggenstr. 82
70794 Filderstadt. Tel. 0711-7799711
(Adressen von anthroposophisch orientierten Frauenärztinnen und -ärzten erhältlich)
www.anthroposophischeaerzte.de

Verein Anthroposophisches Heilwesen
Johannes-Kepler-Straße 56-58
75378 Bad Liebenzell
www.heilwesen.de

Bundesministerium für Familie und Senioren, Frauen und Jugend
53107 Bonn
www.bmfsfj.de
(kostenlose Broschüren zum Thema Erziehungsgeld, Erziehungsurlaub, Kindergeld und Mutterschutzgesetz)

Bundeszentrale für gesundheitliche Aufklärung
51109 Köln, Tel.0221-89920

Weiterführende Literatur

Allgemein zur anthroposophischen Menschenkunde und Medizin

Fintelmann V.: Intuitive Medizin. 4. Aufl. Stuttgart 2000

Glöckler M., Schürholz J., Walker M. (Hrsg): Anthroposophische Medizin. Stuttgart 1999

Goebel W., Glöckler M.: Kindersprechstunde. Stuttgart, 14. aktualisierte Aufl. 2001

Maris B.: Sexualität – Verhütung – Familienplanung. Methoden, Entscheidungshilfen, Vor- und Nachteile. Stuttgart 1999

– : Wechseljahre. Die Kunst der Reifung im Zeitalter der Hormonbehandlung. Esslingen 2001

*Steiner R.: G*ebete für Mütter und Kinder, 7. Aufl. Dornach 1994

– : Gesundheit und Krankheit. Themen aus dem Gesamtwerk 10. 3. Aufl. Stuttgart 1992

– : Wie erlangt man Erkenntnisse der höheren Welten? 24. Aufl. Dornach 1993, GA 10

Wolff O.: Anthroposophisch orientierte Medizin und ihre Heilmittel. 6. überarb. Aufl. Stuttgart 1996

Allgemein zu Schwangerschaft und Geburt

Geisel E.: Tränen nach der Geburt. Wie depressive Stimmungen bewältigt werden können. München 1997

Hassauer W.: Die Geburt der Individualität. 3. Aufl. Stuttgart 1995

Leboyer F.: Der sanfte Weg ins Leben. Geburt ohne Gewalt. 9. Aufl. München 1998

Zum Thema »Wiedergeburt und Kindesankunft«

Bauer D., Hoffmeister M., Görg H.: Gespräche mit Ungeborenen. 5. Aufl. Stuttgart 1999

Bock E.: Wiederholte Erdenleben. Stuttgart 1996

Klink J.: Früher, als ich groß war. Reinkarnationserinnerungen von Kindern. 5. Aufl. Grafing 2000

Steiner R.: Wiederverkörperung. Themen aus dem Gesamtwerk 9. 3. Aufl. Stuttgart 1993

–: Inneres Wesen des Menschen und Leben zwischen Tod und neuer Geburt. 6. Aufl. Dornach 1997, GA 153.

Verbrugh H.S.: ... wiederkommen. Erfahrungen des Vorgeburtlichen und der Reinkarnation. Stuttgart 1982

Zum Thema »Fehlgeburt, Totgeburt«

Boogert A.: Beim Sterben von Kindern. 2. erw. Aufl. Stuttgart 1997

Hemmerich F.: In den Tod geboren. Ein Weg für Eltern und Helfer bei Fehlgeburt, Abbruch, Totgeburt. Westheim 2000

Lothrop H.: Gute Hoffnung – jähes Ende. 9. Aufl. München 2001

Schilling K.: Der Tod meines Kindes. 2. Aufl. Stuttgart 1992

Zum Thema »Pränatale Diagnostik«

Denger J. (Hrsg): Plädoyer für das Leben. Stuttgart 1994

Glöckler M.: Begabung und Behinderung. Praktische Hinweise für Erziehungs- und Schicksalsfragen. 2. Aufl. Stuttgart 1999

Kindl C. (Hrsg): Behindertes Leben oder verhindertes Leben. Bern 1993

Korselt T.: Matthias – unser mongoloides Kind. Stuttgart 1987

Maris B. (Hrsg): Die Schöpfung verbessern. Möglichkeiten und Abgründe der Gentechnik – ein Weg ohne Umkehr? Stuttgart 1997

Schulz D.: Besondere Wege. Welche Bedeutung haben Kinder mit Behinderung für die Biographie ihrer Eltern? Stuttgart 1999

Die Welt des Nigel Hunt. Tagebuch eines mongoloiden Jungen. 5. Aufl. München 2000

Zum Thema »Embryologie«

Blechschmidt E.: Sein und Werden. Die menschliche Frühentwicklung. Stuttgart 1982

Schad W.: Die Vorgeburtlichkeit des Menschen. Der Entwicklungsgedanke in der Embryologie. Stuttgart 1982

Zum Thema »Schwangerschaftsabbruch«

Petersen P.: Schwangerschaftsabbruch – unser Bewusstsein vom Tod im Leben. Stuttgart 1986

Zum Thema »Frühgeburt«

Marcovich M. / de Jong M.: Frühgeborene – zu klein zum Leben? Frankfurt a.M. 1999

Strobel K.: Frühgeborene brauchen Liebe. Was Eltern für ihr »Frühchen« tun können. 4. Aufl. München 1998

Sachregister

Bildnachweis

Bavaria Bildagentur: S. 139
Edgar Bayer, Stuttgart: S. 38, 42, 44, 151, 214, 317, 330
Ina und Ralf Endres / Angelika Salomon, Spalt: S. 340, Buchtitel unten links
Gruner + Jahr Fotoservice/Bokelberg: S. 65
Christa van Leeuwen, Herdecke: S. 29, 49
Christa van Leeuwen, Herdecke / Familie Schauder: S. 91, 127, 161
Mauritius Bildagentur: S. 54, 274, 287, Buchrücken
Okapia Bildarchiv: S. 181, 187, 207
Wolfgang Schmidt, Ammerbuch: S. 357
Weleda AG, Schwäbisch Gmünd: S. 273
Judith, Martin und Michel Wolff, Stuttgart / Inge und Rolf Heine, Filderstadt: S. 112. Das Bild stammt aus der Weleda-Broschüre »Die Welt des Neugeborenen« von Inge und Rolf Heine.
Zefa Bildagentur: S. 22, Buchtitel oben und unten rechts

Wir danken Frau Birgit Laue von der Weleda AG für ihre freundliche Unterstützung bei der Bildbeschaffung.

Die Autoren

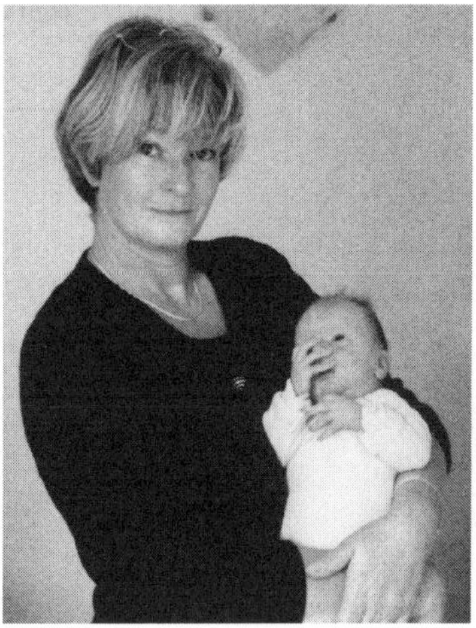 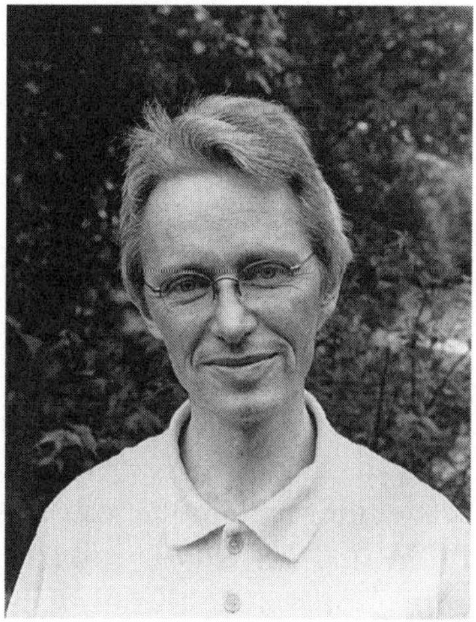

Christa van Leeuwen, 1950 in Bremen geboren, Ausbildung zur Hebamme in Oldenburg, Tätigkeit an verschiedenen Kliniken: in Essen, an der Uniklinik Münster; dann in Äthiopien. Anschließend sieben Jahre am Gemeinschaftskrankenhaus in Herdecke. Seit 1984 eigene freie Praxis mit Hausgeburten, Vor- und Nachsorge. Verheiratet, zwei Kinder.

Bartholomeus Maris, Dr. med., Jahrgang 1956, gebürtiger Niederländer. Studium der Medizin in Utrecht. Mehrere Jahre im Gemeinschaftskrankenhaus Herdecke tätig. Über das Notärztekomitee Kap Anamur in Namibia und im irakischen Kurdistan gearbeitet. Heute niedergelassener Frauenarzt in Krefeld. Verheiratet, vier Kinder. Autor der Bücher *Sexualität – Verhütung – Familienplanung*, Stuttgart 1999; *Die Schöpfung verbessern? Möglichkeiten und Abgründe der Gentechnik – ein Weg ohne Umkehr?*, Stuttgart 1997 und *Wechseljahre. Die Kunst der Reifung im Zeitalter der Hormonbehandlung*, Esslingen 2001.

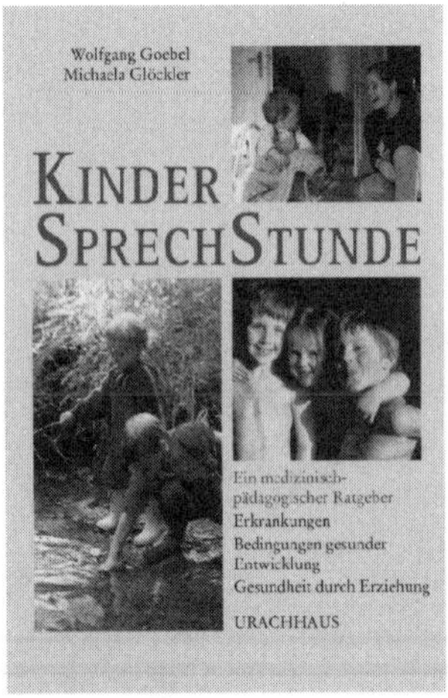

WOLFGANG GOEBEL / MICHAELA GLÖCKLER

Kindersprechstunde

Ein medizinisch-pädagogischer Ratgeber.

Erkrankungen – Bedingungen gesunder Entwicklung – Gesundheit durch Erziehung

680 Seiten mit 120 farbigen Abb.
14. akt. Auflage (303. – 352. Tausend)
ISBN 3-87838-395-9

Dieser seit vielen Jahren bewährte Ratgeber ist ein Nachschlagewerk für Fragen in akuten Krankheitsfällen wie auch eine umfassende Informationsquelle über die Entwicklung des Kindes, seine Pflege und Erziehung. Er beruht auf der langjährigen Erfahrung der Autoren in der Kinderambulanz des Gemeinschaftskrankenhauses Herdecke und schulärztlicher Beratungstätigkeit.

Aus dem Inhalt:
Die ersten Lebensmonate / Vom Säugling zum Kleinkind / Ernährung / Erkrankungen und ihre Behandlung / Tipps für die häusliche Krankenpflege / Wickel, Auflagen, Einreibungen / Krankheitsvorbeugung / Impfungen / Aktive Gesundheitsförderung / Sinnesentwicklung / Wie lernt man «Erziehen»? / Die passende Bekleidung / Spielen und Spielzeug / Schulreife / Die Temperamente / Religiöse Erziehung / Schulprobleme / Aufklärung – Sexualität / Fernsehen, Computer, Multimedia / Sucht- und Drogenprävention / Umweltgifte und Umweltschutz

Urachhaus